全国医学高等专科教育"十三五"规划教材

供护理类相关专业使用

老年护理学

刘 珊 王秀清 主编

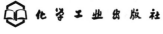

化学工业出版社

·北京·

《老年护理学》教材分为理论与实训两个部分。理论部分共 8 章，包括绪论、老年人的健康评估、心理健康及精神护理、日常生活护理、健康保健与养老照护、安全用药与护理、常见疾病与护理、临终护理。实训部分共 7 个项目，与理论部分内容呼应，帮助学生用理论指导实践并在实践中丰富经验。本教材每章前有学习目标，正文设有案例导入，章后有思考题，重点内容后有考点提示，并辅以一定的知识链接、能力测试题，使教材内容更加完整、合理和实用，有利于教学与学习。思考题和能力测试题的答案以数字化形式（二维码）展现。

本教材贴近学生、贴近岗位，突出技能，融知识性、科学性、先进性于一体，可供高等专科、高等职业院校护理类及相关专业学生使用，也可作为老年保健与管理专业、临床护理人员继续教育、老年护理岗位培训及养老机构工作人员的参考书。

图书在版编目(CIP)数据

老年护理学/刘珊，王秀清主编. —北京：化学
工业出版社，2019.9
全国医学高等专科教育"十三五"规划教材
ISBN 978-7-122-34684-1

Ⅰ.①老… Ⅱ.①刘… ②王… Ⅲ.①老年医学-护
理学-医学院校-教材 Ⅳ.①R473.59

中国版本图书馆 CIP 数据核字（2019）第 119402 号

责任编辑：邱飞婵 郎红旗 装帧设计：关 飞
责任校对：杜杏然

出版发行：化学工业出版社（北京市东城区青年湖南街 13 号 邮政编码 100011）
印 刷：三河市航远印刷有限公司
装 订：三河市宇新装订厂
787mm×1092mm 1/16 印张 14¼ 字数 360 千字 2019 年 9 月北京第 1 版第 1 次印刷

购书咨询：010-64518888 售后服务：010-64518899
网 址：http://www.cip.com.cn
凡购买本书，如有缺损质量问题，本社销售中心负责调换。

定 价：40.00 元

全国医学高等专科教育"十三五"规划教材
编审委员会

出版说明

为服务于我国医学高等专科教育护理专业高素质技能型人才的培养，贯彻教育部对"十三五"期间高职高专医药卫生类教材建设的要求，适应现代社会对护理人才岗位能力和职业素质的需要，遵照国家卫生健康委员会关于职业资格考试大纲修订的要求，化学工业出版社作为国家规划教材重要出版基地，在对各院校护理专业的教学情况进行了大量调研和论证的基础上，于 2016 年 12 月组织 60 多所医学高等院校和高职高专院校，共同研讨并编写了这套高等专科教育护理专业"十三五"规划教材。

本套教材包括基础课程、专业课程和公共课程 27 种，其编写特点如下：

① 在全国广泛、深入调研的基础上，总结和汲取"十二五"教材的编写经验和成果，顺应"十三五"数字化教材的特色，充分体现科学性、权威性，同时考虑其全国范围的代表性和适用性。

② 遵循教材编写的"三基""五性""三特定"的原则。

③ 充分借鉴了国内外有关护理专业的最新研究成果，汲取国内不同版本教材的精华，打破了传统空洞、不实用的研究性知识写作思想，做到基础课程与专业课程紧密结合，临床课程与实践课程紧密对接，充分体现行业标准、规范和程序，把培养高素质技能型人才的宗旨落到实处。

④ 适应教学改革要求。本套教材大部分配有数字资源，部分学科还配有微课，以二维码形式与纸质版教材同期出版。

⑤ 教材出版后，化学工业出版社通过教学资源网（www.cipedu.com.cn）同期配有数字化教学内容（如电子教案、教学素材等），并定期更新。

⑥ 本套教材注重系统性和整体性，力求突出专业特色，减少学科交叉，避免相应学科间出现内容重复甚至表述不一致的情况。

⑦ 各科教材根据院校实际教学学时数编写，精炼文字，压缩篇幅，利于学生对重要知识点的掌握。

⑧ 在不增加学生负担的前提下，提高印刷装帧质量，根据学科需要部分教材采用彩色印刷，以提高教材的质量和可读性。

本套教材的编写与出版，得到了广大医学高等院校和高职高专院校的大力支持，作者均来自全国各学科一线，具有丰富的临床、教学、科研和写作经验。希望本套教材的出版，能够推动我国高职高专护理专业教学改革与人才培养的进步。

附：全国医学高等专科教育"十三五"规划教材书目

书　名	主　编		
《人体解剖学与组织胚胎学》	刘　扬	乔跃兵	金昌洙
《医用化学》	江　勇	郭梦金	
《生物化学》	梁金环	徐坤山	王晓凌
《生理学》	景文莉	董泽飞	叶颖俊
《病理学与病理生理学》	吴义春	付玉环	
《病原生物学与免疫学》	栾希英	马春玲	
《药理学》	王　卉	王垣芳	张　庆
《护理学导论》	张连辉	徐志钦	
《基础护理学》	田芬霞	高　玲	
《健康评估》	孙国庆	刘士生	宋长平
《内科护理学》	余红梅	吕云玲	
《外科护理学》	李远珍	吕广梅	李佳敏
《妇产科护理学》	王巧英	冯　蓉	张　露
《儿科护理学》	董荣芹	陈　梅	
《急救与灾难护理学》	储媛媛	许　敏	
《眼耳鼻喉口腔科护理学》	唐丽玲		
《中医护理学》	温茂兴	康凤河	
《社区护理学》	闫冬菊	杨　明	马连娣
《老年护理学》	刘　珊	王秀清	
《精神科护理学》	雷　慧	孙亚丽	
《康复护理学》	姜贵云	李文忠	
《护理心理学》	汪启荣	乔　瑜	
《护理礼仪与人际沟通》	季　诚		
《预防医学》	王祥荣		
《护理管理学》	唐园媛		
《医学统计学》	郭秀花		
《就业指导》	袁金勇	周文一	

全国医学高等专科教育"十三五"规划教材
编审委员会

《老年护理学》编写人员名单

主　编　刘　珊　王秀清

副主编　程　梅　柴　颖

主　审　黎　梅　李大权　叶　茂

编　者（以姓氏笔画为序）

王秀清（沧州医学高等专科学校）

卢旻川（江苏省南通卫生高等职业技术学校）

刘　珊（毕节医学高等专科学校）

孙丹丹（辽宁何氏医学院）

肖　婷（毕节医学高等专科学校）

柴　颖（唐山职业技术学院）

曹　韵（毕节医学高等专科学校）

程　梅（滨州医学院）

学术秘书　肖　婷（兼）

前言

　　人口老龄化是全球性的人口发展趋势，是世界各国都在密切关注和重视的问题。据有关数据统计，到 2020 年，中国 60 岁以上老年人将达到 2.55 亿左右，约占全国人口 17.8%，到 2050 年，我国老年人口将达到峰值 4.87 亿，占全国总人口的 34.9% 左右。面对中国的老龄化进程开始飞快加速这一社会背景，《中华人民共和国国民经济和社会发展第十三个五年规划纲要》第六十五章提出，积极应对人口老龄化，构建养老服务、社保体系、健康保障等为支撑的人口老龄化应对体系。如何延长老年人生活自理年限，提高生命质量，延缓衰老等问题正是医务工作者的责任和义务，也是护理领域的重要课题。由于养老专业人才缺口大，培养社会急需的"实用型"老年护理人才已成为高职教育中的重要任务。

　　本教材遵循整套教材编写指导思想和原则，编写定位和内容更符合高职院校的人才培养目标。教材结构以护理程序为框架，借鉴了国内外先进的护理理念和经验，推陈出新，力求反映老年护理领域的新进展、新成果，充分体现教材的"实用、需用、够用"的原则。

　　全书分为理论与实训两个部分，使学生不断用理论指导实践，在实践中丰富经验；并且，我们把老年人常见系统的老化表现与各系统的常见疾病归纳在一起，让学生获得更系统的学习；同时，对基础护理学、内科护理学、外科护理学中的交叉内容作出筛选，避免内容的重复；在每个章节，我们编写了相应的案例，通过案例导入，引起学生的兴趣，促进学生有效学习；每个章节之后，精选了具有代表性的思考题，方便学生课后巩固；每章考点清晰标注，方便学生自学；本教材配有相应的网络增值服务，通过数字资源共享，让教师的教学和学生的自主学习更为便捷。

　　本教材适用于高职高专护理类专业学生使用，也可作为老年保健与管理专业、临床护理人员继续教育、老年护理岗位培训及养老机构工作人员的参考书。

　　本教材的编写参考和采纳了有关教材和资料的一些观点，在此谨向各有关作者表示诚挚的敬意和衷心的感谢。本书全体编者均以认真的态度和饱满的热情参与了本次编写，但由于水平有限，不当之处恳请各院校的师生、临床护理工作者和各位护理同仁不吝赐教和指正。

编　者

2019 年 4 月

目录

第一部分　理论

第二部分　实训

第一部分

理　论

第一章

绪 论

◌◌◌◌◌◌◌◌◌◌◌◌◌◌◌◌◌◌◌◌◌◌◌◌◌◌◌◌◌◌◌◌
◌◌◌◌◌◌◌◌◌◌◌◌◌◌◌◌◌◌◌◌◌◌◌◌◌◌◌◌◌◌◌◌
◌◌◌◌◌◌◌◌◌◌◌◌◌◌◌◌◌◌◌◌◌◌◌◌◌◌◌◌◌◌◌◌

【学习目标】

◈ **掌握**：人口老龄化的概念及老龄化社会的划分标准；老年护理学的相关概念及老年护理的目标和原则；老化的概念和特征。

◈ **熟悉**：我国人口老龄化的特征以及人口老龄化带来的问题与对策。

◈ **了解**：人口老龄化的现状及趋势；老化的相关理论。

◈ **应用**：结合我国国情，谈谈我国老年护理的重要性以及如何在我国开展老年护理。

案例导入

案例回放：

从 2000 年到 2007 年，我国 60 岁及以上的老年人口由 1.26 亿增长到 1.53 亿人，占总人口的比例从 10.2％提高到 11.6％，占全球老年人口的 21.4％，相当于欧洲 60 岁及以上老年人口的总和。截止到 2014 年年底，我国 60 岁及以上老年人口达到 2.12 亿，占总人口比例的 15.5％，2015 年以后我国已进入人口老龄化迅速发展时期。预测显示，2020 年，我国 60 岁及以上老年人口比例将超过 17％，进入加速和重度老龄化发展阶段。

请思考： 1. 导致人口老龄化的原因有哪些？

2. 人口老龄化给社会带来哪些挑战？

3. 护士应如何促进老年人的健康老龄化？

第一节 老年人与人口老龄化

世界上任何生物都必然会经历出生、发育、成熟、衰老及死亡这一生命历程。人类也不例外，人的一生会经历童年、青年、中年和老年，在不同的年龄阶段，人体会发生一系列生理和心理的改变。

一、老年人的年龄划分

世界卫生组织（WHO）对老年人年龄的划分有两个标准：在发展中国家（特别是亚太地区）将 60 岁及以上人口称为老年人，而在发达国家则将 65 岁及以上人口称为老年人。

中华医学会老年医学学会已于1982年建议：60岁及以上为老年人；45～59岁为老年前期（中老年人）；60～89岁为老年期（老年人）；90岁以上为长寿期（长寿老年人）。

老年人的年龄划分标准参见表1-1。

表1-1　老年人的年龄划分标准

	45～59岁	60～74岁	75～89岁	90岁以上	100岁以上
WHO标准	中年人	年轻老年人	老老年人	长寿老年人	—
我国标准	中老年人	老年人	老年人	长寿老年人	百岁老年人

★ **考点：老年人年龄的划分标准**

二、人的寿命及人口老龄化

（一）人的寿命

人类的寿命以年龄表示，衡量人类寿命主要有两种指标，即平均寿命和最高寿命。

1. 平均期望寿命

平均期望寿命（average life expectancy）是指通过回顾性死因统计和其他统计学方法，计算出特定人群能生存的平均年数，简称平均寿命或预期寿命。它代表一个国家或地区人口的平均存活年龄，可以概括地反映该国家或地区人群寿命的长短。一般常用出生时的平均预期寿命作为衡量人口老化程度的重要指标。平均寿命表示生命的长度，是以死亡作为终点。

2011年世界人口平均寿命70岁，我国居民平均寿命74岁，接近发达国家水平，比世界平均水平约高4岁。这不但反映我国人民生活水平和生活质量的提高，也反映了我国疾病预防、控制、治疗水平的提高。

★ **考点：平均期望寿命的概念**

2. 最高寿命

最高寿命（maximum life-span of human）是指在没有外因干扰的条件下，从遗传学角度而言人类可能生存的最高年龄。现代科学家们用各种方法来推测人的最高寿命，例如按性成熟期（14～15岁）的8～10倍，生长期（20～25年）的5～7倍，细胞分裂次数（40～60次）的2.4倍等方法推算，人的最高寿命应该是110～175岁。

虽然人的平均寿命可以超过百岁，但也并非可以无限延长。由于受到疾病和生存环境的影响，目前人类平均寿命与最高寿命的差距仍然较大，随着科学的发展，人类的平均寿命将逐渐接近或达到最高寿命。

我国资料显示，近十年百岁老年人约以每年2500人的速度增长，截至2011年7月1日，我国健在百岁老年人已达到48921人，提示延长寿命是大有可能的，至少在100岁。

3. 健康期望寿命

健康期望寿命（active life expectancy）是指去除残疾和残障后所得到的人类生存曲线，即个人在良好状态下的平均生存年数。也就是老年人能够维持良好的日常生活活动功能的年限。健康期望寿命是卫生领域评价居民健康状况的指标之一，体现了生命的质量。健康期望寿命的终点是日常生活自理能力的丧失，即进入寿终前的依赖期。因此，平均寿命是健康预期寿命和寿终前依赖期的总和。

★ **考点：健康期望寿命的概念**

将测定健康期望寿命的方法与日常生活活动功能（activity of daily living，ADL）的指标结合起来，广泛用来计算和评定各年龄组的健康期望寿命。健康期望寿命占平均期望寿命的80%～90%。2010年联合国开发署公布的中国健康期望寿命为66岁，比美国、英国、日本、法国、德国、加拿大、澳大利亚等发达国家少了10年。说明我国目前人口在平均预期寿命提高的同时，健康状况也不容乐观。

（二）人口老龄化和老龄化社会

1. 人口老龄化

人口老龄化（aging of population）简称人口老化，是指老年人口占总人口比例不断上升的动态过程。实际上是人口年龄结构的老龄化，属于人口的动态概念，并非绝对量的增长。出生率和死亡率的下降，平均预期寿命的延长是世界人口趋向老龄化的主要原因。

★ **考点：人口老龄化的概念**

2. 老龄化社会

为了便于比较不同地区和国家之间的人口年龄结构，需要一个统一的标准，WHO针对发达国家和发展中国家不同的人口结构制定了两个标准：发达国家65岁及以上人口占总人口数达到或超过7%；发展中国家60岁及以上人口占总人口数达到或超过10%，该国家（或地区）即为老龄化国家（或地区），该社会即为老龄化社会（表1-2）。

表 1-2　老龄化社会的划分标准

分类	发展中国家	发达国家
老年年龄界定	60 岁	65 岁
青年型（老年人口系数）	<8%	<4%
成年型（老年人口系数）	8%～10%	4%～7%
老年型（老年人口系数）	>10%	>7%

★ **考点：老龄化社会的概念及划分标准**

三、人口老龄化的现状及趋势

人口老龄化是世界人口发展所面临的共同问题，人口老龄化已成为世界各国关注的重大人口问题。

（一）世界人口老龄化发展的现状及趋势

1. 世界人口老龄化的速度加快

据统计，1900年世界总人口为17亿，WHO宣布1987年7月11日1天为"第50亿人口日"，世界人口老龄化也随之加速。1950年全世界大约有2.0亿老年人，1990年则为4.8亿，2002年已达6.29亿，占全世界人口总数的10%。预计到2050年，老年人数量将猛增到19.64亿，占世界总人口的21%，平均每年增长9000万。

2. 发展中国家老年人口增长速度快

1950～2050年的100年间，发达地区的老年人口将增加3.8倍，发展中国家的老年人口将增加 14.7 倍，因而世界老年人口日趋集中在发展中地区。1950 年到 1975 年，老年人口比较均匀地分布在发展中地区和发达地区，2000 年发展中国家的老年人口数占全球老年人总数的 60%。预计 2050 年，世界人口约有 82% 的老年人，即 16.1 亿将生活在发展中地区，3.6 亿老年人将生活在发达地区。

3. 人口平均预期寿命不断延长

近半个世纪以来，世界各国的平均寿命都有不同程度的增加。19 世纪许多国家的平均寿命只有 40 岁左右，20 世纪末则达到 60～70 岁，一些国家已经超过 80 岁。2002 年世界人口平均寿命为 66.7 岁，日本平均寿命接近 82 岁，至今保持着世界第一长寿国的地位。

4. 女性老年人增长速度快

多数国家老年人口中女性超过男性。一般而言，老年男性死亡率高于女性。性别间的死亡差异使女性老年人成为老年人中的绝大多数。如美国女性老人的平均预期寿命比男性老人高 6.9 岁，日本为 5.9 岁，法国为 8.4 岁，中国为 3.8 岁。

5. 高龄老年人增长速度快

高龄老年人是老年人口中增长最快的群体。1950～2050 年，80 岁以上老年人口以平均每年 3.8% 的速度增长，大大超过 60 岁及以上老年人口的平均速度（2.6%）。2000 年，全球高龄老年人达 0.69 亿，大约占老年总人口的 1/3，预计至 2050 年，高龄老人约 3.8 亿，占老年人总数的 1/5。

（二）我国人口老龄化发展的现状及趋势

全国老龄工作委员会办公室 2006 年 2 月 23 日发布的《中国人口老龄化发展趋势预测研究报告》指出，21 世纪是人口老龄化的时代，中国于 1999 年进入了老龄社会，目前是世界老年人口最多的国家，占全球老年人口总量的五分之一。中国的人口老龄化不仅是中国自身的问题，而且关系到全球人口老龄化的进程，备受世界关注。

1. 我国人口老龄化发展进程

21 世纪的中国将是一个不可逆转的老龄社会。从 2001 年到 2100 年，中国的人口老龄化可以分为三个阶段。

第一阶段：从 2001 年到 2020 年是快速老龄化阶段。这一阶段，中国将平均每年新增 596 万老年人口，年均增长速度达到 3.28%。到 2020 年，中国 60 岁以上老年人将达到 2.55 亿左右，约占全国人口 17.8%，其中，80 岁及以上老年人口将达到 3067 万，约占老年人口的 12.37%。

第二阶段：从 2021 年到 2050 年是加速老龄化阶段。伴随着 20 世纪 60 年代到 70 年代中期第二次生育高峰人群进入老年，中国老年人口数量开始加速增长，平均每年增加 620 万人。到 2023 年，老年人口数量将增加到 2.7 亿，与 0～14 岁少儿人口数量相等。到 2050 年，老年人口总量将超过 4 亿，老龄化水平推进到 30% 以上，80 岁及以上老年人口将达到 9448 万，占老年总人口的 21.78%。

第三阶段：从 2051 年到 2100 年是稳定的重度老龄化阶段。2051 年，中国老年人口规模将达到峰值 4.37 亿，约为少儿人口数量的 2 倍。这一阶段，老年人口规模将稳定在 3 亿～4 亿，老龄化水平基本稳定在 31% 左右，80 岁及以上高龄老人占老年总人口的比例将保持在 25%～30%，进入一个高度老龄化的平台期。

2. 我国人口老龄化的特征

（1）老年人口数量巨大　2004 年底，中国 60 岁及以上老年人口为 1.43 亿，占总人口的 11％；2014 年将达到 2 亿，2026 年将达到 3 亿，2037 年超过 4 亿，2051 年将达到最大值，之后一直维持在 3 亿～4 亿的规模。根据联合国预测，21 世纪上半叶，中国一直是世界上老年人口最多的国家，21 世纪下半叶，中国是仅次于印度的老年人口大国。

（2）区域发展不平衡　我国人口老龄化具有明显的由东向西发展的区域特征，东部沿海经济发达地区明显快于西部经济欠发达地区。上海在 1979 年最早进入人口老年型行列，与最迟的 2012 年进入人口老年型行列的宁夏比较，时间跨度长达 33 年。

（3）城乡倒置显著　我国农村老年人口为 8557 万，占老年人口总数 65.82％，农村的老龄化水平高于城镇，这种城乡倒置的状况将一直持续到 2040 年。到 21 世纪后半叶，城镇的老龄化水平才将超过农村，并逐渐拉开差距。这是中国人口老龄化不同于发达国家的重要特征之一。

（4）女性老年人口数量多于男性　目前，老年人口中女性比男性多出 464 万人，2049 年将达到峰值，多出 2645 万人。21 世纪下半叶，多出的女性老年人口基本稳定在 1700 万～1900 万。多出的女性老年人口中 50％～70％都是高龄老人。

（5）老龄化发展迅速　据统计，发达国家 65 岁以上老年人占总人口的比例从 7％提升到 14％经历了 45 年以上的时间。而中国只用 27 年就可以完成这个历程，并且在今后长时间内保持很高的递增速度，属于老龄化速度最快国家之列。

（6）人口高龄化显著　在老龄化进程中，老年人口发展速度快于总人口增长速度，而 80 岁及以上高龄老年人口又快于老年人口的增长，预计 25 年后将进入高龄化社会。我国人口平均寿命预计 2050 年会提高到 80 岁左右。国外一些调查资料表明，高龄老人因体弱多病，需要经常性特殊照料的比例是 65～79 岁老年人的 5 倍左右，高龄老人是最需要照料的人群，也是老龄工作的重点和难点。

（7）老龄化超前于现代化　发达国家是在基本实现现代化的条件下进入老龄社会的，属于"富老同步"或"先富后老"，而我国则是在属于"未富先老"，尚未实现现代化的情况下提前进入老龄社会的。发达国家进入老龄社会时人均国内生产总值一般都在 5000～10000 美元以上，而中国目前人均生产总值才刚刚超过 1000 美元，应对人口老龄化的经济实力还比较薄弱。

四、我国人口老龄化带来的问题与对策

（一）人口老龄化带来的问题

社会人口老龄化所带来的问题是综合性的，不仅关系到老年人自身，而且会给家庭、经济、文化和社会发展等诸多方面带来一系列的问题，同时也对老年护理事业提出新的挑战。

1. 社会负担加重

人口老龄化增加了老年人口负担系数，1982 年老年人口负担系数为 7.94％，2001 年已达 26.4％，即每 100 个劳动力人口要赡养 26.4 个老年人，预计 2050 年将达 38.88％，此时劳动年龄人口与老年人口之比还不到 3∶1，即平均 3 个劳动年龄人口就需要赡养 1 个老年人。这不仅加重了劳动人口的经济负担，而且给投资、消费、储蓄和税收等各方面都带来一定的影响。

2. 社会保障费用增加

人口老龄化使国家用于老年人的保障费用增加，从而加重政府负担。据统计，1990 年到 1999 年，我国离退休职工数由 3201 万人增长到 3727 万人，年均增长了 5.5％；与此同

时，养老金支出由 396 亿元增加到 2421 亿元，年均增长 22%，退休金支出相当于职工工资总额的比例由 1990 年的 13.4% 上升到 1999 年的 24.5%。而且，退休人员以每年 6% 的速度递增，即每年新增退休人员 300 多万人。截止到 2005 年年底，全国的离退休人员相当于在职人员的 40% 以上，这些都给国家造成沉重的负担。

3. 现有产业结构需要调整

老年人特殊的生理、心理和行为特征，产生了不同于其他人口群体的特殊物质需求和精神需求。为了满足老年人口日益增长的物质和精神文化的需要，国家需要增加相应的投资，调整现有产业结构，大力发展老龄产业，来满足老年人群的特殊需要。如改造不适合老年人居住的住宅、街道，增加老年人所需要的产业和社会服务业等。

4. 家庭养老功能减弱

养老问题是老龄化社会面临的最主要的经济和社会问题。"老有所养"应该包含两个方面的内容：经济保障和生活照顾。现在，我国城市家庭的人口代际结构模式呈"倒金字塔"形的 4:2:1 模式（即一对夫妇赡养两对老年人和抚养一个子女）。随着少子化家庭、空巢家庭的增多，传统的家庭养老功能日趋削弱，养老负担越来越多转向于依赖社会，急需发挥社会养老功能，来满足日益增强的社会养老需求。目前，我国的养老模式正处于转型阶段，在今后一个较长的时期内，将呈现家庭养老与社会养老并存的局面。

5. 对保健服务需求增加

老年人是脆弱的社会群体。根据原卫生部的统计，60 岁以上老年人的慢性病患病率是全国人口患病率的 3.2 倍，伤残率是全国人口伤残率的 3.6 倍。老年人住院率为 7.62%，明显高于其他年龄组平均年住院率（4.36%）。而且，老年人所患疾病多为肿瘤、心脑血管疾病、糖尿病、精神障碍等慢性病，医疗费用高，卫生资源消耗多，对国家、社会和家庭构成极大负担。老年人消费的卫生资源是全国人口平均消费卫生资源的 1.9 倍。80 岁以上的老龄人因体弱多病需要特殊照顾者的比例是 65～79 岁老年人的 5 倍。此外，老年人的心理健康状况也令人担忧，有不同程度抑郁症状的老年人占所调查人群的 10%～23%。这些都说明，老年人口对医疗、保健、护理及生活服务的需求远远超过其他人群。

6. 老龄工作资源不足，水平不高

我国老龄工作的起步相对比较晚，缺乏专职老龄工作人员，老龄工作经费投入不足，基层服务网络薄弱，针对老年人所开展的服务项目少，覆盖面窄，服务水平低。专门为老年人提供的活动场所和服务设施严重不足，老年人的参与率和受益率不高。全国约有三分之一以上的城市街道办事处和一半的社区居委会没有建立专门的老年服务机构和设施，农村的乡镇则更少。发达国家每千名老年人中拥有的养老床位是 50～70 张，而我们只有 10 张，与发达国家相比差距很大。

此外，人口老龄化也对老龄护理事业提出了新的挑战。如何全方位地护理老年人，解决健康问题，提高生活质量，是摆在我们面前的一项重要课题。整体而言，在我国目前的养老服务机构中，能够提供专业性护理服务的人员数量匮乏，总体素质偏低。再者，我国各项社会养老服务事业的整体水平也比较低，服务质量不高，难以满足广大老年人多种养老服务的需求，这些都有待于我们去研究和解决。

（二）人口老龄化的对策

人口老龄化是世界人口发展所面临的共同问题，尽管我国还处在老龄化的初期，但解决

老龄化问题必须具有战略性和超前性。在充分借鉴国外经验的基础上，从我国的实际情况出发，探索出具有中国特色的解决人口老龄化问题的有效途径。

1. 加快经济发展

从现在起到 2020 年左右，是我国劳动人口比重较大，总供养系数不高，国家负担较轻的"人口红利"黄金时期。因此，要充分利用这个经济发展的"黄金时期"，发挥我国劳动力资源极为丰富的优势，加快经济发展的步伐，为迎接老龄化高峰的到来奠定坚实的物质基础。

2. 完善社会保障制度与养老福利政策

2005 年我国公共养老保障体系的覆盖面只占总人口数的 15％，低于世界劳工组织确定的 20％的国际最低标准。让更多的人"老有所养"是我国社会保障制度改革的目标。国家要尽快发展养老福利事业，举办养老福利服务机构，不断健全社会养老机制，加快社会养老服务的法制化进程，建立适合我国国情及经济发展水平的社会保障制度。提高老年人的经济保障能力，使老年人能够共享社会发展成果。

3. 健全老年人医疗保健防护体系

医疗保健是老年人众多需求中最为突出和重要的需求，但目前老年人"看病难，住院难"的问题仍比较突出。所以，要加快深化医疗卫生改革，加强老年人的医疗保健与护理服务，健全社区卫生服务机构，构建医疗保健防护体系，为老年人提供快捷、方便的社区综合性卫生服务，建立和发展多种形式的医疗保障制度，以缓解老年人患病后造成的经济压力，妥善解决看病就医的费用问题。

4. 创建健康老龄化和积极老龄化

健康老龄化是 WHO 提出并在全世界积极推行的老年人健康生活目标。它是指老年人在晚年能够保持躯体、心理和社会生活的完美状态，将疾病或生活不能自理推迟到生命的最后阶段。联合国提出，将健康老龄化作为全球解决老龄问题的奋斗目标。2002 年在西班牙举行的第二届国际老龄大会上提出积极老龄化，它是在健康老龄化的基础上提出的新观念，强调老年群体和老年人不仅在机体、社会、心理方面保持良好的状态，而且要积极地面对晚年生活，作为家庭和社会的重要资源，继续为社会做出有益的贡献。充分发挥他们的余热，使他们活得有价值，有意义。

第二节　老年护理学概述

老年护理学源于老年学，是一门跨学科、多领域并具有其独特性的综合学科，与老年学、老年医学关系密切。

一、老年护理学的相关概念

（一）老年护理学

老年护理学（gerontological nursing）是研究、诊断和处理老年人对自身存在和潜在的健康问题反应的学科。它是护理学的一个分支，与自然科学、社会科学相互渗透，是一门综合性学科。

★ 考点：老年护理学的概念

老年护理学起源于现有的护理理论和社会学、生物学、心理学、健康政策等理论。美国护士协会 1987 年提出用"老年护理学"概念代替"老年病护理（geriatric nursing）"概念，因为老年护理学涉及的护理范畴更广泛，包括评估老年人的健康和功能状态，制订护理计划，提供有效护理和其他卫生保健服务，并评价效果。老年护理学强调促进、保持和恢复健康，预防和控制由疾病引起的残疾，发挥老年人的日常生活能力，实现老年人机体的最佳功能，保持人生的尊严和舒适的生活直至死亡。

（二）老年学

老年学（gerontology）是一门研究老年及相关问题的一门学科，是一门多学科的交叉科学，涉及生理学、生物学、社会学、心理学、人类学、医学、护理学、康复学等多种学科。

（三）老年医学

老年医学（geriatrics）是研究人类衰老机制、规律、特征与延缓衰老的对策，研究老年病的防治以及老年保健、康复等综合性边缘学科。它是老年学的一个分支，也是医学科学的一个组成部分。它包括老年基础医学、老年临床医学、老年康复医学、老年预防保健医学、老年流行病学、老年社会医学等内容。

二、老年护理的内容

老年护理学涉及的护理范畴，其服务对象不仅包括老年患者也包括整个老年群体及其照顾者。其研究内容包括：①衰老机制和抗衰老的研究；②研究老年人生理、心理和社会适应能力方面的问题及护理；③研究如何发挥机体功能，增强自我照顾能力，提高老年人的生活质量；④研究老年人健康教育、社区护理、家庭护理和临终关怀。

总之，老年护理学是以老年人为对象，从老年人生理、心理、社会文化以及发展的角度出发，研究自然、社会和生理、心理因素对老年人健康的影响，重点探讨用护理手段和措施解决老年人的健康问题，提高其生命质量。

三、老年护理的目标与原则

（一）老年护理的目标

1. 增强自我照顾能力

对于老年人的需求，医护人员常常想到其他社会资源的协助，而很少考虑到老年人本身的资源。老年人在很多时候都以被动的形式生活在依赖、无价值、丧失权力的感觉中，自我照顾意识逐渐淡化，久而久之将会丧失生活自理能力。因此，要善于利用老年人自身的资源，以健康教育为干预手段，采取多种措施，尽量维持、巩固和强化老年人的自我照顾能力及自我护理能力，避免过分依赖他人，从而增强老年人生活的信心，保持老年人的尊严。

2. 延缓恶化及衰退

广泛开展健康教育，提高老年人的自我保护意识，改变不良生活方式和行为，增进健康。通过三级预防策略，避免和减少健康的危险因素，做到早发现、早诊断、早治疗，对疾病进行干预，防止病情恶化，预防并发症的发生，防止伤残，积极恢复健康。

3. 提高生活质量

护理的目标不仅仅是疾病的好转、寿命的延长，而应促进老年人在生理、心理和社会适应方面的完美状态，提高生活质量，在健康基础上长寿，体现生命的意义和价值。

4. 做好临终关怀

对待临终老年人，护理人员应综合评估分析、识别、预测并满足临终老人的需求，从生理、心理和社会多方面做好服务，确保老人在生命终末阶段有人陪伴和照料，能够无痛苦、舒适地度过人生的最后时光，并给家属以安慰，让他们感受到医护人员的关心和爱护。

（二）老年护理原则

老年护理工作有其特殊性和专业要求，为了实现老年护理目标，在护理实践中应遵循相关的护理原则。现代护理学基本理论如需要理论、系统理论、自护理论等，为护理实践活动提供了总的方向和方法论指导，可作为制定老年护理原则的依据。

1. 满足需求

健康与人的需求满足程度成正比。因此，护理人员首先应满足老年人的各种需求。护理人员应增强对老化的认识，将正常和病态老化过程及老年人独特的心理、社会特性与护理学基础知识和技术相结合，及时发现老年人现存的和潜在的健康问题和各种需求，使护理活动能及时提供满足老年人的各种需求，从而有助于老年人的健康发展。

2. 社会护理

老年护理的对象不仅包括老年患者，还应包括健康的老年人及老年人的家庭成员、家庭照料者。因此，老年护理必须兼顾到医院、家庭和人群，老年护理工作不仅仅是在病房，而且也应包括社区和全社会，从某种意义上讲，家庭和社会护理更有其重要性，因为不但本人受益，还可大大减轻家庭和社会的负担。

3. 整体护理

老年人的健康受生理、心理、社会适应能力等多方面因素的影响，尤其老年病具有临床表现不典型、多种疾病并存、病程长、病情重、易发生并发症等特点，所以，护理人员必须树立整体护理的理念，研究多种因素对老年人健康的影响，提供多层次、全方位的护理。一方面要求护理人员对患者全面负责，在护理工作中注重患者身心健康的统一，解决患者的整体健康问题；另一方面要求护理业务、护理管理、护理制度、护理科研和护理教育各个环节的整体配合，共同保证老年护理水平的整体提高。

4. 个体化护理

衰老是全身性的，多方面的，复杂的退化过程，影响衰老和健康的因素错综复杂，老化程度也因人而异，老年个体的健康状况差别很大。因此，老年护理人员既要遵循一般性护理原则，又要注意因人施护，执行个体化护理的原则。

5. 早期防护

老年慢性病一般多与不良的生活方式和行为有关，而且发病演变时间长，如高脂血症、动脉粥样硬化、高血压、糖尿病、骨质疏松症等一般均起病于中青年时期。因此，一级预防应该及早进行，老年护理的实施应从中青年时期开始入手，进入老年期更加关注。要了解老年人常见病的病因、危险因素和保护因素，采取有效的预防措施，防止老年人疾病的发生和发展。对于慢性病患者、残疾老人，根据情况实施康复医疗和护理的开始时间也越早越好。

6. 持之以恒

随着衰老，加之老年疾病病程长，合并症、并发症及后遗症多，多数老年患者的生活自理能力下降，有的甚至出现严重的生理功能障碍，对护理工作有较大的依赖性，老年人需要连续性照顾，如医院外的预防性照顾、精神护理、家庭护理等。因此，开展长期护理是必要的。对各年龄段健康老人、患病老人均应做好细致、耐心、持之以恒的护理，减轻老年人因疾病和残疾所遭受的痛苦。缩短临终依赖期，对生命的最后阶段提供系统的护理和社会支持。

★ 考点：老年护理的原则

四、老年护理人员的职业道德素养

老年护理人员服务于老年人及养老机构，专业的老年护理人员为老年人提供的生活照料是满足老年人的基本需求，减轻老年人身体和心理痛苦，提高老年人的生活质量，给老年人和家属以心理支持，维护老年人生命的尊严。

（一）老年护理的道德准则

老年人由于生理、心理、社会的特殊性，使他们处于弱势群体。因此，老年护理是一种更具社会意义和人道主义精神的工作，对护理人员的道德修养提出了更严格的要求。奉献、尊重、关怀、真诚、平等是老年护理道德的基本原则。

1. 奉献精神

老化使老年人感知觉功能下降，依赖性增强；老年人常患多种慢性疾病，病程冗长，使护理工作变得更为繁重；且老年人已形成的人格类型难以改变，人生观、价值观也可能与现代护士的自身观念不同。这一切使老年护理工作更为艰辛，所以，奉献精神是从事老年护理工作者首先必须具备的素质。

2. 尊老敬老

尊重是每个人的需要，老年人更加如此。不论在何种情况下，护理人员都必须关心、尊重、理解老年人，努力为老年人提供最佳护理服务。老年人一生操劳，对社会作出了很大的贡献，理应受到社会的尊重和敬爱，医护人员必须为他们争取各种权利。

3. 热忱服务，一视同仁

热忱服务是护理人员必需的工作态度，也是尊老爱老的具体表现。在护理工作中要始终贯穿诚心、爱心、细心、耐心的原则，尽量满足老年人的生活及心理需求，保证老年人的安全和舒适。对老年人应一视同仁，无论职位高低、病情轻重、贫富贵贱、远近亲疏、自我护理能力强弱，都要以诚相待，尊重人格，体现公平、公正的原则，并提供个性化护理，始终给老年人留下亲切温和、热情可信的感觉。

4. 高度负责，技术求精

老年人许多疾病的临床表现不典型，加之病情发展迅速，患者反应迟缓，很容易延误病情。这不仅要求护理人员具有较高的专科护理知识水平和娴熟的护理操作技能，更要有强烈的责任心。在护理中要做到仔细、审慎、周密，才能及时准确地发现并判断病情变化，处理各种复杂的问题。尤其在独自进行护理时，要认真恪守"慎独精神"。

（二）老年护理执业标准

老年护理人员必须通过学校教育、在职教育、继续教育和岗前培训等增加老年护理的知识和技能。我国尚无老年护理执业标准，目前主要参照美国的老年护理执业标准，该标准是1967年由美国护理协会提出，1987年修改而成。它是根据护理程序制定的，强调增强老年人的独立性及维持其最高程度的健康状态。

五、老年护理发展历程

（一）老年护理学发展的4个时期

老年护理学的发展起步较晚，它的发展大致经历了以下4个时期。

1. 理论前期（1900～1955年）

这一时期没有任何理论作为指导护理业务活动的基础。

2. 理论基础初期（1955～1965年）

随着护理专业的理论和科学研究的发展，老年护理的理论也开始建立、发展，出版了第一本老年护理教材。

3. 推行老年人医疗保险福利制度后期（1965～1981年）

这一时期老年护理的专业活动与社会活动相结合。

4. 全面发展和完善的时期（1985年至今）

老年护理学全面发展，形成了比较完善的老年护理学理论，用以指导护理实践。

（二）国外老年护理发展

老年护理作为一门学科，最早出现于美国。1900年，老年护理作为一个独立的专业需要被确定下来，1961年，美国护理协会设立老年护理专业小组。1966年，成立了"老年病护理分会"，确立了老年护理专科委员会，老年护理真正成为护理学中一个独立的分支，形成了比较成熟的老年护理专业。1975年开始颁发老年护理专科证书，同年创办《老年护理杂志》，"老年病护理分会"更名为"老年护理分会"，服务范围由老年患者扩大至老年人群。1976年，美国护理协会提出发展老年护理学，从护理的角度与范畴执行业务活动，关注老年人对现存和潜在健康问题的反应。美国老年护理的发展，对世界各国老年护理的发展起到了积极的推动作用。在许多国家，老年护理内容是大学本科护理课程中一个重要的组成部分，而且有老年护理专业的硕士学位和博士学位的项目。美国护理协会每年为成千上万名护理人员颁发老年护理专科证书。

（三）各国老年护理模式的发展

1. 日本

近30年来，日本对高龄化社会进行探索，建立了医疗、保健、福利、介护、教育等一系列福利措施，提供"医院-社区护理机构-家庭护理机构"的一条龙服务，建立了"疾病护理-预防保健-生活照顾"为一体的网络系统，其家庭护理制度非常完善。

2. 澳大利亚

老年医疗服务体系主要以区域为基础，设置区域医院、老年护理机构、老年护理服务网络。医院与社区紧密结合，医生、护士之间保持着密切的联系，共同为老年人提供医疗护理服务。

3. 美国

老年护理模式有社区诊所、附属医院、附属于某机构的社区护理中心等。老年人医疗保健工作主要以社区医疗服务为主，许多社区服务中心拥有大量的义务健康教育者，为老年人提供健康保健及生活服务。

（四）我国老年护理的发展

据记载，我国老年医疗、强身、养生活动已有3000多年历史，但作为现代科学的中国老年学与老年医学的研究始于20世纪50年代中期。我国老年护理学长期以来被划入成人护理学范围，发展较慢。20世纪80年代以来，我国政府对老年工作十分重视，原卫生部、民政部、国家科委以及各级政府都在政策指引、机构发展、人力配备、国内外交流、人才培养和科研等方面给予了关心和支持，成立了中国老龄问题委员会，建立了老年学和老年医学研究机构，这些大为有力地促进了我国老年学的发展，与之相适应的老年护理学也随之得到了重视和发展。

中国老年护理体系的雏形是医院的老年患者护理，如综合性医院设立的老年病科，主要按专科收治和管理患者。20世纪80年代中期，在一些大城市设立老年病专科医院与老年病门诊，按病情的不同阶段提供针对性的护理，即集疾病预防、治疗、护理和临终关怀为一体。我国是世界上老龄人口数量最多的发展中国家，经济欠发达，老年护理院、老年医院、老年护理相关教育起步较晚。从1984年起，北京、上海、广州等城市相继成立了老年病医院，沿海城市的一些街道还成立了老年护理中心，对管辖区域内的高龄病残、孤寡老年人提供上门医疗护理服务，设立家庭病床。对老年患者建立档案，定期巡回医疗护理，老年人可优先入院并接受相应的治疗、护理和临终关怀服务。据1991年原卫生部统计，全国有家庭病床60.8万张，81.2%为老年人占用。为了迎接老龄化社会的挑战，党和国家高度重视老年护理学的发展。近年来，老年专科护理书籍陆续出版，如《老年中医护理学》《老年骨科护理学》《老年护理学》等。

随着我国人口老龄化问题日益严重，老年护理遇到了前所未有的挑战，我国老年护理的发展还远不能满足老年人的需求，老年护理研究进展缓慢，老年护理教育还比较滞后，在中国还没有老年护理资格证书的考试，老年护理专业人员的数量不足，质量不高。因此，我们应借鉴国外的先进老年护理经验，重视老年护理教育和专业老年护理人员的培养，构建具有中国特色的老年护理理论与实践体系，不断推进我国老年护理事业的发展。

第三节　老化的相关理论

老化是指随着时间的推移，机体细胞分裂、生长、成熟后的变质和功能逐渐丧失的过程，是一种普遍存在的生命现象。人口老龄化的迅速发展，使与老化相关的理论研究也迅速发展起来，到目前为止，尚不能用一种理论加以解释，老化很可能是多种因素综合作用的结果。

一、老化的概念和特征

（一）老化的概念

老化即衰老，是所有生物种类在生命延续过程中的一种生命现象，是指在生命过程中，人体生长发育达到成熟期后，随着年龄的增长，在形态结构和功能方面出现进行性、衰退性的变化。

老化可分为生理性老化和病理性老化两种类型。生理性老化又称为正常老化，是指机体从成熟期开始，随着年龄的增长而发生的渐进性退行性变化。病理性老化，是指在生理性老化的基础上，由于某些生物、心理、社会及环境等因素的作用所导致的异常老化。两者很难严格区分，往往共同存在，相互影响，从而加快老化的进程。老化的速度不但有很大的个体差异，而且同一个体的不同器官的老化速度也不同，如脑老化较快，心脏、肾脏等老化较慢。老化是从生殖成熟后才开始并加速的，但老化并不意味着生殖成熟即进入老年期。在无疾病和意外伤害的情况下，一个人顺利通过健康老龄化和积极老龄化，就可能活到大自然赋予的寿限115～120岁，从而实现真正意义上的无疾而终。

（二）老化的特征

1.累积性

老化并非一朝一夕所致，而是在漫长的岁月变迁过程中，机体结构和功能上出现的一些轻度或微小变化长期积累的结果，这些变化一旦表现出来，便不可逆转。

2.普遍性

老化是多细胞生物普遍存在的生物学现象，且同种生物的老化进程大致相同。

3.渐进性

老化是一个持续渐进的演变过程，老化征象往往在不知不觉中出现，且逐步加重。

4.内生性

老化不是环境因素导致的，而是源于生物本身固有的特性（如遗传因素）。但环境因素会影响老化的进程，会加速或延缓老化。同一物种所表现出来的老化征象基本相同。

5.危害性

老化过程是机体的结构和功能衰退的过程，老化使机体功能下降乃至丧失，老化会使机体越来越容易罹患疾病，最终死亡。

★ 考点：老化的概念和特征

二、老化的生物学理论

老化的生物学理论主要研究老化过程中生物体生理改变的特性与原因。该理论认为：生物体的生理性老化现象的产生是由于细胞内基因或蛋白质发生改变、代谢产物堆积、细胞功能改变或衰退、细胞停止分化与修复、最终导致细胞死亡。主要的理论有基因学说论、分子串联理论、神经内分泌理论、长寿与衰老理论、免疫理论、自由基理论等。

（一）基因学说论

基因学说论是生物学论述衰老的主要理论，包括细胞定时老化论、基因程控理论、基因突变论等。细胞定时老化论认为生物体内细胞基因有固定的生命期限，并以细胞分裂的次数来决定个体的生命。例如：人类的生命期限被设定为 120 年，这期间正常细胞分裂约 50 次，达到最高分裂次数后就停止分化，细胞开始退化、衰老，导致人体老化，最终死亡。基因程控理论认为衰老的过程在机体内类似一种"生物钟"，即衰老过程是按一定的程序逐渐展开的。目前科学实验已经证实这个"生物钟"就是细胞核内的脱氧核糖核酸（DNA），脱氧核糖核酸中的"衰老基因"控制着生物个体的衰老过程。基因突变论则认为老化的机制是体细胞基因突变或 DNA 复制错误引起的老年人体细胞特性的改变，引起细胞功能紊乱和减退，导致人体老化。基因程控理论可以用来解释不同种类的生物寿命不同，同一种生物有着大致相同的平均寿命和最高寿命。

（二）分子串联理论

分子串联理论是 Bjorksten 于 1942 年提出。该理论认为老化是生物体内胶原蛋白、弹力纤维、酶、DNA 串联的结果，串联的分子成分附着于 DNA 分子的单链上，使细胞丧失运输电子和排泄废物的能力，胶原蛋白失去弹性和功能，使组织器官功能衰退。此理论可以用来解释老年人为什么容易发生动脉粥样硬化及皮肤松垂现象。

（三）神经内分泌理论

神经内分泌理论认为大脑和内分泌腺体的改变是衰老的重要因素。随着年龄的增长，下丘脑发生明显的老化性改变，脑细胞数与脑体积也随之减少，这些改变影响了其他内分泌腺的功能与多种代谢，使机体的新陈代谢减慢及生理功能减退，机体逐渐出现衰老和死亡。因此，有学者认为下丘脑就是"老化钟"的所在部位。随着年龄的增长，人体脑细胞的数量逐渐减少，到 60 岁左右其数量减少接近一半，与此同时运动神经和感觉神经的传导速度也随着年龄的增长而减慢。此外，有关脑容积的研究表明脑萎缩的发生率也随着年龄的增长而上升。

（四）长寿与衰老理论

长寿与衰老理论是老化的重要生物学理论之一。Kohn 于 1982 年提出用来解释老化、健康观、健康行为之间关系的衰老理论。该理论认为，当人开始衰老时，自然会伴有疾病。此理论不仅研究人类长寿的原因，更注重研究提高老年人的生活质量。认为健康长寿者均与下列因素相关：遗传因素、物理因素、终身参与运动、适量饮酒、饮食因素、维持性生活至老年、社会环境因素等。最主要的因素是遗传。

（五）免疫理论

免疫理论于 1962 年由 Walford 和 Burnet 提出。他认为老化与机体免疫功能减退和自身免疫增强有关。随着年龄的增长，体内细胞发生突变的概率增高，这种突变的细胞含有不同于正常细胞的异常蛋白质，被机体误认为外来的异物，因而激发机体发生免疫反应而产生抗体，称为自体免疫反应。在机体老化的过程中，T 细胞功能减退，不能有效地抑制 B 细胞，导致机体自我识别功能障碍，自身抗体过多产生，对外来异物的反应能力也降低。因此，老年人感染性疾病、类风湿关节炎和恶性肿瘤的发生率明显增加。

（六）自由基理论

自由基理论是 Harman 于 1956 年提出。该理论认为老化是由于细胞代谢过程中自由基产物对机体有害作用的结果。随着年龄的增长，人体内自由基水平也随之增高，其诱导产生的有害物质不断积累，而机体对自由基的防御能力却逐渐下降，从而引起体内各种生理功能障碍，最终促进了机体的老化和死亡。

三、老化的心理学理论

老化的心理学理论主要探讨和解释老化过程对老年人的认知过程、智力行为与学习动机的影响。其相关的理论主要解释行为是否受老化影响，老化如何影响行为，老年人如何应对衰老等。老化的心理学理论主要包括：人的需求理论、自我概念理论、人格发展理论。

（一）人的需求理论

人的需求理论中最具有代表性的是美国著名心理学家马斯洛（Maslow）的人类基本需要层次论。他认为人类要生存和发挥其功能，必须满足一些基本需要，按其重要性和发生的先后顺序分为 5 个层次，由低级到高级分别为生理的需要、安全的需要、爱与归属的需要、自尊的需要、自我实现的需要。该理论认为只有当较低层次的需要得到满足之后，更高一层次的需要才会出现，不同的人生阶段有不同的需要，这些需要不断变化，总是向更高层次发展，而老年人对高层次需要更为迫切。当一个人年老时，能达到自我实现状态，所表现的行为特征是独立、自主与拥有和谐的人际关系，这就是成功的老化表现。当环境的变化不够或刺激不足时，老年人的身体、心理及社会发展等方面便无法达到成功老化。

（二）自我概念理论

自我概念理论强调一个人的自我，包括思想、情感和行为三个方面。自我概念是个人对自己角色功能的认知和评价。每个人在社会中同时扮演多种不同的角色，而且在人生的不同阶段其扮演的角色也不同，扮演的角色不同，自我概念也不一样。进入老年期，社会角色、家庭角色的多重改变加上生理健康衰退，自我概念发生改变，导致对自己角色功能的认识与评价减弱，从而出现老化的心态。

（三）人格发展理论

精神科医生艾瑞克森（Ericson）的人格发展理论（life-course and personality development theories）将整个人生过程从出生到死亡分为八个主要阶段：婴儿期、幼儿期、学龄前期、学龄期、少年期、青年期、成年期和晚年期。每个发展阶段都有其特定的发展任务，若能顺利完成，个体将呈现正向的自我概念及对生命的正向态度，人生则趋向成熟和完美；反之，个体将呈现负向的自我概念及对生命的负向态度，人生则出现失败的停滞或扭曲发展现象。老年阶段的任务主要是发展自我整合。他认为老年人在此时期会回顾和评价自己过去的经历。如果对自己的一生评价都是自我完整，则此老年人将对老年生活具有适应和圆满的生活态度；若是对以往懊丧，老年人将失去自我，则会对老年生活失去信心，出现惊恐不安甚至绝望。

老化的心理学理论可以帮助护士理解老年人的行为表现，分析老年人的基本需求。运用这些理论对老年人进行健康教育，使其采取良好的生活方式，预防晚年的功能减退，保持良好的生活质量和健康状态。

四、老化的社会学理论

老化的社会学理论着重研究和探讨社会活动、社会期待、社会制度及社会价值观对老化过程适应的影响。老化的社会学理论包括隐退理论、活跃理论、次文化理论、持续理论、年龄阶层理论等。

（一）隐退理论

退隐理论由卡明（E. Cumming）和亨利（W. Henry）于1961年提出。该理论认为社会平衡状态的维持，取决于社会与老年人退出相互作用所形成的彼此有益的过程，这一过程是社会自身发展的需要，也是老年人本身衰老的必然选择。老年人从社会角色与社会系统中隐退，是成功老化必须经历的过程，也是促进社会进步、安定和谐及人类生命代代相传的完善途径。此理论可用以指导老年人适应退休带来的各种生活改变。

（二）活跃理论

活跃理论由哈维格斯特（Havighurst）等人于1963年提出。该理论认为社会活动是生活的基础，人们对生活的满意度是与社会活动紧密联系在一起的，老年人若能保持参与社会活动的最佳状态，就可能充分地保持老年人生理、心理和社会等方面的活力，更好地促进老年人生理、心理和社会等方面的健康发展。活跃理论建议个体积极参加社会活动，寻找新角色、新关系、新爱好与兴趣取代已经失去的原有角色功能，以证明自己并未衰老。因此，老年人积极参与社会活动，贡献自己的才能，其晚年生活满意度就会提高。

（三）次文化理论

次文化理论由罗斯（Rose）于1962年提出。该理论认为老年人在社会团体中是一群非主流人群，他们有着自己特有的文化特质，自成一个次文化团体。有研究指出，同一文化团体中的群体间的互相支持和认同能促进适应老化。

（四）持续理论

持续理论由 Neugarten 等人于1968年提出。主要探讨老年人在社会文化约束其老年生活时，其生理、心理及人际关系等方面的调适，更加注重的是老年人的个体差异。该理论认为，个体在成熟过程中会将某些喜好、特点、品味、关系及目标纳入自己人格的一部分。人的人格会随年龄的增加而持续地动态改变，个体如果能适时改变人格，适应人生不同阶段的生活，则能较成功地适应老化过程。

（五）年龄阶层理论

年龄阶层理论（age stratification theory）由美国学者赖利（MW. Riley）等人于1972年提出。该理论按一定年龄间隔将人群分成不同的年龄阶层。主要观点如下。

① 同一年代出生的人不仅具有相近的年龄，而且具有相近的生理特点、心理特点和社会经历。

② 新的年龄层群体不断出生，因经历的社会环境不同，对历史的感觉也不同。

③ 社会根据不同的年龄和其扮演的角色而分为不同的阶层。

④ 一个人的行为变化会随着所属的年龄群体的改变而发生相应的改变。每一个人都是从属于一个特定的年龄群体，而且随着成长不断地进入新的年龄群体，社会对不同的年龄群体赋予的角色、所寄托的期望也会发生相应的变化。

⑤ 人的老化过程与社会的变化之间的相互作用是呈动态的，老年人与社会也是不断地相互影响。而同一年龄阶段的老年人之间相互影响其老年社会化过程，使得老年人群体间拥

有了某些特定的普遍行为模式。老年人的人格与行为特点是一个群体相互影响的社会化结果。

　　了解社会对老化的影响，在收集基本资料时注重老年人的家庭、文化、经济、职业等背景，对制定、完成护理计划有着极其重要的意义。将帮助护士从"生活在社会环境中的人"这个角度看待老年人，了解社会对老年人的影响，促进护士帮助老年人适应晚年生活。

思考题

一、名词解释

1. 平均期望寿命　2. 健康期望寿命　3. 人口老龄化　4. 老年护理学　5. 老化

二、填空题

1. 老化的特征包括＿＿＿、＿＿＿、＿＿＿、＿＿＿、＿＿＿。
2. 人的最高寿命应该是＿＿＿岁。

三、简答题

1. 简述老年人的年龄及划分标准。
2. 简述老龄化社会划分的标准。
3. 我国人口老龄化的特征是什么？
4. 老年护理应遵循哪些原则？

（王秀清）

第二章

老年人的健康评估

○○○○○○○○○○○○○○○○○○○○○○○○○○○○○○○○○○○○○○
○○○○○○○○○○○○○○○○○○○○○○○○○○○○○○○○○○○○○○
○○○○○○○○○○○○○○○○○○○○○○○○○○○○○○○○○○○○○○

【学习目标】
- ◆ **掌握**：老年人健康评估的原则和注意事项；老年人健康评估的内容。
- ◆ **熟悉**：老年人的身体和躯体功能评估；老年人的生活质量评估。
- ◆ **了解**：老年人的心理健康评估；老年人的社会健康评估。
- ◆ **应用**：对老年人进行健康评估。

案例导入

案例回放：

患者，男，80岁，独居，子女常年在外打工，患2型糖尿病10年、原发性高血压20年。2个月前在买菜途中不慎跌倒，入院后行髋关节置换术，目前伤口已拆线。入院前患者能独自生活，经常参加社区舞蹈活动和单位退休旅游等。现在患者不能独自下床活动，且经常记不清自己东西的位置，并常自言自语，向陪护和家人哭诉，对医师和护士的工作非常挑剔。

请思考：1. 如何对该患者进行健康评估？有哪些注意事项？
2. 需要评估的主要内容有哪些？

2013年国务院在《关于加快发展养老服务业的若干意见》中已经明确提出要全面建成以居家为基础、社区为依托、机构为支撑的养老服务体系。因此，建立符合我国国情的社区居家老年人护理服务体系，以确保老年人的护理需求和照护质量，十分重要。老年人的健康评估是实施个体化护理和提高老年人照护质量的基础。但由于老年人的生理功能衰退，认知能力下降，沟通能力减弱，思维和语言表达逐渐模糊，同时合并多种老年期慢性病。因此，护理人员在评估老人的健康状况时，面临更多困难，护理人员应注意态度更亲切、询问更耐心、观察更仔细，以达到准确收集患者健康信息的目的。

第一节　概述

老年人健康评估的内容包括身体、心理健康状况及社会角色功能等方面。对老年人进行综合健康功能评估（comprehensive functional assessment，CFA），是实现老年人个体优质护理的前提，可以全面反映其健康状况。老年人综合健康功能评估（CFA）是指从躯体、精神、社会心理、自理能力等多维度测量老年人的整体健康水平，以发现老年人医疗、社会心理、自理能力丧失等问题，并反映老年人的保健需求。

一、老年人健康评估的原则

（一）认识老年人身心变化特点

1.区分生理性与病理性改变

随着年龄增长，机体发生于分子、细胞、器官和全身的各种退行性变化，属于生理性改变；而各种病因导致老年性疾病引起的变化，属于病理性改变。

2.认识老年人心理变化的特点

老年人在智力方面，由于反应速度减慢，在限定的时间内学习新知识、接受新事物的能力较年轻人低；在记忆方面，记忆能力变慢、下降，以有意识记忆为主、无意识记忆为辅；在思维方面，个体差异性较大；在情感方面，会出现孤独、任性、把握不住现状而产生怀旧、焦虑、抑郁等心理问题；在人格方面，易出现人格整合不良、被动依赖等人格特征。

（二）正确认识老年患者辅助检查结果

在临床工作中，护理人员应明确老年人实验室的异常可能有以下几种情况：①由于疾病引起的异常改变；②受服用的某些药物的影响；③正常的老年期变化。护理人员应通过长期观察和反复检查，正确解读检查数据。

（三）认识老年人疾病的非典型表现

老年人感受性降低，加之常并发多种疾病，因而发病后往往没有典型的症状和体征，称为非典型性临床表现。给老年人疾病的诊断和治疗带来了一定的难度，容易出现漏诊、误诊。如老年人患肺炎时常无发热等症状，或仅表现为全身无力、突然意识障碍等。因此，对老年人要重视客观检查，特别是生命体征和意识状态的检查。及时发现病情变化，为疾病的诊治提供依据。

> **知识链接**
>
> **老年综合健康功能评估的常用量表**
>
> 老年综合健康功能评估的常用量表包括 OARS（older American resources and services）量表，包括 5 个维度的评估：社会资源、经济资源、心理健康、生理健康、日常生活能力；CARE（comprehensive assessment and referral evaluation）量表，覆盖了老年人心理、生理、营养、社会、经济问题；PGCMAI（philadelphia geriatric centre multilevel assessment instrument）量表，包括 ADL、个人适应、生理健康（PHDI）、社会、环境、时间利用（time use）、活动性（MOBI）、认知；EASY-care（Care, elderly assessment system）量表，包括生理、精神、社会以及环境等方面。

二、老年人健康评估的注意事项

（一）适宜的环境

老年人视力、听力和感觉功能下降，为了使询问不受干扰，应安排安静而舒适的环境，注意保护患者的隐私。

（二）充分的时间

老年人反应较慢，记忆力较差，行动缓慢，因此，护理人员要有耐心，准备好充足的时间和老年人交谈。老年人感官退化，反应迟钝，因而所问的问题可能需要重复数次，应给老年人充分的时间来回答问题。如果老人比较疲劳，评估可分数次完成。交谈不宜在老人就餐或其他不方便的时间内进行，以免引起对方烦躁不安。

（三）适当的方法

进行评估的时候，仔细观察老人的外貌、意识状态、体位、步态，以便选择最佳方式进行评估。

（四）沟通的技巧

评估时要注意和老人的沟通技巧，语言要通俗易懂，问题要简单明了，避免使用对方听不懂的医学术语，最好使用被评估者所惯用的语言。与老人说话时，避免将声调提得太高，不可大声喊叫，以免使重听的老人发生更大的混淆。说话时速度应减慢，以适合老年人退化的感官。适当地使用触摸技巧，以使老人放松情绪并集中注意力交谈。为了融洽评估时的气氛，交谈开始时应有礼貌的称呼对方并作自我介绍，使老人感到亲切。交谈时，护理人员应坐在被评估的老人正前方，以便让老人可以看到护理人员口形的变化，以利于对问题的理解，这对听力不佳的老人尤其重要。对有视力、听力障碍的老人，在交谈时应鼓励其戴上眼镜或助听器，必要时使用笔谈及配合手势，帮助老人理解谈话的内容和目的。

（五）客观的资料

有关老人心理、社会方面的评估资料，护理人员应坦诚而客观的接受其提供的信息，对老人不恰当的观点不宜直接批评，但可婉转的引导其接受正确的观点。尊重老人的隐私权，对其不愿谈及的内容，不要继续追问。

三、老年人健康评估的内容

老年人健康评估是为了制订便于对老年人实施护理的综合性计划而进行的一个多方面、多学科的诊断过程，即以一系列评估量表为工具，全面而详尽地对患者的认知、情感、生活能力、社会功能、经济条件、生活环境以及心理状态等方面进行评估。该综合评估强调老年人机体的整体功能活动能力和生活质量。老年人健康评估的主要内容包括身体健康、心理健康、社会功能及综合反映这三方面功能的生活质量评估。

第二节　老年人的身体健康评估

护理人员通过对老年人细致的观察和全面而有重点的体格检查，可以更好地了解其身体状况，为进一步形成护理诊断、制订护理计划提供依据。对老年人进行身体健康评估时，除了生理功能以及疾病本身外，还要对其日常生活能力即自理程度进行评估。

一、健康史的采集

（一）基本资料

包括姓名、性别、出生日期、籍贯、民族、职业、婚姻状况、文化程度、经济状况、联系人、联系地址及电话、入院时间、入院方式、入院诊断等。

（二）目前健康状态

① 本次就诊的主要症状及诱发因素。
② 症状发生时间、持续时间，有无加重或缓解的因素。
③ 病情发展及演变情况，有无其他伴随健康问题。
④ 患病后曾在何时何地就诊，做过的检查和治疗经过，效果如何。
⑤ 现存疾病及健康问题对目前生活的影响情况。

（三）既往健康状态

① 既往曾患何种疾病，尤其与现在所患疾病有密切关联的疾病。例如，冠心病患者有无高血压病、糖尿病史；肝硬化患者有无病毒性肝炎病史；肾功能不全患者有无慢性肾炎病史。
② 有无外伤及手术史。
③ 对何种食物或药物过敏。

（四）影响健康的危险因素

评估有无影响健康的因素存在，例如，①不良嗜好：抽烟、大量喝酒，夜间喝浓茶、咖啡，喜食高糖、高脂肪食品等；②不良生活习惯：不讲究个人卫生，睡眠时间不足，不注意劳逸结合等。

（五）家族史

注意询问家族成员中患传染病、遗传性疾病情况，以及是否患有和老人一样的疾病。

（六）心理、社会方面情况

① 老人外表行为、思维过程、语言沟通能力。
② 对客观事物的反应和态度。
③ 人格类型如何，例如，独立或依赖，紧张或松弛，主动或被动，积极或消极，内向或外向，热情或冷淡等。
④ 个人价值取向及宗教信仰。
⑤ 家庭情况：包括配偶、子女、生活方式、老人在家庭中所处的地位等。

二、老年人的身体评估

（一）全身状态

生命体征包括体温、脉搏、呼吸、血压。

（1）体温　老年人体温较成年人低，70 岁以上患者感染常无发热表现，如果午后体温比清晨高 1℃以上，应考虑发热。

（2）脉搏　老年人测量脉搏时间每次应不短于 30s，并且应注意脉搏的不规则性。

（3）呼吸　老年人正常呼吸频率为 16～25 次/分，评估时应注意呼吸的形态、节律以及有无呼吸困难。

（4）血压　高血压和直立性低血压在老年人中较为多见，测血压包括平卧 10min 一次，再于直立后 1min、3min、5min 各测一次，如直立时任何一次收缩压比卧位降低≥20mmHg 或舒张压降低≥10mmHg，则为直立性低血压。

（二）身体各系统状态

1. 呼吸系统

运动后易呼吸急促和疲劳，体力明显不如青壮年。易患呼吸道感染，反复发作，持续时间长，可致慢性阻塞性肺疾病、慢性肺源性心脏病等。体检可见胸廓呈桶状，肺部叩诊呈过清音，听诊肺呼吸音减弱，合并感染时肺部可听到干、湿性啰音。

2. 心血管系统

心脏和血管的变化可引起多种心血管病变，例如，以收缩压升高为主的老年期高血压病、冠状动脉粥样硬化性心脏病。体检：老年人因驼背或脊柱侧弯引起心脏下移，可使心尖搏动出现在锁骨中线旁。胸廓坚硬，使得心尖搏动幅度减小。听诊第一及第二心音减弱，心室顺应性减低可闻及第四心音。静息时心率变慢。主动脉瓣、二尖瓣的钙化、纤维化，脂质堆积，导致瓣膜僵硬和关闭不全，听诊时可闻及异常的舒张期杂音，并可传播到颈动脉。

3. 消化系统

消化器官功能退化，使老年人食欲减退，饭后腹部饱胀不适、嗳气、消化不良。吞咽困难者常发生恶心、呕吐，食物逆流入气管则发生呛咳。胆汁或胃液反流可引起上腹或胸骨下端有烧灼感。体检可发现腹部胀气，便秘者有时在腹部触及粪块。

4. 泌尿生殖系统

肾小管功能降低使老年人昼夜排尿规律改变，夜尿增多，尿比重下降。老年男性前列腺增生造成排尿困难，尿流变细，滴沥不尽，严重者可引起肾后性的肾功能减退。老年人的性功能减退，性生活的质量也明显减退，导致性生活减少甚至停止。

5. 免疫系统

老年人因免疫功能减退，机体抵抗力下降，感染的发病率明显增高。尤其是呼吸道和胃肠道的细菌和病毒感染，且易发生革兰阴性细菌的败血症。老年人破伤风的发病率亦明显高于其他年龄组，65 岁以上老年人的死亡率可高达 80%。由于 T 抑制细胞功能减退，老年人自身免疫性疾病的发病率增高。例如，特发性艾迪生病、类风湿关节炎、恶性贫血、桥本甲状腺炎等。

6. 内分泌系统

老年人易患糖尿病，加重心脏及血管的病变。甲状腺的变化，使老年人机体代谢率降低，怕冷，活动力下降，并可加速老化。睾丸、卵巢的萎缩退化和性腺分泌减少，使性欲减退，性冲动明显降低。但由于体质、健康和外界环境等因素不同，各人的差异较大。肾上腺皮质醇减少，使肌肉无力，易疲劳，胃液分泌减少，食欲减退，并可出现直立性低血压。

7. 感官系统

由于眼部各组织的老化，视力逐渐减退，调节功能显著降低，近看较小的字迹模糊不清，夜间或暗光下阅读书报更为困难，且容易眼疲劳，形成所谓"老视眼"，俗称"老花眼"，需要配戴凸透镜片予以矫正。一般原有远视眼者，老视出现较早；而原有近视眼者，老视出现较晚。辨色能力减低，尤其是对白色和黄色的区别，以及蓝色和绿色的区别。对光线感觉的耐受性降低，无法忍受强光，对光线明暗的适应度降低。泪腺分泌减少感到眼睛干涩不适。听觉器官的退化造成老年性耳聋，除对高频率的声音听力变差外，对言语判别能力明显下降，以致和别人交谈时常重复询问说话的内容。嗅觉和味觉的退化，可引起老人食欲减退，常主诉食而无味，食而不香，以致食量减少，可以造成营养不良。喜欢过多地使用调味品以及食盐，对身体健康不利。

8. 神经系统

由于大脑神经元的退化，脑血流量减少，老年人易疲劳，常诉精力不足，记忆力减退。睡眠质量比青年人差，整夜睡眠觉醒次数多，甚至失眠，白天则感头昏头晕，步态不稳。神经元退化严重者还可导致老年期痴呆症，出现行为幼稚，意识混乱等。

9. 皮肤系统

皮肤常易受伤，如碰伤、烫伤，对过热或过冷的环境难以忍受。外观出现老年斑、色素沉着或色素脱失，皮肤干燥，皱纹多而深。指甲光泽减少，变黄变厚，指甲弯曲。老年人易患的皮肤病有带状疱疹、脂溢性皮炎、光化性角化病、老年性皮肤瘙痒症等。

10. 运动系统

骨骼、脊柱、关节组织的退化，使老年人颈痛、腰背痛、关节疼痛，关节僵硬不灵活，弯腰转身及四肢活动范围受限。肌肉的退化使四肢的伸展性和弹性不足，活动力和柔韧度降低，耐力减退，肌肉的张力及强度亦减弱，对外界刺激的应激性和传导性也减弱。

三、老年人的躯体功能评估

（一）营养状况评估

评估老年人每天活动量、饮食状况以及有无饮食限制，测量身高、体重。蛋白质-能量营养不良（protein-energy malnutrition，PEM）是老年人常见问题，营养不良可引起机体免疫功能降低、组织器官萎缩以及心情抑郁等，导致患者感染率增加、手术切口愈合延迟、生活质量下降，从而使住院天数、住院费用、病死率增加。营养不良的原因包括疾病、贫穷、社会孤独、抑郁症、痴呆、疼痛、牙齿问题、味觉改变及多种药物使用等。

合理的评估包括主观和客观两个部分。主观部分是根据昔日的情况和病史判断，客观部分分为静态和动态两种测定方法。静态测定包括人体测量性指标，如身高、体重、三头肌皮褶厚度、上臂肌周径、肌酐/身体指数、血清蛋白质等。动态测定包括氮平衡、3-甲基组氨酸等。

在老年护理工作中，护理人员可掌握以下两种简便的营养评估方法。

1. 体重

体重与体内能量平衡密切相关，是营养评价中最简单、最直接、最可靠的指标。评估老年人营养不良最有用的指标是体重减轻或出现食欲缺乏。当体重 1 个月内减轻 5％或 6 个月内减轻 10％，则为有意义的体重减轻。合并体重、食欲改变及衣着松紧等结果是评估老年人营养状况实用、有效的方法。

2. 体重指数（body mass index，BMI）

体重指数＝体重（kg)/[身高（m)]^2，被认为是反映蛋白质-能量营养不良以及肥胖症的可靠指标。BMI男性低于20,女性低于19,为过轻;男性20~25,女性19~24,为适中;男性25~30,女性24~29,为过重;男性30~35,女性29~34,为肥胖;男性高于35,女性高于34,为非常肥胖。最理想的BMI为22。

(二)步态与平衡功能评估

在美国,有20%的老年人有步态或行动方面的问题。75岁及以上的老年人中有30%上楼困难,40%无法行走250m的路程,7%需要协助才能行走,每年有30%非养老机构的老年人可能发生跌倒。所以,若老年人"在过去一年内,曾跌倒在地或撞到其他物品(如椅子或墙壁)"就必须评估其步态及平衡功能。

在门诊,最常用于评估步态的方法是"起立-行走"测试(get-up and go test)。具体方法为:让受检者坐于直背椅子上,要求受检者尽量不借用扶手站立起来,希望其在站立后能迅速保持静止,然后往前行走5m,转身走向椅子,再转身坐回原位(图2-1)。观察重点:坐姿的平衡度、从坐位变直立后的移动情况、行走时的步态和稳定度及是否能稳定转圈。步态的稳定是预测其是否发生再次跌倒的良好指标,其中任一部分不正常即表明功能存在问题。完成时间亦可用于评估,称为"timed get up and go"测试。该测试方法同前,请受检者坐稳后开始,尽快走完3m后再坐下。若受检者花费时间大于20s,需进一步评估,在15s内完成,则为正常。若受检者能在10s内完成,即可预知一年内的ADL将维持稳定。

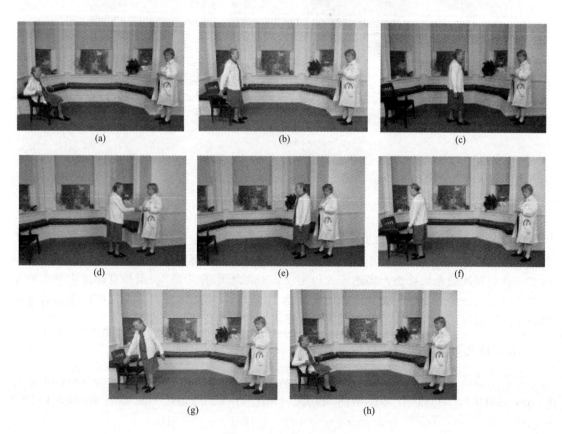

图 2-1 起立-行走测试

除上述步态评估可观察一部分平衡功能外,站立时的平衡性还可用改良式的 Romberg 方法来检测。该方法为两脚分开同肩宽,若受检者可保持平衡,可将两脚并拢,甚至将一脚往后移动半脚长的距离（semi-tandem stand），最后将一脚脚跟与另一脚脚尖接拢（tandem-stand），每一步骤分别评估睁眼与闭眼的平衡性。随着脚步的移动，受检者保持平衡的难度提高。此项检查可评估患者平衡功能失常的可能原因，如关节炎、周围神经病变、足部问题、血管硬化、脑卒中、肢体无力及疼痛等。

（三）上肢功能评估

手部正常功能是维持一个人独立生活的重要部分，老年人若其手部功能异常，则其依赖社会健康资源或居住养老机构的比例会明显增加。临床上简单的手部检查方法是：检查者将自己的两个手指置于受检者掌中，要求对方紧握，测试受检者握力的强度。两手指夹东西力量评估：要求受检者以拇指和示指（食指）夹住一张纸，而检查者施力将纸抽出以检测其力量。

肩部功能评估（图2-2）：要求受检者将两手交叉置于枕后或相扣置于下背部，若能顺利完成，则表示肩部关节活动范围尚属正常；若有疼痛、无力等症状，则需进一步评估。

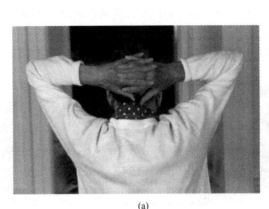
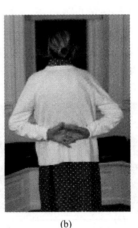

(a)　　　　　　　　　　　(b)

图 2-2　肩部功能评估

（四）尿失禁的评估

女性尿失禁比例约为男性的2倍。老年人常不会、也羞于陈述尿失禁问题，所以护理人员应主动询问，如"在过去一年中你是否曾经尿液漏出而浸湿裤子？"若答"是"，则继续询问"不自主漏尿的总天数是否多达6天以上？"，若两题均答"是"，则是真性尿失禁。有尿失禁主诉的人群中，真性尿失禁的比例女性达79％，男性达76％。尿失禁可以通过骨盆肌肉训练、定时排尿、控制液体摄入量、生理反射及药物治疗等加以控制。

（五）日常生活活动功能评估

日常生活活动功能评估分为三个层次：基本日常生活活动功能（basic activity of daily living，BADL）、工具性日常生活活动功能（instrumental activity of daily living，IADL）与高级日常生活活动功能（advanced activity of daily living，AADL）。

1. 基本日常生活活动功能评估

包括衣（穿脱衣、鞋，修饰打扮）、食（进餐）、行（行走、变换体位、上下楼梯）、个人卫生（洗漱、沐浴、如厕、控制大小便），这一层次的功能受限，将影响老年人基本生活需要的满足。BADL 不仅是评估老年人功能状态的指标，也是评估老年人是否需要补偿服务的指标（参见附表 1）。

2. 工具性日常生活活动功能评估

包括购物、家庭清洁、使用电话、做饭、洗衣、旅游等，这一层次的功能提示老年人是否能独立生活并且具备良好的日常生活活动功能（参见附表 2）。

3. 高级日常生活活动功能评估

主动参加社交、娱乐活动、职业等，一旦发现此功能下降，就需要进行进一步的功能性评估。

医护人员在使用这些工具评估老年人日常生活可能发生的问题时，可同时决定其需要何种程度的协助，如护理照顾、个人生活照顾、持续的监护、餐饮的准备或家务的协助等。例如，一位老年人在 BADL 的沐浴项目是部分依赖时，其家庭往往能提供帮助；若多方面均无法独立执行时，将不能独居，可能需要雇请看护工或送至护理之家照顾。

第三节　老年人的心理健康评估

进入老年期，老年人在生活中常有一些特殊的心理活动。正确评估老年人的心理社会状况，对维护和促进老年人的身心健康、有针对性地进行心理社会健康指导具有重要的作用。老年人心理健康评估主要从认知、情绪、人格等方面进行。

一、老年人的认知功能评估

认知是人们认识、理解、判断、推理事物的过程，通过行为、语言表现出来，反映了个体的思维能力。认知功能对老年人是否能够独立生活以及生活质量起着重要的作用。

1. 评估内容和范围

进行认知状态评估时需要考虑老年人的视力和听力情况，因为视力或听力不良会影响评估效果。认知的评估主要是思维能力、语言能力以及定向力三个方面，具体如下。

（1）外观行为　意识状态、姿势、穿着、打扮等。

（2）语言　音量、速度、流畅性、理解力、复述能力等。

（3）记忆力和注意力　短期记忆、长期记忆、学习新事物的能力、定向力。

（4）思考知觉　判断力、思考内容、知觉。

（5）高等认知功能　知识、计算能力、抽象思考能力、结构能力等。

2. 评估量表

常用来评定老年人认知状态的量表有简易智力状态检查（MMSE）和简易操作智力状态问卷（SPMSQ）。

（1）简易智力状态检查（MMSE）　由 Folsten 于 1975 年编制，是最具影响的认知缺损筛选工具之一，评估范围包括时间定向、地点定向、识记、注意力与计算力、回忆、命名、语言表达、阅读理解、执行能力、思维能力、构图能力等 11 个方面、19 项内容、30 个小项。主要用于筛查有认知缺损的老年人，适合于社区和基层人群调查（参见附表 3）。

（2）简易操作智力状态问卷（SPMSQ）　由 Pfeiffer 于 1975 年编制，评估内容共 10 个问题，包括定向、短期记忆、长期记忆和注意力，评估时需要结合被测试者的教育背景作出判断。此问卷较注重于定向力的测试，测量记忆能力和注意力的项目较少，适合于评估老年人认知状态的前后比较（参见附表4）。

二、老年人的情绪状况评估

情绪是指人对客观事物是否符合自己的需要而产生的态度体验，是心理健康与否的重要标志。老年人的情绪纷繁复杂，评估老年人因衰老带来的情感变化很重要。情绪评估包括焦虑和抑郁的评估，焦虑和抑郁也是最常见、最需要护理干预的情绪状态。

（一）焦虑的评估

焦虑（anxiety）是个体感受到威胁时的一种不愉快的情绪体验，是人们对环境中一些即将面临的、可能会造成危险的重大事件或者预示要作出重大努力的情况进行适应时，心理上出现的一种紧张和不愉快的期待情绪。表现为紧张、不安、担心害怕、急躁、失眠等。常用的评估方法有交谈、观察、心理测验3种。

常用评估焦虑的量表有汉密尔顿焦虑量表（Hamilton anxiety scale，HAMA）和状态-特质焦虑问卷（state-trait anxiety investigate，STAI）。

1. 汉密尔顿焦虑量表（HAMA）

由 Hamilton 于 1959 年编制，是一个广泛用于评定焦虑严重程度的他评量表。该量表（附表5）包括 14 个条目，分为精神性和躯体性两大类，各由 7 个条目组成。根据患者口述和综合观察进行评分，特别强调重视受检者的主观体验。

2. 状态-特质焦虑问卷（STAI）

由 Charles Spieberger 等人编制的自我评价问卷，能直观地反映被测试者的主观感受，操作简便。有理论认为，焦虑分为状态焦虑和特质焦虑的概念，前者描述一种短暂性的、当前不愉快的情绪体验，如紧张、恐惧、抑郁和神经质，伴有自主神经功能亢进；而后者则描述一种相对稳定的、具有个体差异的焦虑倾向。量表的结构和内容：该量表包括 40 个条目，第 1~20 项为状态焦虑量表，第 21~40 项为特质焦虑量表。

（二）抑郁的评估

抑郁（depression）是个体失去某种其重视或追求的东西时产生的情绪体验，是一种最常见的情绪反应。其显著特征是情绪低落，典型表现为失眠、悲哀、自责、性欲减退等，甚至可出现自杀行为。

常用的抑郁评估量表有汉密尔顿抑郁量表、流调用抑郁自评量表（center for epidemiological studies depression，CES-D）和老年抑郁量表（geriatric depression scale，GDS）老年抑郁量表是临床上应用简便并且已被广泛接受的量表。流调用抑郁自评量表在社区人群健康调查中应用广泛。

1. 汉密尔顿抑郁量表（HRSD）

由 Hamilton 于 1960 年编制，是临床上评定抑郁状态时应用最普遍的量表。量表的结构和内容：汉密尔顿抑郁量表经多次修订，版本有 17、21 和 24 项三种。本书所列为 24 项版本（附表6）。

2. 流调用抑郁自评量表（CES-D）

由美国国立精神卫生研究所于 1997 年编制。主要用于流行病学调查，用于筛查出有抑郁症状的对象，以便进一步检查确诊，也有人用于临床检查，评定抑郁症状的严重程度。该量表共 20 项，反映了抑郁症状的 6 个侧面：抑郁心情、罪恶感和无价值感、无助和无望感、精神运动性迟滞、食欲丧失、睡眠障碍。

3. 老年抑郁量表（GDS）

由 Brink 等人于 1982 年创制，是作为专用老年人的抑郁筛选表。量表的结构和内容：该量表共 30 个条目，包含情绪低落，活动减少，易激惹，退缩痛苦的想法，对过去、现在与将来的消极感受等症状。

三、老年人的人格评估

人格是指个体在适应社会生活的成长过程中，经遗传与环境交互作用形成的稳定而独特的身心结构。老年人的人格与年龄增长无关，是较稳定连续的。进入老年期后，人格发生相应的变化，如自我为中心、适应能力下降、退缩、孤独、内向、缺乏灵活性、办事谨小慎微、猜疑与妒忌心理等。人格评估的目的是测定老年人目前的精神状态和有无精神障碍等问题。

老年人人格评估的方法多用透射法和问卷法，护理人员在评估时应结合老年人日常生活的行为状况、习惯、生活经历等资料进行综合评估。

1. 透射法

透射法是在测验时对被测试者加以刺激，让其在不受限制的情况下，表现出自己的反应，使其不知不觉地表露出人格特点。透射法能够动态地观察到被测对象的无意识地深层表现，主要用来测量老年人的自我功能、人格特点、自我认识和对人认知的方式等。常用的评估工具是对老年人进行各种人格测验中应用最广泛的洛夏克墨迹测验（Rorschach inkblot test）。

2. 问卷法

问卷法主要指自陈式人格问卷和人格检查表。其特点是内容明确、简易；记分简便，易于使用；应用广泛。常用的评估工具包括明尼苏达多相人格调查表（MMPI）和艾森克人格问卷（EPQ）。

知识链接

压力应对的评估

应对是一种适应过程，是通过改变认知和行为，解决已存在的问题。老年人在日常生活中遇到的各种事件，会给老年人带来压力，如退休、工作和地位的失落、丧偶、亲友去世、疾病折磨、身体功能受限以及经济状况的改变等。如果应对不当，将给老年人的身心健康造成危害。护理人员对老年人应对能力的正确评估，有助于老年人适应环境的变化，有效地减轻压力反应，促进身心健康。压力与应对的评估采用访谈、观察和心理测验相结合的综合评定方法，常用评定量表包括生活事件量表、各种应对方式问卷以及社会支持量表等。

第四节 老年人的社会健康评估

老年人的社会健康评估应对老年人的社会健康状况和社会功能进行评定，具体包括角色功能、文化背景、家庭状况及所处环境等方面。

一、老年人的社会角色评估

角色功能是指从事正常角色活动的能力，包括正式的工作、社会活动、家务活动等。老年人由于老化以及某些功能的退化使这种能力发生改变，其功能受限的影响因素主要来源于躯体健康，但严重的心理障碍也可破坏其承担特定角色功能的能力。

1. 评估的目的

了解老年人对角色的感知、对承担的角色是否满意、有无角色适应不良和冲突等，找到其影响因素和发生原因，以便及时采取有效的干预措施，避免角色功能障碍给老年人带来身心两方面不良的影响。

2. 评估的内容和方法

可以通过观察和交谈两种方法收集资料。

（1）角色的承担　了解老年人以往从事的职业，目前在家庭或社会中所承担的角色，有助于了解有无退休带来的不良影响，确定老年人是否适应目前角色。

老年人一生中承担着并经历了多重角色的转变，老年人作为社会生活中的特殊人群，在离退休之后离开了原来的工作岗位，退出了某些社会角色，家庭成了主要的生活场所，增加了老年人的家庭角色，常常担当起照顾第三代的任务。老年阶段又是丧偶的主要阶段，若老伴去世，则要失去一些角色。另外，通过对性生活的评估，可以了解老年人的夫妻角色功能，有助于判断老年人社会角色及家庭角色形态。

（2）角色的认知　让老年人描述对自己角色的感知和别人对其所承担角色的期待，进入老年期后对自己生活方式、人际关系方面的影响，以及询问是否认同别人对他的角色期待。

（3）角色的适应　让老年人描述对自己承担的角色是否满意以及与自己的角色期待是否相符，观察有无角色适应不良的身心行为反应，如头痛、头晕、疲乏、失眠、情绪低落、焦虑、抑郁、忽略自己和疾病等。

二、老年人的家庭状况评估

老年人的健康与其生存的环境有着密切的关系，当老年人不能够调节和适应环境的变化时，则可能导致疾病的发生。

家庭指由婚姻、血缘或收养而产生的亲属间共同生活的一个群体。家庭因素可以直接影响老年人的身心健康。

1. 家庭评估的目的

通过对家庭的评估了解家庭对老年人健康的影响，从而有助于制订恢复老年人健康的护理计划。

2. 家庭评估的内容和方法

包括家庭成员的基本资料、家庭类型与结构、家庭成员的关系、家庭功能和资源以及家庭压力等方面。常用于家庭功能评估的量表为 APGAR 家庭功能量表，包括家庭功能的五个重要部分：适应度 A（adaptation）、合作度 P（partnership）、成长度 G（growth）、情感度 A（affection）和亲密度 R（resolve）。

知识链接

环境评估与文化评估

环境包括物理环境和社会环境两大类。物理环境又称自然环境，是指一切存在于机体外环境的物理因素的总和。由于人口老龄化以及空巢家庭的日益增多，许多老年人面临着独立居住生活的问题。对老年人进行环境评估时，应了解其居住环境中的特殊资源及对目前居住环境的特殊要求。评估内容包括居住安全环境和社区环境。居住安全环境是评估的重点。社会环境包括经济、生活方式、社会关系与社会支持等方面。这些因素与老年人的健康有密切的关系。

文化是特定人群为适应社会环境和物质环境而形成的共同的行为和价值模式，包括知识、信息、艺术、习俗、道德、法律和规范。价值观、信念和信仰、习俗是文化的核心要素，与健康密切相关，决定着人们对健康、疾病、死亡的观点和信念，是文化评估的主要内容。老年人的文化评估与成年人相同，但是老年住院患者容易发生文化休克。

第五节　老年人的生活质量评估

人口老龄化已成为世界各国面临的重大问题，加强老年保健，提高老年人生活质量已成为世界公共卫生的一项重要工作。

一、生活质量的内涵

（一）生活质量的概念

生活质量（quality of life，QOL）是一个包含生理、心理、社会功能的、比健康更广的综合概念，包括健康以及生活水平、住房质量、邻里关系、工作满意度等人在社会中所经历的各个方面。

1993 年 WHO 对其定义：生活质量是指不同文化和价值体系中的个体对与他们的生存目标、期望、标准以及所关心的事情相关的生存状况的感受。

中国老年医学会的定义：老年人生活质量是指 60 岁或 65 岁以上的老年人群对自己身体、精神、家庭和社会生活满意的程度及老年人对生活的全面评价。

（二）生活质量的内涵和评估的意义

① 生活质量是多维性的，不但包括躯体健康、心理健康、社会适应能力，还包括其生存环境的状况，如经济的收入、住房情况、邻里关系、工作情况、卫生服务的可及性、社会服务的利用情况等方面。

② 生活质量包括测量健康的正向和负向两个方面，其健康测量范围增大。

③ 生活质量更注重疾病造成的结果（包括躯体、心理和社会功能的改变），为卫生服务和社会服务需求提供了间接的依据。

④ 生活质量评价的主体是被测量者，从单一的强调个体生活的客观状态发展到同时注意其主观感受。可获得其他检查方法不能得到的信息，如疼痛、情绪、幸福感、对自身健康

状况的认识等。而且资料获得的方法简单、方便、直接，不会给被测者带来任何痛苦。

⑤ 生活质量具有文化依赖性，其评价依据是个体所处的文化和社会环境。

⑥ 生活质量评价既可揭示个体生活质量的高低，又可反映群体健康水平。不仅可对个体健康状况进行测定，而且还可反映特定人群总的健康水平。

二、生活质量的评估

生活质量的评估是一种新的健康测量与评价技术，常采用生活满意度评估、主观幸福感评估和生活质量综合评估。

（一）生活满意度评估

生活满意度是个人生活的综合认知判断，主要是个体生活的一个总体的概括认识和评价。作为一个认知因素，它常被看成是主观幸福感的关键指标，是对快乐的补充，是主观幸福感的一种更有效的衡量标准。

目前，国内外学者对生活满意度已经形成了一个比较一致的看法：生活满意度是个人依照自己选择的标准对自己大部分时间或持续一定时期生活状况的总体性认知评估，是指个人对生活总的观点以及现在实际情况与希望之间、与他人之间的差距。它是衡量某一社会人们生活质量的重要参数。

生活满意度指数是由英国莱斯特大学社会心理学家阿德里安·怀特（Adrian White）建立的，是用来测量老年人心情、兴趣、心理、生理主观完美状态的一致性的工具。常用的测量量表是生活满意度指数（life satisfaction index，LSI），这是老年研究中的一个重要指标，用于测量老年人心理、生理、心情、兴趣主观完美状态的一致性。它从对生活的兴趣、决心和毅力、知足感、自我概念及情绪 5 个方面进行评估，通过 20 个问题反映生活的满意程度。量表中 12 项为正向指标，8 项为负向指标。

（二）主观幸福感评估

主观幸福感（subjective well-being，SWB）主要是指人们对其生活质量所做的情感性和认知性的整体评价。因而决定人们是否幸福的并不是实际发生了什么，关键是人们对所发生的事情在情绪上做出何种解释。因而 SWB 是一种主观的、整体的概念，同时也是一个相对稳定的值，它是评估相当长一段时期的情感反应和生活满意度。

主观幸福感是反映某一社会中个体生活质量的重要心理学参数，包括认知和情感两个基本成分。Kozma 于 1980 年制定的纽芬兰纪念大学幸福度量表（Memorial University of Newfoundland scale of happiness，MUNSH），是评估老年人精神卫生状况的恒定的间接指标，已成为老年人精神卫生测定和研究的有效工具之一。

（三）生活质量综合评估

生活质量综合评估不仅包括老年人躯体、心理和社会功能等方面的客观状态，还应注意以老年人的体验为基础的主观评价。常用的适合老年人群生活质量评估的量表有生活质量综合评定问卷（generic quality of life Inventory-74）和老年人生活质量评定表。

老年人生活质量评定表从身体健康、心理健康、社会适应和环境适应四个方面对老年人的生活进行综合评估，主要反映内、外环境因素对老年人的生理功能、精神心理状态、社会活动以及生活美满的影响。该表可由老年人自行填写，也可由医护人员逐项整理后填写。评分标准如下。

（1）身体健康　12分为优良；8～11分为良好；5～7分为较差；4分为差。

（2）心理健康　9分为优良；6～8分为良好；4～5分为较差；3分为差。

（3）社会适应　6分为优良；4～5分为良好；3分为较差；2分为差。

（4）环境适应　6分为优良；4～5分为良好；3分为较差；2分为差。

以上各项相加即为总分，总分在30～33分者，说明生活质量良好，应继续采取原有的合理的生活方式，积极防治老年性疾病，力争健康长寿。总分在20～29分者，说明生活质量在中等水平，应进一步检查生活方式是否合理，及时发现问题并积极改善，不断提高生活质量。总分在11～19分者，说明生活质量差，应争取保持和恢复生活自理功能，提高生活质量，延长健康期望寿命。

思考题

一、简答题

1. 对老年人进行健康评估时应遵循哪些原则？

2. 基本日常生活活动功能的评估内容是什么？

二、病例分析

米女士，82岁，10年前丈夫去世后独自生活，平日喜欢到社区中心跳舞。3周前，米女士在家中不慎跌倒，右股骨骨折，到医院进行修复和固定手术。现在她住在女儿家里，每天有帮护上门进行照护，社区护士每周对米女士进行访问。米女士女儿反映米女士现在可以借助拐杖独自行走，但洗澡、上厕所、穿衣服和煮饭仍需要帮助，有几次因没发现出现了尿裤子，并且米女士每天吃得很少，经常发脾气和变得不爱说话。

请思考：

1. 米女士现在存在什么问题？

2. 社区护士应如何帮助米女士？

（卢旻川）

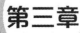

老年人的心理健康及精神护理

第三章

○○

【学习目标】

◆ **掌握**：老年人心理活动的特征及影响因素；老年人常见心理问题的护理。
◆ **熟悉**：老年人常见精神障碍问题的护理。
◆ **了解**：老年人心理健康的标准；老年人的沟通。
◆ **应用**：与老年人能有效沟通；对精神障碍老年人能给予正确护理。

案例导入

案例回放：

王先生，63岁，退休工人，初中文化程度。一生经历坎坷，总觉得身不由己，厄运缠身。初中毕业时，一场大病剥夺了他上高中的机会。进入老年以后，老伴突发脑出血，没有留下一句话就撒手人寰。老伴去世的第二年，独生女儿又在上班的途中，惨遭车祸。从此，王先生变得情绪低落，忧郁沮丧，觉得自己似乎是家人的克星，感到迷茫，悲观厌世。不愿与朋友来往，别人的欢乐反而增添自己的痛苦。常常独坐一隅，暗自伤心落泪。长期的情绪低落，使其思维变得迟钝，记忆力也明显下降。

请思考： 1. 王先生目前发生了何种健康问题？
2. 针对王先生的健康问题应采取何种措施进行相应的护理？

第一节 老年人的心理健康

对于老年人来说，健康的意义不仅是身体的健康，心理的健康也是不能少的。心理健康的老年人才能有乐观的心态对待死亡和疾病。老年人年老体迈以后，活动能力变弱，活动的范围也会变小，这让老年人的交际圈变得狭小。而如今社会生活节奏飞快，儿女们除了给老人物质上的照顾以外，往往很难有更多的时间陪伴老人。因此，老年人的心理很难得到慰藉。由于大脑功能的退化和离退休前后生活的急剧变化，老年人中85％的人或多或少存在着不同程度的心理问题。因此，维护和促进老年人的心理健康水平，加强对老年人常见心理问题的护理很有必要。

一、老年人心理活动的特征及影响因素

（一）老年人心理活动的特征

人到老年，身心都在趋向于老化，老年人的心理活动变化都会出现不同的规律和特点。其心理活动的特征主要表现在以下几个方面。

1. 记忆的特征

（1）记忆能力　变慢、下降，有意识记忆为主，无意识记忆为辅，初级记忆较次级记忆好。初级记忆是人们对于刚刚看过或听过的，当时还在脑子里留有印象事物的记忆。初级记忆随年老而减退较缓慢，老年人一般保持较好，与青年人差异不显著。次级记忆是对于已经看过或听过了一段时间的事物，经过复述或其他方式加工编码，由短时储存转入长时储存，进入记忆仓库，需要时加以提取。这类记忆保持时间长。次级记忆随年老而减退明显多于初级记忆，年龄差异较大。

（2）再忆能力　尚好，回忆能力较差，能认出熟人，但叫不出名字。再忆是当人们对于看过、听过或学过的事物再次呈现在眼前，能立即辨认出自己曾经感知过的；而回忆是刺激物不在眼前而要求再现出来，其难度大于再忆，因此年龄差异大于再忆的年龄差异。

（3）意义记忆　较好，机械记忆不如年轻人。老年人意义记忆比机械记忆减退缓慢，他们对有逻辑联系和有意义的内容，尤其是一些重要的事情或与自己的专业、先前的经验和知识有关的内容，记忆保持较好，说明信息储存的效果在于目前的信息与过去已学过的能否很好联系。意义记忆出现减退较晚，一般到六七十岁才有减退；相反，老年人对于需要死记硬背、无关联的内容很难记住，机械记忆减退较多，出现减退较早，四十多岁已开始减退，六七十岁减退已很明显。

老年人的记忆减退有较大的个体差异，并与健康状况、精神状况、记忆的训练、社会环境都有关系。针对老年人的记忆，可选择适宜的节奏，加强记忆训练，掌握记忆方法，保持情绪稳定。

2. 智力的特征

智力是学习或实践经验获得的能力。可分为流体智力和晶体智力两大类。流体智力与神经系统的生理结构和功能有关，是一种以生理为基础的认知能力，如知觉、记忆、运算速度、推理能力等，它随老化而减退，老年人下降很明显。晶体智力指与文化、知识、经历有关的智力，如广泛的知识、文化、经验的积累，如词汇、一般信息和审美问题等。老年人可通过加强学习及相应的训练来延缓智力的减退，它不随老化而减退。

3. 感知觉的特征

感知是心理过程的初始阶段，是最简单的心理活动。随着年龄的增大，各个感觉器官逐渐出现衰退，视觉、听觉、嗅觉、味觉开始下降，从而会出现行为迟缓、反应迟钝、注意力不集中、易跌倒等行为或问题，同时还易出现敏感、猜疑等情况。对此，老年人只能通过勤锻炼、勤学习、勤保养来减缓感知觉退化的情况。

4. 思维的特征

思维是人脑对客观事物简介、概括的反应。但由于老年人记忆力的减退，思维敏捷性、流畅性、灵活性、创造性都会出现下降。

5. 情绪的特征

老年人的情感和情绪因社会地位、社会角色变化、疾病、生活环境的不同而存在较大差异。在老化过程中情感活动是相对稳定的，即使有变化也是生活条件、社会地位变化造成的，并非年龄本身所决定的，负面情绪的产生是极难改变的。老年人需要保持乐观情绪，树立正确的生死观。

6.人格的特征

人格是指人的特征或个性，包括素质、气质、能力、爱好、习惯、性格等心理特征。人到了老年期，人格也会逐渐发生改变，如出现不安全感、爱回忆往事、适应性差、会产生孤独感等。

（二）老年人心理活动变化的影响因素

1.社会角色的改变

由于社会地位的改变、角色的转换，可使一些老年人发生许多心理上的变化，从一个谋职者变成了闲暇者，从社会财富的创造者变成了社会财富的索取者，在自己的生活、习惯、情绪等方面都出现了很多的不适应。

2.家庭人际关系和经济状况的改变

离退休后的老年人常以家庭活动为中心，家庭成员之间的关系、人际关系的变迁、老年人的婚姻状况都对其产生重要的影响。由于年老，不再是财富创造的承担者，使得经济收入减少，会让老年人变得谨小慎微、沉默寡言。

3.各种生理功能减退和疾病因素

步入老年，机体各系统功能趋于衰退，脑细胞逐渐发生萎缩并减少，出现感知下降、视力听力下降、记忆力下降、智力衰退等情况。同时，疾病不仅会损害老年人的生理健康，还会影响其心理状态。例如，脑动脉硬化会使脑组织供血不足，使脑功能减退，严重时出现老年期痴呆症。

4.营养状况

营养是否充足影响着人体组织与细胞的正常生理活动，当营养不足时，就会使人出现精神不振、乏力、记忆力减退等现象，甚至诱发抑郁症。随着年龄的增大，许多器官功能的衰退，对老年人的心理也会出现一定的影响，所以老年人还需要在饮食上面有所改变。如应补充相应的维生素、纤维膳食、微量元素、蛋白质等，为自己的身体提供合理的营养。但是，在补充过程中也应该根据自身情况而有所改变，如糖尿病患者应少食含糖量过高的食物；高血压患者应食用低盐、低脂的食物。

5.体力或脑力过劳

由于年龄的关系，老年人的体力（包括脑力）等都不如中青年人，当老年人体力或者脑力消耗过度后会感觉到疲惫不堪，会使得记忆力减退、精神不振、身体乏力等情况，甚至出现一些异常心理状态。

6.其他

文化程度、道德伦理观念、思想意识的修养、信仰与理想等都会影响老年人的心理状态。

★ 考点：老年人心理活动的特征及影响因素

二、老年人心理健康的标准

（一）心理健康的概念

第三届国际心理卫生大会将心理健康（mental health）定义为"心理健康指在身体、智能以及情感上与他人的心理健康不相矛盾的范围内，将个人心境发展成最佳状态。"从狭义上说心理健康也包括了认知功能基本正常、情绪稳定善于调试、人际关系和谐、社会适应良好的状态。

（二）老年人心理健康的标准

心理健康目前没有一个公认的客观的标准，就是说心理健康是一个相对的概念。综合国内外心理学家的科学研究，结合我国老年人的实际情况，可以把老年人心理健康的标准大致归纳为以下几个方面。

1. 智力正常

智力是人们在获得知识和运用知识解决实际问题时所必须具备的心理条件或特征，是人的观察力、注意力、想象力和实践活动能力的综合。智力是人正常生活的最基本的心理条件。

2. 情绪健康

愉快而稳定的情绪是情绪健康的重要标志。情绪是人对客观事物的态度体验。拥有健康的心理，能经常保持乐观、自信的心境，积极向上、热爱生活；同时也善于协调和控制自己的情绪，能够通过正确的评价自身及客观事物而较快稳定情绪。

3. 意志坚定

意志是人有意识、有目的、有计划地调节和支配自己行动的心理过程。意志坚定可以让老年人在遇到问题时能经过考虑而采取果断决定，不容易冲动，不经常抑郁，能经受得起外界事物的打击。

4. 关系融洽

人际关系是人们在共同生活中，彼此为寻求满足各种需要而建立起来的相互间的心理关系。融洽和谐的人际关系主要表现在：乐于与人交往，能与家人保持情感上的融洽；有广泛而稳定的人际关系；有志同道合的好友；能在交往中保持独立而完整的人格，有自知之明，不卑不亢。

5. 适应环境

心理健康的人，能有效地和周围环境相适应；能正确认识社会现状，及时调整自己的行为，使心理行为能顺应社会改革的进步趋势；能对自己的行为负责。

6. 人格健全

人格在心理学上是指个体比较稳定的心理特征的综合。人格健全的主要表现为：①有正确的自我意识；②以积极进取的人生观为人格的核心，积极的情绪多于消极的情绪；③意志坚强，能经得起外界事物的强烈刺激，能正确面对悲痛及困难处境。

7. 行为正常

不同年龄阶段的人有其独特的心理行为特征。心理健康者应有与同龄多数人相一致的表现。心理健康的人一切行为应符合自己年龄特征及在各种场合的身份和角色。

★ 考点：心理健康的概念以及老年人心理健康的标准

三、老年人常见心理问题的护理

（一）焦虑

焦虑是老年期一种很普遍的现象，是指当个体感受到威胁时的一种不快的、痛苦的情绪状态。持久过度的焦虑则会对身心健康造成影响。

1. 原因

① 身体疾病和各种药物出现的不良反应。年龄的增加使得老年人机体会出现各种各样疾病，甚至当服药后机体会出现相应的不良反应时，老年人便会表现出焦虑。

② 老年人体弱多病，行动不便，力不从心，对于许多事情想做却由于体力、精力的下降而做不了，这时就会出现焦虑情绪。

③ 生活当中出现的各类应激事件。

2. 表现

① 害怕，期待着危险或灾难的降临，甚至出现怕失去控制而发疯或濒临死亡的威胁，注意力不能集中，有失去支持和帮助感。

② 精神紧张，整日提心吊胆，东张西望、坐立不安，甚至搓手顿足，惶惶不可终日，容易激惹，对外界缺乏兴趣，因此造成工作和社交中断。

③ 会出现内脏器官和自主神经系统的改变，如心悸、脉快、胸闷、透不过气、口干、腹痛、便稀、尿频和大汗淋漓等。

3. 护理措施

① 应帮助其树立战胜疾病的信心。出现焦虑时，首先要意识到自己这是焦虑心理，要正视它，不要用自认为合理的其他理由来掩饰它的存在。其次要树立起消除焦虑心理的信心，充分调动主观能动性，运用注意力转移的原理，及时消除焦虑。

② 老年人遇事要心宽，凡事想得开，要使自己的主观思想不断适应客观发展的现实。

③ 学会调节情绪和自我的控制，遇事时尽量做到转移注意力、心理放松。

④ 重度焦虑时可采取用药治疗，如氯硝西泮、地西泮等，遵照医嘱使用抗焦虑的药物来缓解症状。

（二）孤独症

据全国性的心理数据统计，目前我国有70%的老年人或多或少都有孤独症的倾向，如此之大的一个潜在人群的确需要引起社会的关注。预防与治疗老年孤独症并不仅仅是老年群体之间的事，而是全社会各个阶层、各个年龄段都要经历的过程，与每个人都息息相关。

1. 原因

① 老年人退休后脱离了原来的集体，生活节奏减慢，活动范围变小，与人的交往也相对减少。

② 老年人的子女、周围邻居忙忙碌碌，而自己却无所事事，使他们感到生活上无所适从，精神上无比空虚，从而出现孤独感。

③ 体弱多病，行动不便，降低了与亲朋来往的频率。

④ 老年人与子女、小辈在兴趣、爱好方面大不相同，相互间共同语言也很少，因此很难与其进行交流沟通，老年人从而出现孤独感。此外，老年丧偶也是其出现孤独感的重要原因。

2. 表现

老年人产生伤感、抑郁的情绪；吃不香、睡不好，精神疲惫、乏力；思维不能集中、记忆力减退等。

3. 护理措施

① 亲属应尽量每天与老人交谈、沟通思想，了解其饮食习惯以及爱好等，消除老人的紧张顾虑，让老人体会到家庭的温暖。并鼓励他们从心理上振作起来，增强战胜疾病的信心。

② 老年人要尽量参加社会活动，结交新朋友特别是与同龄人进行沟通和交流，这样孤独感就会不攻自破。

③ 政府、社会也应给予相应的帮助，如逢年过节可以组织慰问老年人等活动。

④ 老年人可以充实自己的生活，多培养体育锻炼、书画、养花等兴趣爱好，使自己在精神上有所寄托。

（三）离退休综合征

离退休综合征是指职工在离退休后所出现的适应性障碍。部分老人可能会出现焦虑、抑郁、悲哀等消极情绪，甚至引起疾病的发生，加速衰老的过程，极大地影响了老年人的身心健康。

1. 原因

① 离退休前后生活反差过大。
② 离退休前缺乏心理准备。
③ 适应能力差。
④ 价值感丧失。
⑤ 缺乏社会系统的相关支持。

2. 表现

① 坐卧不安，行为重复，往返犹豫不决，整日不知干什么好，有的人觉得自己没事可做，还会有严重的失落感。

② 注意力不能集中，还可能常做错事，性格变化很明显，特别容易急躁和发脾气，事事都不满意，有的老年人还表现出多疑。

③ 情绪低落，沮丧、郁闷，意志消沉、萎靡不振，有强烈的孤独感，甚至有可能出现失眠、多梦、心悸、阵发性全身躁动的现象。

④ 出现心烦意乱、紧张易怒、容易与他人发生冲突、冲突后后悔不已等焦虑症状。严重者甚至出现头晕头痛、失眠多梦、眼前发黑、听力减退、手足多汗并发冷、面色潮红或苍白等情况。

3. 护理措施

① 引导老年人正确看待退休问题，退休只是人生的一个新起点，而不是终点。

② 老年人离退休后，空闲时间增多，可以积极参加各种社会活动，多培养自己的兴趣爱好，如下棋、养花、打太极、练书法等，这样既可丰富生活，还可以激发对生活的乐趣，消除许多生理不良反应。

③ 帮助老年人重建离退休后的生活，建立良好的社会支持系统。

④ 注意老年人离退休后的心理调适，让老年人学会随遇而安。当遇到问题一时无法解决时，不妨抱着接纳的态度，坦然接受。

⑤ 老年人出现身体不适、心情不佳、情绪低落时，应该主动寻求帮助，切忌讳疾忌医。对于患有严重的焦躁不安和失眠的离退休综合征的老年人，必要时可在医生的指导下适当服

用药物，以及接受心理治疗。

（四）空巢综合征

空巢综合征是老年人在子女成家立业独立生活之后，由于适应不良出现的一种综合征，是老年人常见的一种心理危机。只有正确认识了老年空巢综合征的发病原因，采取积极的预防措施，子女在生活上多多关心老年人，才能够控制住空巢综合征的发生。

1. 原因

① 老年人独居时间增加。由于子女忙于各自的工作，无法有很多的时间在家陪伴老年人，老人单独待在家的时间增多。

② 传统观念冲击。大部分老年人有"养儿防老"的传统思想，老年人对儿女的情感依赖性强。

③ 对离退休后的生活变化不适应，从工作岗位上退下来后感到冷清、寂寞。

④ 对子女情感依赖性强，正需要儿女做依靠的时候，儿女却不在身边，有可能产生孤苦伶仃、自卑、自怜等消极情感。

2. 表现

① 会出现闷闷不乐，少语或长吁短叹，甚至偷偷哭泣、食欲缺乏等情况。

② 活动减少，兴趣减退，与社会交往减少。

③ 感到寂寞和孤独，对自己存在的价值表示怀疑，陷入无趣、无欲、无望、无助状态，甚至出现自杀的想法和行为。

④ 可导致一系列的躯体症状和疾病的发生，如睡眠质量差、早醒、头痛、乏力、食欲缺乏、心慌气短、消化不良、心律失常、高血压、冠心病、消化性溃疡等。

3. 护理措施

① 指导老人要用正确的思想面对问题，如子女成家立业，工作繁忙，没有过多时间照顾、陪伴老年人，老年人也要学习独处，善于克服生活方面出现的困难。

② 鼓励老年人应"走出家门"，增加自己的社会交际，同时可以培养自己的业余乐趣如养花、下棋、练书法、爬山等，让老年人能体会到生活的乐趣。

③ 子女也应该多抽时间陪老年人，与老年人多进行沟通、交流，及时了解老年人的需求，也让老年人的孤独、空虚感得到缓解。

④ 政府及社会提供相应的支持，完善老年保健养老制度，切实维护空巢老年人的合法权益。

★ 考点：老年人常见的心理问题以及相应的护理措施

四、老年人心理健康的促进

（一）帮助老年人树立正确的生死观

生老病死是一个自然现象，是人生不可避免的。老年人不仅要树立正确的生死观，做到处之泰然，而且还应有积极的生活态度，自己能够克服对待死亡的恐惧，让自己能够更加的珍惜生命、珍惜生活、珍惜时间。

（二）指导老人树立正确的健康观

随着年龄的增长，老年人的身体素质和精力开始下降，有可能身体会受到多种疾病的影响，但是老年人应该以一种积极向上的态度面对，正视自己的疾病，听从医生的专业指导，积极配合，保持乐观的态度。

（三）妥善处理家庭关系

家庭和睦是老年人身心健康的基础。处理好与家庭成员的关系是非常重要的，对此，老年人要和家人（包括子女、老伴、小辈等）做好相应的沟通，能够相互了解彼此的需要，尽量做到相互体谅、包容。

（四）指导老年人做好离退休的心理调节

随着年龄的增加，身体素质及精力的下降，面临退休是必然的情况，老年人在此之前就应该要有相应的心理准备，把退休看作正常现象，自己安排好退休后的生活，让自己有足够的准备。

（五）指导老年人日常生活中的心理保健

1. 培养广泛的兴趣爱好

老年人应走出家庭，增加自己的社会交际，培养自己的兴趣爱好，如下棋、打太极、养花、练书法、钓鱼等，这样不仅能开阔自己的视野，还能够丰富自己的生活，陶冶情操，有效地摆脱孤独和抑郁等不良情绪，帮助老年人生理和心理达到健康水平。

2. 培养良好的生活习惯

老年人应有良好的生活习惯，如规律饮食、起居正常、戒酒戒烟、不暴饮暴食等；多参加社会活动，增进邻里关系。饮食有节、起居有常，能帮助老年人克服消极的情绪，振奋老人的精神。

3. 坚持适量运动

老年人应该进行适量、适当的运动，如散步、慢跑、游泳等，有益于增强老年人的体质，还能增强身体脏器的功能，并且可在减轻老人因疾病产生的孤独、自卑、抑郁、焦虑等情绪。但要注意的是，老年人的运动时间不宜过长，运动量不宜过大。

（六）建立良好的社会支持系统

① 进一步树立和发扬尊老敬老的社会风气。
② 政府应尽快完善相关的老年保健养老制度，完善相关的法律。
③ 完善社区养老服务，促进多种类型养老机构的建立。

老年人心理健康的促进与维护是老年期不可缺少的环节。有效的健康促进和维护，使老年人发现病情的变化并经过自我的心理调节，使心情保持稳定，提高生活质量，这样才能更好地帮助到老年人，让老年人有更好的生活。

第二节　老年人常见精神障碍问题的护理

随着我国人口老龄化的趋势日渐上升，老年人的精神障碍问题逐渐增多，对老年人精神障碍的正确护理也变得非常重要。

一、老年人精神障碍的特点

① 老年人的精神心理障碍往往是多种因素共同作用的结果。

② 无积极求治要求，治疗较困难。老年精神障碍者对于自己的疾病采取消极态度，甚至放弃治疗，导致在治疗时显得较为困难。

③ 老年精神疾病往往合并心脑血管疾病、糖尿病、肾病、骨关节疾病等。他们的精神心理症状也受躯体疾病的影响而变得不稳定、也不典型，甚至被掩盖。

④ 可有两种以上的精神障碍同时存在，或者出现由一种精神障碍向另一种过渡的现象。例如老年性痴呆初期的患者，可合并反应性抑郁情绪。

二、老年人精神障碍的护理

（一）老年期抑郁症

抑郁症是老年人最常见的精神疾病之一，老年期抑郁症（depression in the elderly）是指一种以持续的心境状态低落为特征的神经症，泛指存在于老年期（≥60岁）这一特定人群的抑郁症。

1. 病因

（1）生物因素 大样本人群遗传流行病学调查显示，与患者血缘关系愈近，患病概率越高。老年抑郁症患者的家庭成员的患病率远远高于一般人群，其子女的发病率也高，说明抑郁症的发病与遗传因素有着很大的关系。

（2）生理病理因素 年龄的增大会引起中枢神经系统发生各种生物化学变化，影响情绪的调节；下丘脑-垂体-肾上腺皮质轴功能失调导致昼夜周期波动规律紊乱。

（3）心理-社会因素 生活中不断出现的各种负面情绪如家庭遭受重大灾难事故、亲属子女缺乏对老人的关心、照顾等，都可能引起抑郁症的发生。

2. 表现

（1）情绪低落、思维迟缓、兴趣缺乏及乐趣丧失。行为活动减少，不愿意参加正常的社交活动，不愿意与人沟通，常唉声叹气，甚至闭门不出。

（2）思维迟缓，语言明显减少，语速也减慢，反应迟钝。

（3）意志消沉，终日焦虑恐惧，整天坐卧不安、搓手顿足，惶惶不可终日，甚至出现严重失眠、不吃不喝、不言语的情况。

（4）自杀倾向。自杀是抑郁症最危险的症状，老年人由于情绪低落、悲观厌世，严重时很容易产生自杀的想法。

3. 护理措施

（1）心理护理 ①减轻患者的心理压力，帮助患者正确对待和认识生活中的负面现象，为患者多创造一些社会交往的机会，提高其人际交往能力，帮助其认识生存的价值。②增加与患者的沟通、交流。鼓励患者抒发自己的感想，能及时了解到患者的想法。护理人员及家人也应该耐心倾听患者的各种心理问题，使患者能感觉到被尊重和理解，重新找回自信，能以积极的态度面对自己的疾病和健康状况。

（2）安全护理 患抑郁症的老年人容易出现自杀观念和行为。患者事先计划周密，甚至伪装病情好转，以逃避医务人员和家属的注意，已达到自杀的安排。医护人员和家属在照顾时要随时观察其心理状态，细心观察其生活状态，注意其一言一行，及时给予心理上的支持与指导。同时为患者提供安全的环境，如光线明亮、整洁舒适，还可以摆放适量鲜花等进行装饰，用以调节情绪，尽量焕发其对生活的热爱。最后，还需注意患者周围的危险药品、物品等的放置，妥善保管好这些危险物品、药品也是非常重要的。

（3）日常生活护理　生活要有规律，保持合理的休息和睡眠，尽量减少白天睡眠的时间，可以采取一些措施来保证晚上的睡眠质量，如泡热水脚、不看刺激性电视或书籍等；饮食方面，应注意营养成分的摄取，保持食物的清淡，如多食牛奶、鸡蛋、水果、蔬菜等，注意少食多餐。

（4）用药护理　用药后密切观察药物治疗效果及可能出现的不良反应，及时向医师反应。服用抗抑郁药后有可能出现口干、便秘、视物模糊、头晕、直立性低血压、恶心等症状，应注意观察，情况严重时应及时通知医生。同时，也应坚持长期服药，患者不可以随意增减药物、拒药、藏药。

（二）老年期痴呆症

老年期痴呆症是指老年期由于大脑退行性病变、脑血管性病变和脑外伤、肿瘤、感染或代谢障碍等病因所导致的以痴呆为主要临床表现的一种疾病。主要包括老年性痴呆（AD）、血管性痴呆（VD）、混合性痴呆（MD），多以 AD 和 VD 多见，比例高达 78%～80%。

> **知识链接**
>
> **阿尔茨海默病**
>
> 阿尔茨海默病（Alzheimer disease，AD），又称老年性痴呆，是一种中枢神经系统变性病，起病隐袭，病程呈慢性进行性，是老年期痴呆症最常见的一种类型。主要表现为渐进性记忆障碍、认知功能障碍、人格改变及语言障碍等神经精神症状，严重影响社交、职业与生活功能。AD 的病因及发病机制尚未阐明，与其发病有关的因素可能有遗传、慢性病毒感染、免疫功能障碍等。

1. 病因

（1）年龄及遗传因素　老年期痴呆症发病率随年龄的增长呈增高趋势。一般来说，老年性痴呆多见于 60 岁以上的老年人，血管性痴呆以 75 岁以下的老年人为多见。资料也显示，老年期痴呆症的发生与家族遗传也有很大的关系。

（2）药物及其他物质中毒　酗酒慢性酒精中毒可引起老年期痴呆症；长期接触铝、汞、金及铅等，防护不善，引起慢性中毒后可以导致痴呆；一氧化碳中毒也是常见的导致急性痴呆的原因之一。

（3）脑血管疾病　脑血管疾病是老年期痴呆症较为常见的病因。最常见的有多发性脑梗死性痴呆，是由于一系列多次的轻微脑缺血发作，多次积累造成脑实质性梗死所引起。此外，还有皮质下血管性痴呆、急性发作性脑血管性痴呆，可以在一系列脑出血、脑栓塞引起的脑卒中之后迅速发展成痴呆，少数也可由一次大面积的脑梗死引起。

（4）营养及代谢障碍　由于营养及代谢障碍造成了脑组织及其功能受损而导致痴呆，如各种脏器引起的脑病，像肾性脑病，是慢性肾衰竭尿毒症引起的脑缺血、缺氧，可以导致痴呆。

2. 表现

通常起病隐匿，患者及家属常常说不清何时发病。病程进展缓慢，整个病程经历5年以上，甚至达7~11年之久。根据病情的变化，将其大致分为三期。

第一期（轻度）健忘期，表现为：轻度语言功能受损；日常生活中出现明显的记忆减退，特别是对近期事件记忆的丧失，刚发生的事和说过的话不能记忆，忘记熟悉的人名；时间观念产生混淆；在熟悉的地方迷失方向；做事缺乏主动性及失去动机；出现忧郁或攻击行为；对日常活动及生活中的爱好丧失兴趣。

第二期（中度）混乱期，表现为：完全不能学习以及学习新的信息，但未完全丧失；老人变得更加健忘，特别常常忘记最近发生的事及人名；自理能力下降，不能继续独立地生活，如不能穿衣、如厕、煮饭、打扫卫生等；人格进一步改变，如对人冷漠、言语粗俗等，甚至出现无目的的游荡和其他异常行为。

第三期（重度）严重痴呆期，表现为：生活已经不能完全自理；老人不能独立进食；严重记忆力丧失，不能辨认家人、朋友及熟悉的物品，甚至出现大小便失禁，智能趋于丧失。

3. 护理措施

（1）心理护理　要注意尊重老人的生活习惯和自尊心，不要过多指责，而要给予鼓励。痴呆患者仍然存在与他人交流的愿望，同时也有保持亲密感与距离感的需要。所以要鼓励老年期痴呆症患者进行社会交往，保持一定的社交能力。

（2）日常生活护理　了解患者的睡眠方式，合理安排患者的作息时刻表，必要时可给予患者轻声安慰，有助于患者入睡；加强患者的营养，给予营养丰富又易于消化的食物，进食时要慢，防止噎食，定时进食，最好是与其他人一起进食；同时还考虑患者辨识、处理、理解盘中食物的能力及饮食习惯。

（3）安全护理　应妥善管理家电、煤气等，防止患者发生意外。患者外出需有人陪伴或把患者姓名、地址、联系方法等写在卡片上让患者带在身上，以防意外走失。运动障碍者，应注意保持地面的平整、干燥。

（4）用药护理　用药时，应全程陪伴在老人身旁，因为有的老人可能会出现忘记吃药或者吃错药的情况；药品也应该妥善管理，以防患者误服、乱服药而导致中毒；要考虑到药物的不良反应，如果服用期间出现不良反应应该马上就医。

（5）健康教育　加强患者能力的训练，鼓励患者多参加力所能及的体育锻炼和训练日常生活能力，如练体操、打太极拳、散步等；生活方面训练自主排便或使用尿布、洗脸、穿衣等。家属及医务人员可以在平时对患者进行智力及记忆力训练；老年人要养成好的生活习惯，平时可以通过养花、下棋等方式锻炼大脑，以防出现痴呆。

★ 考点：老年人常见的精神障碍及其相关护理措施

第三节　老年人的沟通

随着社会的进步，科学技术的飞速发展，我国人口平均寿命逐渐增长，人口老龄化也逐年递增，在对老年人的养老与照护中，与老年人进行沟通已经变得不可或缺。老年人因其生理和心理上的因素，对其周围的事物都会异常敏感，怎样与老年人有效的沟通，就变得非常重要。

一、非语言性沟通

沟通是人与人之间进行交流的最好方式，但是在与老年人进行沟通的过程中，采用非语言的沟通技巧，能让老年人恢复基本的生活功能，方便老年人的生活。非语音沟通包括面部表情、眼神交流、身体姿势、触摸等。

（一）面部表情

在与老年人进行沟通时，应注意面部的表情。沟通过程中护士应保持面部表情平和，保持微笑会让老人产生愉悦感和安全感，进而拉近与老人的距离，护士应运用自己的面部表情，与老人的情绪体验相一致，促进与老年人的沟通。

（二）眼神交流

护士在与老人进行交谈时，应注意与老人进行目光的接触，维持双方眼睛在同一水平线，让老人觉得自己也是受到重视的；护士热情的服务会给老人带来安全感，而且护理人员也可以从老人的表情中，判断老人的心理状态。注意护士与老人目光接触的时间不少于全部谈话的30％，也不超过全部谈话的60％。

（三）身体姿势

当言语无法准确交流时，可以适当运用身体的姿势来进行辅助表达。护士在与老年人进行交谈时，应注意保持老年人舒适的体位，不能让老年人出现紧张和不舒适的感觉。与听力下降的老人沟通时，注意要面对老年人，肢体动作应缓慢、明显，这样利于有效表达；对老年人进行照顾时，站在老人的床旁，倾听老人说话，以亲切、关怀的语气，让老年人感到舒适和温暖；当老年人无法口头表达清楚时，也可以让老年人使用他们的肢体语言来表达，同时护士也应给予相应的反馈。

（四）触摸

触摸可表达对老年人的关爱。当老年人情绪失控和不稳定时，可适当地触摸老人，但是不要摸老人的头部，以免造成老人的反感，尽量地让老人安定下来；握住老人的手，扶住其手臂、肩膀，点头微笑等；同时护士也要适当地接受老年人用触摸头发、手臂来表达谢意。

二、语言性沟通

沟通是人与人之间信息传递和交流的过程。对于老年人而言，语言性的沟通是必不可少的。在语言沟通的过程中，能准确全面地评估老人的健康状况，为确定护理诊断提供重要依据，为实施提供保证。同时，也能了解到老年人的不同需求，了解其喜好，尽量去增强他们的自主能力。进行语言性沟通时，应注意以下几点。

① 在沟通时保持尊重、友善和诚恳的态度。要有耐心，保证有充足的时间，避免做仓促的解释。

② 沟通时，主动与老人接触，可从打招呼、握手、日常问候开始。注意因人而异的礼貌称谓，必要时向老人询问希望别人怎么称呼。初次见面要自我介绍，先开放自己，谈些自己的事，待取得老人信任后再展开其他的话题。避免使用复杂的语言，尽量不要使用当下流行语。调整好对话音量，可以不断重复自己所说的话，因为老人记忆力下降，可能会很快忘记讲过的话。

③ 交谈时应近距离，弯下腰或坐下来，保持面对面，目光相对交谈，视线不要游走不定，左顾右盼。同时避免直视老人。吐字清楚，语速相对慢些。若对方听力下降，要稍大声，或靠近耳边说。

④ 避免与老年人争辩，以免对方沉默不言或趋于自卫。并且在分析老年人的话语时应小心谨慎，在老年人未完成表达时不能胡乱下结论。

⑤ 多创造老年人与同年龄交流的机会。同年龄间更易于相互理解。可以设置必要的交流空间，如露天休息亭、健身活动处、老年人俱乐部等，供老年人们聚在一起聊天。

⑥ 尽量选择安静、没有干扰的地点与老年人交谈。

⑦ 有心理障碍或自闭倾向的老人，要了解其心结，花更多时间，用加倍耐心去体贴老人的心，直到其主动开口说话。对有语音障碍的老人，必要时想方设法共同商定替代手段，如利用手势、文字或图画、符号等替代日常言语。

三、老年人的人文关怀

人文关怀是人性化护理的范畴，是以人为本的管理。重视老年人的要求，充分发挥其主观能动性，运用人性化管理的理念，重视对老年人的人文关怀，为其创造宽松的人际环境，改善不健康的行为，能有效地提高老年人的满意度。老年人的人文关怀主要体现在以下几个方面。

1. 家庭

① 子女应加强对老年人的关注，在自己的工作之余抽出一些时间来与老人进行沟通交流，及时了解到老人的需求。

② 家人应经常陪老人聊天、说话等，这样能够满足老人的精神需求，使他们的心理上得到慰藉，从而有一种乐观的心态来面对生活。

③ 子女可以在工作、生活之余抽时间陪老人散步、娱乐等，用以缓解老人内心的孤独感。

2. 社会

① 社区应该积极发挥自身优势，充分挖掘资源，积极开展各类活动，从而丰富老年人的业余生活，满足他们的情感需求。

② 政府部门在大力推行城乡社区居家养老服务照料中心建设的同时，可以学习周边城市的一些先进做法，如在部分小区内试点推行以"楼长制"为基础的养老服务，通过财政补贴方式，每天前往空巢老人的家进行探视，为老人提供各种服务。

③ 对于一些空巢老人，可以通过组建志愿者服务团队或是聘请养老助理员，积极探索新形势下的居家养老模式。而这些志愿者在定期上门为老人提供生活服务的同时，也应该经常为老人开展心理疏导，满足老人的精神生活。

④ 引导老年人选择适合自己的精神生活方式，如读书、看报、下棋、打太极等，以充实自己的精神生活；鼓励老年人增加自己的社会交往，寻找新的精神支点，接受新的观点和新的事物。

3. 自身

其实人文关怀不仅仅是针对其他人，包括老人自身也可以存在人文关怀。

① 老年人可以注重自身的心理，端正态度，用乐观、积极向上的精神来面对生活。

② 老年人可以扩大自己的人际交往，多培养自己的业余爱好，让自己的生活更加有意义。

③ 老年人可以充分发挥自己的能动性，不断学习新的知识，接受新的观点、新的事物。

★ **考点：老年人的语言性沟通和非语言性沟通**

思考题

一、名词解释
1.心理健康　2.老年期痴呆症　3.空巢综合征

二、填空题
1.老年人心理活动变化的影响因素包括社会角色的改变、_____、各种生理功能减退和疾病因素、_____、_____。

2.老年人心理活动的特征包含_____、智力的特征、感知觉的特征、思维的特征、_____、_____。

三、简答题
1.简述老年人孤独症的护理措施。

2.简述老年人心理健康的标准。

四、病例分析
患者，女，69 岁，小学文化，退休工人，性格内向、闷闷不乐，想自杀已 3 年。既往健康。3 年前儿子死亡后，一直闷闷不乐、经常哭泣、吃饭少、失眠，不愿说话，不愿活动，有时易怒，总是认为"活着不如死了好"，唉声叹气，曾上吊自杀过一次，故去医院检查。

请思考：

1.该患者精神出现什么问题？

2.针对该患者，应该如何进行护理？

（肖　婷）

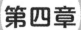

老年人的日常生活护理

第四章

【学习目标】

◆ **掌握：**促进老年人睡眠的护理措施；老年人排泄的护理；压疮的预防和护理；老年人疼痛的护理。

◆ **熟悉：**老年人的日常生活护理。

◆ **了解：**老年人清洁卫生的护理要点；老年人居住环境的安排。

◆ **应用：**为老年人提供合理的饮食指导；识别引起老年人失眠的原因，并给予指导；为排便异常的老年人提供健康指导。

案例导入

案例回放：

李奶奶，女，73 岁，平日心率为 70 次/分。某日在公园内跳舞，运动后测量心率为 140 次/分，运动结束 3min、10min 测量心率分别为 110 次/分、71 次/分。该老人自述运动后气喘、乏力、食欲减退。

请思考：1. 此老人的运动量是否合适？

2. 应如何给予指导？

第一节　老年人居住环境

一、老年人居住环境的安排

老年人的生活环境方面，要注意尽量去除妨碍生活行为的因素，或调整环境使其能补偿机体缺损的功能，促进生活能力的提高。

（一）老年人对居住环境的一般性需求

老年人对居住环境的一般性需求主要包括光线、颜色、温湿度、气味、声音等五个方面。

1. 光线

老年人对于阳光的渴望，不仅是生理需求，也是心理需求，光线不足或照明度差，容易引起跌倒、视力过度疲劳等问题。房间里光线应充足，避免强光照射。安装夜灯，每个房间的入口处和床旁应安装电灯开关，方便老人使用。

2. 颜色

色彩对人的情绪和行为有一定的影响。使用不同的颜色可以产生不同的情绪反应。台阶、楼梯踏步、扶手采用鲜艳的颜色，便于老人行走。老年人对色彩感觉的残留较强，故可将门涂上不同的颜色以帮助其识别不同的房间。

3. 温湿度

老年人的体温调节能力降低，室温应在 22～24℃ 较为适宜。室内合适的湿度则为 50%～60%，室内湿度过低会出现口干舌燥，室内湿度过高会加重老年人的心脏和肾脏负担。

4. 气味

新鲜的空气对老年人很重要。但老年人因行动不便在室内排便或大小便失禁时，易导致房间内有异味。有些老年人嗅觉迟钝而对这些气味多不注意，但对周围的人会造成不良的影响。故应注意及时、迅速清理排泄物及被污染的衣物并适当通风。一般居室每天应开窗 2 次，每次 20～30min，以保持室内空气新鲜，去除异味。

5. 声音

安静的环境是老年人对居住环境的基本需求。长期强噪声居住环境，老年人可出现听力减退、头晕、耳鸣、失眠、记忆力减退及全身乏力等问题，老年人居住环境白天噪声应低于 50dB，晚上宜低于 40dB。

（二）老年人居住环境布置要求

老年人居住环境的布置应遵循"四通一平"的原则，即视线通、光线通、路线通、声音通、地面平。通向卫生间的通道保持通畅，不宜放置家具和物品；不宜使用小块地毯，以防变成障碍物致跌倒；家具不宜过多，摆放有序，且固定。

（三）老年人居室家具的选择

（1）家具色彩要淡雅、自然　由于老年人感知系统功能弱化或出现功能障碍，居室内家具与装饰色彩的选择、搭配得当，可利用色彩的反差、对比，帮助视觉障碍、智障老人进行空间、物品的辨别，通过有意识配置的环境色彩，强化老年人的感知功能，同时达到美感与功能的协调兼顾。

（2）家具要高低适宜　床的高度以老年人坐在床上足底能完全着地、膝关节与床呈 90° 最为理想。

（3）家具要软硬适宜　老年人使用的沙发不宜过软，过软不便于起立；床垫的硬度以易于活动、不陷身体为宜，必要时床两侧可安装扶手，便于老年人自床上移至轮椅或便具等处；为预防和治疗腰部疼痛，选择木板床。

（4）安全性保证　家具有靠背、扶手，特别是椅子、卫浴用具；家具无棱角，家具边缘尽量采用圆滑形状设计。

（四）智障老年人居住环境要求

家是智障老年人最理想的居所，由于感知觉障碍，新环境易导致老年人焦虑，智障老年人非常容易发生跌倒、走失等安全问题，所以一定要确保其安全，在一般老人居住环境需求的基础上，还应增加防走失措施、居室内显著的引导标识。尽可能地利用老人居住环境中物品或家具强调与过去的联系，减缓记忆障碍的发展。

二、老年人居住环境的评估

通过对环境的评估，可以帮助老年人选择良好的生活环境，有效地去除妨碍生活行为的环境因素，创造发挥补偿机体缺损功能的有利因素，促进老年人生活质量的提高。

居住环境是老年人的生活场所，是学习、社交、娱乐、休息的地方，由于人口老龄化的出现、空巢家庭的日益增多，大量老年人面临着独居生活的问题。评估的目的是居住环境对老年人生活自理能力的支持与维护度。评估时应了解其生活环境/社区中的特殊资源及其对目前生活环境/社区的特殊要求，居家环境安全因素是评估的重点（表4-1），通过家访可以获得这方面的资料。

表 4-1 老年人居家环境安全评估要素

环境	部位	评估要素
一般居室	光线	光线是否充足
	地面	是否平整、干燥、无障碍物
	温湿度	是否适宜
	空气	空气是否清新，有无异味
	声音	是否适宜
家具	高度	是否在老年人膝盖下，与其小腿长度基本相等
	软硬度	是否适宜
	安全性	棱角是否圆钝
	摆放	是否整齐、简洁
厨房	地板	有无防滑措施
	燃气	"开""关"的按钮标志是否醒目
浴室	浴室门	门锁是否内外均可打开
	地板	有无防滑措施
	便器	高低是否合适，是否设扶手
楼梯	台阶	是否平整无破损、高度是否合适，台阶之间色彩差异是否明显
	扶手	有无扶手

三、老年人居住环境的合理安排

营造良好的生活环境，对促进老年人的健康，提高老年人的生活质量有着重要的意义。

（一）居家养老环境的合理安排

1. 家庭内的物理环境

为了适应老年人的健康状况，应重视居室环境的改善。居室环境的改善要遵循的原则是自理、安全、方便、舒适。房间内光线应充足，避免强光照射；台阶、楼梯踏步、扶手采用鲜艳的颜色，方便老人行走；每天开窗通风2次，每次20～30min，保持空气新鲜，减少室内污染；居室门口足够宽，方便轮椅通过，避免设置门槛；室内地板选用防滑材料，去除松散的地毯，地板上不能有电线通过。楼梯装设扶手，避免堆放杂物，阶梯边缘有醒目标志，阶梯边缘最好加上防滑贴条，避免跌倒；移动家具的位置，便于老人在室内行走的扶握；家具牢固固定，避免杂乱摆放；家具的转角应尽量弧形，以免碰伤老年人；浴室门应从外面可以打开，地面铺防滑砖，在沐浴区放防滑垫以防跌倒；浴室内安装扶手和通风装置，同时应安装水温控制装置以防烫伤；厨房地面应防滑，毛巾、窗帘和其他易燃物品应远离灶台；厨房吊柜不宜太高，方便老人取物；不要使用煤气灶或者烤箱加热室内。

2. 家庭内的社会环境

家庭内的社会环境主要指的是家庭内的人际关系，包括夫妻关系、亲子关系、兄弟姐妹关系、婆媳关系、祖孙关系等，这些关系共同构成了一个相互联系、相互影响的家庭关系的网络。任何一种家庭关系的紧张，都有可能影响到整个家庭的稳定与和谐。在这些家庭关系中夫妻关系是核心，父母子女关系是重点。在所有家庭成员中配偶最可能成为老年人的知心人和提供救助者。配偶在经济支持、日常生活照护和精神慰藉方面都发挥着儿女们无法替代的作用。对于老年人来说，丧偶意味着精神上孤独和生活上无人照料。在老人的家庭照顾系统中，子女是老人照护的重要基础，应承担的照护内容包括经济支持、日常生活照料、精神疏导和患病下的护理等。

（二）机构养老环境的合理安排

1. 机构养老的居住环境安排

第一，在养老机构环境设计过程中，要做到地面必须要水平和平整，不能有高坎或高度差和凹凸，同时要给轮椅留有足够的活动空间。对于失明和弱视的老人而言，在空间设计中，还要求尽可能地减少室内地面家具，能固定的要固定，一般以壁橱集中收纳为好，确保在身高及四肢活动范围内无障碍物。

第二，环境安排要照顾到不同类型的失能老人。养老机构适老环境的功能设计，必须与不同类型的失能老人相匹配，才能达到事半功倍的效果。失能老人一般是因个人生理或心理条件，与建筑环境条件间存在着差距，在使用建筑环境时受到限制。例如，智力障碍者因个人障碍差异，虽然我们无法以独立方式归纳整理出特性和要求，但是可以根据其他行动不便者的需求设计环境，有利于智力障碍者认识和使用，保障安全。房间设计单门宽度大于100cm，双通道双门宽度大于200cm，便于轮椅等出入；室内放置轮椅、座便椅、浴椅、护理床等。

第三，设计符合安全性原则。根据大多数老人长久形成的居住习惯，提供传统形式的室内空间设计，在家具、家电、生活器具的尺寸方面符合老人的身体特征。

2. 机构养老的社会环境安排

合理安排适合老人活动的公共区域，如老年活动中心、棋牌中心、餐厅、功能训练室和室外活动场所等；室外活动场所面积合适，绿化、喷泉、亭子、长廊等需考虑在内。注重环境的绿化，配以桌椅、灯具等。还可为老人提供一个具有私密、隐蔽、安全特征的用来休息、交谈的安静场所。

第二节　老年人的休息与活动

一、老年人的休息与睡眠

休息、睡眠与人的健康息息相关，然而老年人由于生理、病理与心理的一系列变化，常常表现为正常睡眠紊乱，出现失眠。失眠不仅影响老年人的日常生活，还会影响老年人的心情和情绪，引发诸多身心疾病或加重原有疾病，甚至导致意外伤害。

（一）休息

休息是指一段时间内相对地减少活动，使身体各部分放松，处于良好的心理状态，以恢复精力和体力的过程。休息并不是不活动，有时变换一种活动方式也是休息，如长时间做家务后，可站立活动一下或散散步等，将合理的休息穿插于日常的生活活动中。老年人需要相对较多的休息，但应注意以下几点。

1. 注意休息质量

有效的休息应满足三个基本条件：充足的睡眠、心理的放松、生理的舒适。因此，简单的卧床限制活动并不能保证老年人处于休息状态，有时这种限制甚至会使其感到厌烦而妨碍了休息的效果。适度而有规律的活动可促进睡眠，提高睡眠的质量。故老年人要注意劳逸结合，合理调整休息和活动的节律。为了保证健康，老年人睡眠要充足，活动后适时坐、卧休息。

2. 调整休息方式

卧床时间过久会导致运动系统功能障碍，甚至出现压疮、静脉血栓、坠积性肺炎等并发症，因此应尽可能对老年人的休息方式进行适当调整，尤其是长期卧床者。

3. 避免发生意外

老年人在改变体位时，要预防直立性低血压或跌倒等意外的发生，如早上醒来时不应立即起床，而应在床上休息片刻、伸展肢体，再准备起床。

4. 适当采用调节性休息

看书、看电视、打牌等都属于调节性休息，但不宜持续时间过长，如果持续时间过长，不仅达不到休息的目的，反而增加大脑、躯体和视力的疲劳感。应适时活动肢体、举目远眺或闭目养神进行调节。

（二）睡眠

睡眠是重要的生理现象，良好的睡眠，可调节生理功能，维持神经系统的平衡，是人的精力和体力由疲劳恢复正常的最佳方式。由于生理和病理的原因，老年人睡眠质量普遍偏低。60 岁以上的老年人中，57% 有睡眠障碍，严重威胁了老年人的身心健康，造成注意力不集中、记忆力减退和生活质量下降等问题。

1. 老年人睡眠特点

睡眠的发生与调控是大脑所特有的功能之一，表现为周期近似 24h 的生物节律，即睡眠-觉醒节律。睡眠和觉醒是大脑的两个周期性相互转化的主动生理过程，睡眠具有慢波睡眠和快波睡眠两种不同的时相时态，且两个时相相互交替。由于机体的正常老化和大脑功能的日渐衰退，老年人睡眠-觉醒节律的调节功能受到损害，导致睡眠调节功能下降，表现为睡眠昼夜的时间紊乱：夜间睡眠时间减少，白天睡眠时间增多。

随着年龄的增长，老年人睡眠的质和量逐渐下降，但对睡眠的需求并没有因此减少，只是睡眠的生理节律分布发生了变化，睡眠能力降低。老年人睡眠的主要特点为：①睡眠时间缩短，睡眠效率下降，65 岁以上的老年人平均就寝时间为 9h，但实际睡眠时间平均为 7h；②夜间睡眠表浅，易受内外因素的干扰，觉醒频繁，睡眠变得断断续续；③睡眠时相提前，趋向早睡早醒；④睡眠昼夜的时间紊乱，夜间睡眠减少，白天嗜睡。

2. 老年人常见的睡眠障碍

老年人常见的睡眠障碍有失眠、睡眠呼吸暂停综合征、周期性肢体运动障碍、不宁腿综合征。

（1）失眠　失眠是指个人感到睡眠不足，包括睡眠时间、深度和体力恢复不够。临床上失眠有两种类型：入睡困难和续睡困难或早醒。老年人的失眠可原发，但大多继发于躯体疾病、精神障碍或药物因素。根据病程长短，失眠可分为急性失眠、亚急性失眠和慢性失眠。急性失眠也称为短暂性失眠，持续时间小于 1 周，可能与压力体验、生病及睡眠规律改变有关，一般不需药物治疗，一旦导致失眠的原因解除，症状可消失。亚急性失眠也称为短期性失眠，时间持续 1 周至 1 个月，这种失眠与压力明显存在相关性，如重大躯体疾病或手术，亲朋好友去世，发生严重的家庭、工作或人际关系问题等。慢性失眠，持续时间大约 1 个月，其原因复杂且较难发现，许多慢性失眠是多种因素联合作用的结果，需要经过专门的神经心理和精神等测试。

（2）睡眠呼吸暂停综合征　睡眠呼吸暂停综合征（sleep apnea syndrome，SAS）是指睡眠过程中由多种原因导致的反复发作的呼吸暂停，可引起低氧血症、高碳酸血症的临床综合征。其诊断标准为：每晚 7h 睡眠过程中，鼻或口腔气流暂停每次超过 10s，暂停发作超过 30 次以上（或每小时睡眠呼吸暂停超过 5 次以上，老年人超过 10 次以上）。

（3）周期性肢体运动障碍　周期性肢体运动障碍（periodic limb movement disorder，PLMD）为睡眠相关的神经-肌肉功能失调，是在睡眠中反复出现下肢肌肉收缩，又称夜间肌痉挛，下肢活动常持续 2s，大约每隔 30s 出现 1 次，可引起睡眠觉醒。PLMD 患病率随年龄增加，65 岁以上老年人群患病率约 45%。

（4）不宁腿综合征　不宁腿综合征（restless legs syndrome，RLS）是一种内源性的睡眠紊乱，其特点是腿部感觉异常，患者主诉深部疼痛、虫咬、烧灼或爬行感觉，这些症状多发生在入睡时，从而导致患者入睡困难、睡眠中觉醒次数增多。

老年人睡眠障碍的原因错综复杂，与多种因素有关。老年人中的睡眠障碍通常属于继发性，与躯体因素、精神疾病、社会因素或药物因素等有关。以上因素联合作用引起老年人的睡眠障碍，所造成的危害主要有：①加重躯体和精神疾病，降低躯体功能，增加跌倒风险；②注意力、记忆力等认知功能减退，引起痴呆症；③生活质量、工作能力及社会适应性下降；④造成情绪沮丧，引起焦虑、抑郁；⑤诱发心脑血管疾病、内分泌代谢障碍等疾病；⑥增加死亡风险，如睡眠呼吸暂停与心脑血管疾病的突然发作、睡眠猝死等有直接联系。

3. 促进老年人睡眠的护理措施

（1）一般护理　日常生活中可采取以下措施改善老年人的生活质量：①提供舒适的睡眠环境，调节卧室的光线和温度，保持床褥的干净整洁，并设法维持环境的安静；②帮助老年人养成良好的睡眠习惯，提倡早睡早起、午睡的习惯，限制白天睡眠时间在 1h 左右，同时注意缩短卧床时间，以保证夜间睡眠质量；③晚餐避免吃得过饱，睡前不宜饮用咖啡、酒或大量水分，并提醒老人于睡前如厕，以免夜尿增多而影响睡眠；④情绪对老年人的睡眠影响很大，调整老年人的睡眠，首先要调整其情绪，有些问题和事情不宜夜间告诉老人；⑤向老年人宣传规律锻炼对减少应激和促进睡眠的重要性，指导其坚持参加力所能及的日间活动。

（2）非药物治疗　认知行为疗法综合了认知疗法、行为疗法以及睡眠健康教育，可有效治疗失眠。认知行为疗法帮助患者树立信心，减少恐惧，重建睡眠信念。行为疗法通常包括睡眠限制法、刺激控制疗法以及放松疗法等。刺激控制疗法的目的在于恢复床作为睡眠信号的功能，减弱床和睡眠不相关活动的联系，建立规律性睡眠-觉醒规律。该方案要求当患者指在有睡意时才上床，而如果 15～20min 内无法入睡，则起床离开卧室，做些轻松的活动，直到产生睡意才回到卧室睡觉；有必要时重复以上活动；同时患者也必须避免白天过多打盹，保证每天在同一时间起床。睡眠限制法，常与刺激控制疗法一同进行，指导患者减少花在床上的非睡眠时间，提高睡眠效率。睡眠效率低于 80％时，应减少 15～20min 卧床时间，睡眠效率超过 90％时允许增加 15～20min 卧床时间，通过周期性调整卧床时间直至达到适当的睡眠时间。放松疗法有肌肉放松训练、冥想放松及自我暗示法等，通过放松训练减少精神和躯体的紧张来治疗失眠。此外，光疗对睡眠-觉醒节律改变的老年失眠患者也有一定的治疗效果。

（3）药物治疗　最常用的药物有苯二氮䓬类药物，能减少睡眠潜伏期和夜间醒来的次数，但老年人对这些药物比较敏感，易产生不良反应。非苯二氮䓬类催眠药也常用于治疗失眠，如唑吡坦和佐匹克隆，这类新型催眠药不良反应较轻，耐受性良好，不易产生依赖性和撤药反应等。此外，使用黑素细胞凝集素也能适当提高老年人的睡眠质量，该药被称为"生理催眠剂"，能缩短入睡时间，增加睡眠总时间，且没有明显的不良反应。然而老年人的药物代谢能力减退，药物治疗时应注意：小剂量用药；间断用药（每周 2～4 次）；短期用药（不超过 3～4 周）；逐渐停药，防止停药后复发。遵循上述原则，从而防止在用药过程中或停药后出现的睡眠时相改变、白天残留效应、药物耐受及依赖现象，并减少复发。

我们应充分关注老年人的睡眠问题，提高睡眠障碍的识别率和诊治率，恢复老年人的社会功能，提高生活质量。

★ 考点：促进老年人有效休息、提高老年人睡眠质量的护理要点

二、老年人的活动

人类的基本活动是指维持人类生存所必需的活动。基本活动包括走、跑、跳、投、攀登、爬越、支撑、负重、搬运、涉水等。这些活动与人们的生活息息相关，而老年人的活动变得缓慢、有目的性、更加谨慎。通过活动可以满足马斯洛提出的人的基本需要。活动可以使老年人保持机体活力，改善新陈代谢，延缓衰老的进程，增强和改善机体各脏器的功能，提高对疾病的抵抗力，拓展生活和交友空间，使老人在生理、心理及社会各方面获得益处。因此，维持老年人活动是一个极其重要的问题。然而，随着人体的正常衰老，老年人发病率增高，这些疾病往往影响老年人的活动，造成老年人行动不便，活动受限。但老年人普遍存在不服老和不想麻烦别人的心态，使得老年人在活动过程中容易出现安全问题。因此，护理人员应了解影响老年人活动的因素，评估其活动能力，选择适合老年人活动的方式，指导老年人做好常见意外损伤的预防，确保老年人的活动安全。

（一）老年人的活动种类、活动量与强度

1. 老年人的活动种类

老年人的活动种类可分为：日常生活活动、家务活动、职业活动、娱乐活动、体育锻炼等。日常生活活动是最基本的活动，如进食、穿衣、个人清洁卫生等；家务活动种类繁多，而且所需动作非常复杂，但是家务活动的内容实用性强，能引起老年人的活动兴趣，如取放衣物、收拾房屋、清洁环境等；职业活动属于发展自我潜能、实现自身价值的活动，如手工劳动、机械装配等；娱乐活动与体育锻炼则可以促进老年人的身心健康。老年人应根据年龄、性别、体质状况、锻炼基础、兴趣爱好及周围环境条件等因素选择合适的活动项目。掌握运动强度和时间，实现科学锻炼，才能达到强身健体、活跃老年生活的目的。

2. 老年人的活动量与强度

老年人个体差异性较大，因此要制订个性化的运动处方。老年人的活动量与活动种类及强度应根据个人的能力和身体状态选择。一般认为，活动所消耗的能量如果在 4180kJ 以上，可以起到预防某些疾病、强身健体的作用。通过计算老年人每天活动所消耗的能量，为老年人选择合适的活动方式和时间。

（二）影响老年人活动的因素

不良的生活因素、某些疾病及不良的环境和心理因素等均是影响老年人活动的因素。了解影响老年人活动的因素，有利于护理人员采取恰当的预防和护理措施。

1. 不良的生活因素

不适当的服装可能会阻碍活动，尤其对于使用轮椅、导管、装假肢的老人影响更大。鞋码尺寸过大或过小、鞋底过硬或无防滑、鞋跟过高、鞋子系带过长等，容易造成老年人绊倒。对于坐轮椅、留置导管的老年人，缺乏合适的轮椅袋、导管袋等，使其不方便活动。

2. 不良的健康因素

（1）心血管系统　①最大耗氧量下降：老年人活动时的最大耗氧量会下降，且随年龄增长而递减。其原因可能与老年人最高心率减少，最大心排血量下降，同时受肥胖、活动减少或吸烟等因素的影响有关。②最高心率下降：当老年人做最大限度的活动时，其最高心率要比成年人低。一般情况下，老年人的最高心率约为 170 次/分。③心排血量下降：老年人由于心脏老化，泵血功能下降，因而心排血量减少，最大搏出量减少，心脏储备功能减弱，当活动量增加时，心排血量无法上升到预期值，对运动的适应能力下降。

（2）肌肉骨骼系统　老化使肌肉体积减小，肌力减退，肌张力下降，使得老年人的骨骼支撑力下降，活动时容易跌倒。老化对骨骼系统的张力、弹性、反应时间以及执行功能都有负面的影响，这是造成老年人活动量减少的主要原因之一。

（3）神经系统　神经系统的老化改变多种多样，影响老年活动的神经因素因人而异。老化会造成脑组织血流量减少、大脑萎缩、神经树突数量减少、神经传递速度变慢、神经反射时间延长、反应迟钝，这些均会影响老年人的活动姿势、平衡状态、运动协调性及步态。

（4）其他疾病因素　与老化伴随而来的是频繁的疾病困扰。值得特别注意的是，这些疾病或损伤严重妨碍了老年人活动。步态失调、骨质疏松症、类风湿关节炎、骨性关节炎、糖尿病、慢性肺疾病、心脏病、帕金森病、意外事件等显著影响老年人的躯体功能和运动。患病老人的活动还可能会受到感觉异常，偏瘫，神经运动障碍，骨折，足、膝、髋关节问题及消耗性疾病的影响，特别是老年女性更容易受累。

3. 不良的环境因素

老年人经常因为缺乏交通工具或失去驾驶能力而局限于一定范围内活动。缺乏助行器如拐杖、轮椅等，居室面积狭小，居住楼房无电梯，生活周边拥挤，缺乏残疾人通道等都是影响老年人活动的环境因素。

4. 不良的心理因素

部分老年人因跌倒的经历或担心害怕跌倒而活动限制。另外还有部分老年人由于缺乏对自身疾病知识的了解，担心活动会加重病情而有意限制活动。

（三）老年人活动的原则

1. 因人而异，选择适宜

老年人应根据自身的年龄、性别、体质状况、锻炼基础、场地条件，选择适宜的运动项目、运动时间、运动量及运动强度。制订符合老年人兴趣及能力范围内的运动目标和运动计划。

2. 量力而行，循序渐进

机体对运动有一个逐步适应的过程。因此，运动和锻炼应该有目的、有计划、有步骤地进行。运动强度要由小到大、逐步增加、运动时间不宜过长，动作也应由慢到快、由简单到复杂，不要急于求成。

3. 贵在坚持，持之以恒

锻炼身体必须保证经常性、系统性，要有一个逐步积累的过程。若间断进行，各器官系统得不到连续的刺激，效果不佳。通过锻炼增强体质、防治疾病，一般要坚持数周、数月、甚至数年才能取得效果。

4. 运动时间恰当

老年人的运动时间以每天 1～2 次，每次 30min 左右，一天运动总时间不超过 2h 为宜。运动时间宜选择在上午，但应避免起床后马上进行剧烈活动。其他时间可按个人情况而定，如选择在下午或晚上，最好安排在 15：00～17：00。

5. 场地选择适宜

运动场地尽可能选择空气新鲜、安静清幽、地面平坦的室外，如小区内、操场、公园、树林、海滨、湖畔、疗养院等。

6. 自我监护运动锻炼

最简便的检测方法是以运动后心率作为衡量标准，即：运动后最适宜心率＝170－年龄。

（四）老年人活动的指导

1. 合理安排饮食与运动

饥饿时不宜进行运动，在体内能量不够用时勉强运动会对身体造成损伤。饭后不宜立即运动，因运动可减少消化系统的血液供应及兴奋交感神经而抑制消化器官的功能活动，影响消化吸收，甚至引发消化系统疾病。也不宜在空腹时运动，以免引起心律失常的发生。如在饭前锻炼至少要休息 30min 后才能进餐，饭后至少要休息 1.5h 后才能锻炼。

2. 运动时要穿合适的衣服

最好是伸展性、透气性好且长短适宜的运动服，以便于肌肉关节的运动。要选择大小合适、软硬适中、穿着舒适的运动鞋。

3. 注意气候变化

老年人对气候的适应能力较差，夏季高温炎热，户外运动要防止中暑；冬季严寒，户外运动要防跌倒和感冒。进行户外运动时，宜选择适宜天气和空气质量较好的上午或傍晚时段进行。如遇到恶劣天气，应适当调整运动方案。

★ 考点：老年人活动的原则

第三节　老年人的饮食与排泄护理

一、老年人的饮食与营养

（一）老年人的营养代谢特点

1.代谢功能降低

（1）基础代谢率下降　老年人代谢速度减慢，代谢量减少，基础代谢率一般要比青壮年时期降低 10％～15％，75 岁以上老人可降低 20％以上，而较中年人降低 15％～20％。主要原因是老年人非脂肪组织减少、甲状腺素减少、Na^+,K^+-ATP 酶活性降低，血管对去甲肾上腺素的反应减弱。

（2）合成代谢降低　老年人分解代谢增高，合成代谢降低，致使合成与分解代谢失去平衡，引起细胞功能下降及营养不良。

2.体内成分发生变化

（1）脂肪组织和非脂肪组织比例发生变化，脂肪组织随年龄增长而增加，非脂肪组织比例减少。

（2）细胞量减少，老年人细胞凋亡速度增加，常表现为细胞量的减少与破坏。部分脏器的重构和肌肉组织的重量减少，如老年人肌肉萎缩或胃肠蠕动减弱。

（3）体内水分减少，主要是细胞内液的减少。

（4）体内无机盐成分变化，老年人体内无机盐成分的改变主要是钾、钙、镁、磷的含量减少，极易出现低钾、低镁、低钙的临床变化。因此，老年人的营养支持应当特别地关注电解质紊乱，并及时地加以纠正。

（5）骨组织矿物质减少，由于老年人钙、磷减少，常导致骨组织矿物质降低，出现骨密度下降，易发生不同程度的骨质疏松症，在遇轻度外力时易引起病理性骨折。

3.生理功能下降

老年人的味觉功能下降，特别是苦味和咸味感觉功能显著丧失，同时多伴有嗅觉功能低下，不能或很难嗅到食物的香味，所以老年人喜好味道浓重的饮食。多数老年人握力下降，部分老年人还可由于关节病变和脑血管障碍等引起关节痉挛、变形，以及肢体的麻痹、震颤而加重自行进食的困难；牙齿缺失以及咀嚼肌群的肌力低下可影响老年人的咀嚼功能，甚至严重限制其饮食摄取量；老年人吞咽反射能力下降，食物容易误咽而引起肺炎，甚至发生窒息死亡；对食物的消化吸收功能降低，导致老年人所摄取的食物不能有效地被机体利用，特别是摄取大量的蛋白质和脂肪时，容易引起腹泻；老年人易发生便秘，而便秘又可引起腹部饱胀感、食欲减退等，对其饮食和营养的摄取造成负性影响。

4.疾病影响食物消化吸收

疾病是影响食物消化吸收、阻碍营养摄取的重要因素。特别是患有消化性溃疡、癌症、动脉硬化、高血压、心脏病、肾病、糖尿病和骨质疏松症等疾病的老年人，控制疾病的发展，防止疾病恶化，可有效地改善其营养状况。

(二) 老年人的营养需求

1. 热量

老年人体力活动减少，基础代谢率降低，对热量的需求逐渐减少。为满足基本应用需要，老年人应摄取高质量的热量饮食。我国营养学会推荐的老年人每天热量供给量标准（以轻度劳动为例）为：男性 2000～2200kcal，女性 1800～1900kcal。

2. 蛋白质

老年人对蛋白质的利用率降低，分解大于合成，蛋白质摄入量应不低于成人需要量。但是老年人消化能力和排泄能力减弱，不能耐受过多蛋白质的摄入，应根据老年人的具体情况决定蛋白质供给量，同时应优选优质蛋白，如乳、鱼、禽、肉、蛋、海产品、豆类等。老年人的蛋白质建议摄入量为每天 1～1.2g/kg。

3. 糖类

糖类是主要的热量来源，老年人膳食中糖类提供的热量应占总能量的 65% 左右。老年人喜食甜食，但要限制可直接引起血糖波动的单糖（如葡萄糖、果糖、半乳糖）和双糖（如蔗糖、麦芽糖、乳糖），其总量不应超过糖类的 10%，以单糖为宜。老年人每天至少应摄入可消化的糖类 50～100g，否则可引起组织蛋白质分解过多及水、钠丢失。

4. 脂类

老年人的脂类供给应保证不饱和脂肪酸的摄入，限制饱和脂肪酸的摄入。我国营养学会推荐的脂肪摄入量为占总热量的 20%～25%，饱和脂肪酸、单不饱和脂肪酸（水生动物、植物油含量高）和多不饱和脂肪酸（除椰子油外的植物油）各占 1/3 为宜。老年人应少食含胆固醇高的食物，每天胆固醇总摄入量应低于 300mg。

5. 纤维素

适当的纤维摄入可以降低血压，降低血清胆固醇和甘油三酯的水平，对预防心血管疾病、糖尿病和直肠癌有重要意义。纤维素的推荐量为每天 35g。老年人应多食富含纤维素的食物，如全谷和全麦食物，新鲜的蔬菜和水果。

6. 维生素、无机盐和微量元素

膳食中的维生素、无机盐和微量元素是维持人体功能的必须营养素，维生素对增强机体抵抗力、延缓衰老具有重要作用。老年人应经常食用富含各类维生素的食物，我国营养学会推荐的老年人每天膳食维生素摄入量为：维生素 A 800μg，维生素 D 10μg，维生素 E 12mg，维生素 C 60mg，维生素 B_1 1.2mg，维生素 B_2 1.2mg，烟酸 12mg。老年人对钙的吸收能力降低，容易出现钙的负平衡，应增加钙的摄入量。西方国家推荐量为每天 1000～1200mg，对绝经后妇女的建议摄入量为每天 1200～1500mg。老年人应多食牛乳、豆类和鱼虾类的食物。老年人对磷的吸收能力下降，低磷血症较多见，推荐老年人按 1：1 的比例补充钙和磷。食盐过多会增加患高血压病的危险，老年人应严格控制食盐的摄入，健康老人食盐摄入量以每天低于 5g 为宜。老年人对某些微量元素的摄入量偏低，应适当补充海产品、蛋、肉、豆类和粗粮等，以获取足够的微量元素，建议每天摄入量为铁 15mg，硒 100μg，锰 10mg。

7. 水

作为营养素，水经常被忽视。但是，水是所有的代谢活动所必需的。老年人通常摄入的

液体量不足，进一步减少了体内的水分，容易导致脱水。建议健康老年人每天饮水量为2000～2500ml。

（三）老年人的饮食原则

1. 平衡膳食

应保持营养的平衡，适当限制热量的摄入，保证足够的优质蛋白、低脂肪、低糖、低盐、高维生素和适量的含钙、铁食物。

2. 饮食易于消化吸收

食物应细、软、松，既给牙齿咀嚼锻炼的机会，又便于消化。

3. 食物温度应适宜

老年人消化道对食物的温度较为敏感，饮食宜温偏热。两餐之间或入睡前可加用温热饮料，以解除疲劳、温暖身体而利于睡眠。

4. 良好的饮食习惯

避免暴饮暴食或过饥过饱，少食多餐的饮食习惯较为适合老年人，晚餐不宜过饱。

（四）减少影响老年人营养的不利因素

1. 进餐后饱胀感

老年人即使少量进食也容易产生饱胀感，应选择少量多餐的进餐方式，如一天5次。

2. 吞咽困难

对于吞咽慢且易呛咳的老年人，鼓励老年人取坐位进食，且持续30min至1h，以减轻吞咽障碍，避免呛咳发生。如脑卒中患者出现部分吞咽困难时，建议或帮助老年人进食半流质或固体食物。因为流质或液体对于有吞咽困难的老年人来说难以吞咽，可以在液体或流质里加入一些增稠剂以利于吞咽，如土豆泥。对于有吞咽障碍的老年人，必须协助其进餐，并仔细观察食物是否成功咽下，以免误吸。

3. 食欲减退

针对此类老人可尝试采用以下措施。

（1）了解老年人饮食偏好，包括风俗习惯、宗教忌讳等。

（2）确保充足的进食时间。

（3）进食时播放音乐，营造良好的进餐环境。

（4）少量多餐，如在两餐之间加点心、水果等加餐。

（5）鼓励老年人参加运动锻炼，促进消化、增加食欲。

（6）鼓励家人与老年人共同进餐，增进食欲。

（7）鼓励老年人参与进餐等社交活动，获得愉悦的经历，特别是与有相同兴趣的老年人一起交流，进餐时可以增加食欲。

（8）需进餐辅助者，尽可能取坐位，恰当运用抚触、交谈等沟通方式，促进进食。

4. 食物准备困难

当老年人因功能受限而影响食物采购、准备和享用时，应采取相应的护理措施。若出现不利的环境，如橱柜较高，可能会影响老年人安全地准备食物时，需要做环境调整。

二、老年人消瘦和肥胖的护理

（一）老年人消瘦的护理

老年人各方面生理功能减退，摄取食物的能力下降，消化吸收能力降低，蛋白质的摄入随之减少，但老年人对蛋白质的需求并不明显减少，导致蛋白质摄入不足。一些药物，如地高辛、奎尼丁、维生素 A 等可引起食欲减退、体重减轻。某些疾病，如抑郁症、神经性厌食、痴呆症等可引起老人进食减少、体重下降。故应合理摄入营养素，增加蛋白的摄入量。对失能老人要多翻身，注意不能让局部组织长期受压后引起压疮，多进行肢体锻炼，增加肌肉力量。同时，在身体允许的情况下，多进食高蛋白、清淡易消化的饮食。多为老人准备色、香、味俱全的菜肴，增加老人的食欲。

（二）老年人肥胖的护理

肥胖是老年人群中较常见的健康问题。随年龄增长，老年人机体成分发生改变，脂肪增多，水分减少、肌肉萎缩，身体灵活性下降，体力活动减少，容易发胖。饮食结构不合理，如高脂肪和低纤维素饮食等也可引起肥胖。肥胖与多种疾病发生有关，如高血压、冠心病、糖尿病、通风、睡眠呼吸暂停综合征等。老年人应根据自身特点进行合理的饮食及运动。

对肥胖老人的护理应做到以下几点。

（1）控制热量　让患者根据自己的肥胖状况适度降低主食量，并做到少吃糖果、点心、甜食、冷饮、肥肉和含油脂多的干果、油料子仁等。

（2）限制食盐的摄入量　食盐能潴留水分，使体重增加。

（3）适当增加蛋白质　由于限制主食，蛋白质也会相应地减少，故应补充富含蛋白质的食物，如瘦肉、鱼类、黄豆及豆制品。每日每千克体重蛋白质的摄入量不应少于 1g，有条件的每日可增加 100g 左右。

（4）多吃蔬菜和水果　这不仅会产生饱腹感，而且还能供给充足的无机盐和维生素。

（5）少食多餐　由于人体内肝糖原随着年龄的增长而减少，各种代谢反应减慢，所以老年人不耐饥饿，易进食过量。为此老年人可安排一日 4～5 餐制。这种多餐次、小餐量的食法，可防止肥胖。

（6）坚持锻炼　运动能帮助消耗体内的脂肪和糖类，从而使多余的脂肪被消耗掉，起到减肥的作用。如散步、打太极拳、跳老年舞等和力所能及的家务劳动。

三、老年人排泄的护理

排泄是人体维持健康的必要活动。但老年人随着年龄的不断增加，机体生理功能逐渐衰退、自理能力下降，或因疾病导致排泄功能出现异常，发生尿急、尿频、尿潴留、大小便失禁、腹泻、便秘等。如出现排泄障碍，常给老年人造成很大的生理、心理压力，对老年人的健康会产生极大的影响。然而排泄问题是机体老化过程中无法避免的，护理人员应妥善处理，体谅老年人，尽量给予帮助。

（一）便秘

便秘是指排便困难或排便次数减少，且粪便干结，便后无舒畅感。老年人便秘属于慢性便秘，慢性便秘常用罗马Ⅱ标准诊断：在不用泻药的情况下，过去 12 个月中至少 12 周连续或间断出现以下 2 个或 2 个以上的症状即称为便秘，即：①大于 1/4 的时间排便费力；②大于 1/4 的时间粪便是团块或硬结；③大于 1/4 的时间有排便不尽感；④大于 1/4 的时间有排便时肛门阻塞感或肛门梗阻；⑤大于 1/4 的时间排便需用手协助；⑥大于 1/4 的时间每周排便小于 3 次。

1. 老年人便秘的原因

（1）咀嚼能力下降　由于牙齿缺失、牙周病或义齿等原因使老年人咀嚼能力减弱，有些老年人不愿意多食富含纤维的食物，食物过于精细，使食物残渣减少，结肠、直肠壁的膨胀感降低，导致便意不明显。

（2）水分摄入不足　饮水少，导致食物残渣内水分含量减少，大便干结。另外，肠道黏液分泌减少，润滑性低，使粪便排出不易。

（3）感觉功能退化　老年人的自身感觉刺激有减退的趋势，对直肠的膨胀感觉迟钝，常缺乏便意或错过最佳排便时机。

（4）体力活动减少，肌力下降　老年人由于疾病或本身活动的减少甚至长期卧床，使得肠蠕动减慢，粪便推进缓慢。此外，老年人的腹肌、膈肌、肛提肌和直肠肌肉收缩力下降，常排便无力。有些老年人有慢性消耗性疾病，使得与排便有关的肌肉无力，引发便秘。

（5）其他系统疾病及药物　有些老人因患有慢性支气管炎、肺气肿等疾病而出现气短，大便时屏气能力较差，加之大多数老人腹部肌群收缩力较弱而导致排便困难。一些中枢神经系统疾病的老年人排便反射迟缓，粪便长时间在肠道滞留使得大便干结不宜排出。老年人患糖尿病或其他代谢性疾病，可造成控制胃肠道的自主神经病变，导致排便障碍。肠道肿瘤、炎症等也可导致肠道的机械性梗阻，使粪便运行受阻。患有痔、肛裂的老年人常因疼痛不敢排便，从而导致排便困难。另外，某些治疗慢性病的药物，如镇痛药、降压药、利尿药、抗抑郁药等都能引发便秘。

（6）粪便在肠内停留过久　由于以上种种原因导致便秘，粪便在大肠内长时间蓄积、滞留，水分过量被吸收，使粪便干燥成硬块，更不易排出。

2. 老年人便秘的防治措施

（1）饮食调整　饮食中增加膳食纤维的摄入，多食用含膳食纤维的食物，如芹菜、韭菜、海藻、玉米面、糙米等。多食用核桃、蜂蜜等具有润肠作用的食物。增加水的摄入，可养成清晨饮一杯温开水或蜂蜜水的习惯。

（2）养成良好的排便习惯　养成定时排便的习惯，注意掌握大肠蠕动出现的时机，鼓励老年人在有便意的时候及时排便，即使没有便意也应坚持定时排便，利用生物反馈的方法，定时有意识地诱导排便。

（3）增加运动量　老年人应根据自身的身体状况，适当做一些增强腰、腹及盆底肌张力的活动，间接促进肠蠕动，避免久坐久卧。对于卧床、高龄或患病的老年人，可以在床上做腹部按摩，于清晨及睡前小便后取仰卧位，用手掌从右下腹开始顺时针向上、向左、再向下至左下腹，逐渐加强力度，每天 2～3 次，每次 10 个循环左右；同时做肛门收缩动作，以促进肠蠕动，避免肠内形成粪块使排泄物滞留。经常进行深呼吸、腹式呼吸运动，使排便肌群得到锻炼而增加肌力。

（4）查找病因　如果便秘是由于药物不良反应诱发的，应及时请医生停止药物。

（5）辅助排便　如果按上述方法操作后仍有便秘，则应请医生检查以排除肠道病变，并在医护人员指导下进行治疗。可采用辅助排便措施，如应用开塞露、灌肠法等刺激排便。一般便秘应尽量少用或不用口服泻药，如需应用也应短期服用，避免导致老人营养吸收障碍或药物依赖。如因粪块阻塞直肠下部及肛门部，可采用人工取便法。

（6）健康教育　告知老人便秘的危害，以及饮食、运动、饮水、排便习惯方面的护理要点，同时让老人注意保持精神愉快，消除紧张因素，并告知老人患有便秘时的处理方法。

（二）大便失禁

1.引起大便失禁的原因

大便失禁是指肛门括约肌不受意识的控制而不自主地排便。其影响因素有粪便堵塞、神经肌肉系统的病变或损伤、肠道疾病（如肿瘤）或直肠会阴手术、精神障碍、情绪失调等导致控制排便的能力丧失，粪便不由自主地由肛门漏出。

2.老年人大便失禁的防治措施

（1）合理饮食　进食营养丰富、易消化吸收、少渣少油的饮食。

（2）卧床休息　注意观察血压、皮肤弹性，注意有无脱水及电解质紊乱现象。

（3）观察并采集标本　观察大便的性质、颜色、气味、量，尽早采集标本送检。

（4）进行排便训练　安排固定的时间进行排便训练，通过生物反馈训练肛门括约肌活动。

（5）掌握排便规律　对于卧床老人，及时给予便器，并保持床单位清洁。

（6）皮肤护理　注意保护会阴部及肛门周围皮肤，以防破溃。每次便后应用温水清洁皮肤，涂擦氧化锌软膏，保护皮肤。严重时可进行局部烤灯照射，每天两次，每次 20～30min。稀便常流不止者，可暂用纱球堵塞肛门，以保证皮肤完好和治疗的进行。

（7）遵医嘱积极治疗原发病。

（8）盆底肌锻炼　收缩肛门，每次 10s，放松 10s，连续 15～30min，每天完成数次。

（三）排尿困难

1.老年人排尿困难的原因

排尿困难常表现为排尿时间延长、尿线变细、排尿射程短、排尿费力、排尿次数增多、尿不尽、尿潴留等。老年男性大多存在前列腺增生，因而有不同程度的排尿困难。老年女性也可因膀胱颈部有痉挛性纤维增生或膀胱颈部周围腺体增生而出现排尿困难。在此基础上，如老人平时生活不能自理，由于手术等原因需长期卧床者，常不习惯卧床排尿，从而加重排尿困难。

2.老年人排尿困难的护理

（1）去除病因　如老年男性患前列腺增生时，应做针对性治疗。

（2）心理护理　排尿困难的老人有时下腹胀痛难忍、有尿排不出，心情急躁，护士应理解老人，尽快采取有效措施解决老人痛苦。

（3）排尿环境和姿势　提供隐蔽的排尿环境，维护老人尊严，使其安心排尿；卧床老人如不习惯卧床排尿，应协助老人取舒适姿势，鼓励做深呼吸等缓解紧张情绪。对某些接受手术或因病情需要绝对卧床休息的老人，应事先有计划地指导和督促其在床上进行排尿训练，防止发生尿潴留。

（4）刺激膀胱排尿　可采用热水袋敷下腹部（水温调节至 50℃以内，防止烫伤）或者用手按摩，刺激膀胱肌肉收缩，促进排尿，按摩动作应轻柔。

（5）诱导排尿　利用已形成的条件反射诱导排尿，可让老人听流水声或用温水冲洗会阴部，引起排尿反射。

（6）导尿术　各种处置无效时应采用导尿术，导尿时应注意严格无菌，动作轻柔。

（四）尿失禁

尿失禁困扰着很多老年人，尤其是老年女性。虽然尿失禁对大多数老年人的生命活动无直接影响，但由此导致的身体异味、局部皮肤损伤、反复发作的尿路感染等问题，可使老年人产生孤僻、抑郁等心理问题，直接影响着老年人的生活质量。

1.老年人尿失禁的原因

（1）泌尿系感染　由于老年人膀胱排空能力减退及排便后清洁不当或导尿管放置不当所致，感染可致逼尿肌高度敏感和括约肌痉挛，影响膀胱完全排空而加重病情。

（2）急迫性尿失禁　老人有排尿感但不能控制排尿。常由于卒中引起逼尿肌张力增加所致。

（3）压迫性尿失禁　多见于过度肥胖或多次生育的妇女。每当咳嗽、大笑、打喷嚏等引起负压增加时可发生。

（4）充盈性尿失禁　见于尿潴留患者。由于膀胱松弛、收缩困难，致老年人不能排尿，尿液潴留在膀胱，过度充盈时从膀胱中溢出。

2.老年人尿失禁的护理

（1）心理护理　维护老年人的自尊，消除自卑心理，保护其隐私，同时与家人进行沟通，争取家庭的支持和帮助，使老人树立恢复健康的信心，积极配合治疗和护理。

（2）皮肤护理　保持皮肤清洁干燥，经常用温水清洗会阴部皮肤，及时更换衣裤、床单、尿垫或纸尿裤，局部皮肤可涂适量油膏保护。

（3）行为治疗　①盆底肌锻炼：见大便失禁。②提示排尿法：本法适用于有认知障碍的老人，依据排尿记录，制订排尿计划，定时提醒老人排尿，帮助养成规律的排尿习惯。③间歇性导尿：本法适用于残余尿量过多或无法自行排尿的老人。一般间隔时间最长为4h一次。④膀胱行为治疗：本法适用于膀胱张力极度低下和留置导尿的老人。夹闭导尿管，定时放尿，以锻炼膀胱壁肌肉张力，重建排尿功能。

★ 考点：老年人的排泄护理是护士必须掌握的技能

第四节　老年人的日常生活护理

一、老年人个人清洁卫生与衣着

（一）老年人个人清洁卫生

清洁是机体保持健康和获得健康的重要条件。老年人清洁可以预防感染，促进皮肤代谢，并且可以使老年人感觉舒适、安全和心情愉快。对于老年人维持自尊、树立自信、增进人际交往、促进身心健康非常重要。

1.老年人的皮肤清洁

随着年龄的增长，一些体内因素和体外因素的变化都会反映在皮肤上，影响正常皮肤的老化过程，而皮肤的改变又是老化最早且最容易观察到的征象。如出现皱纹、松弛或变薄；下眼睑出现眼袋；皮肤变得干燥、多屑和粗糙；头发脱落和稀疏；皮肤附属器皮脂腺组织逐渐萎缩，功能减退；皮肤表面的反应性衰减，对不良刺激的防御能力降低，皮肤的触觉、温、痛觉等浅感觉减弱；皮肤的细胞更新能力、屏障功能、创伤愈合能力、体温调节功能衰退；免疫功能下降，以致皮肤抵抗力全面降低。老年人因皮肤的老化性改变和全身、局部的疾病影响及情绪波动，常会带来皮肤的干燥、瘙痒、皲裂、疼痛等问题，给老年生活带来经常性的痛苦和烦恼。

根据老年人的皮肤特点，协助老年人保持皮肤的清洁卫生、增强老年人的皮肤抵抗力是日常生活护理的重要内容。

（1）褶皱部位如腋下、肛门、外阴和乳房下，可用温水擦洗淋浴，以保持毛孔通畅。

（2）由于老年人皮肤对碱的中和能力降低，应避免碱性肥皂的刺激，保持皮肤酸碱度（pH）在 5.5 左右，防止皂液残留引发的皮肤瘙痒和慢性皮肤炎症。

（3）根据自身特点选择合适的洗澡频率，每周洗澡频次不宜过多，一般北方夏季可每天1次，其余季节每周 1～2 次温水洗浴，则南方可夏秋季节每天 1 次，冬春两季每周 1～2 次沐浴，或酌情安排。沐浴时间不宜过长，以 10～15min 为宜。洗澡过程中避免烫伤和着凉，浴室温度应调节在 24～26℃，水温在 40℃左右。在冬春气候干燥时，浴后可以用一些润肤油保护皮肤，以防水分蒸发，皮肤干裂。

（4）老年人的足部要注意保暖和清洁，由于老年人指（趾）甲的甲板变薄，易受到真菌感染，应定期修剪趾甲及脚垫。

（5）贴身的内衣内裤要柔软，质地以全棉为宜。

2. 老年人的头发清洁

老年人的头发应保持清洁美观，定期洗发。应根据老人的自身特点定期洗头，干性发质可每周清洗 1 次，油性发质则可每周清洗 2 次。皮脂分泌较多者可用温水及中性洗发液洗头。头皮和头发干燥者，洗发不可过于频繁，可用多脂洗发液清洗，并可适当应用护发素等护发产品。

3. 老年人的口腔清洁

老年人的口腔及义齿的清洁非常重要。由于老年人牙齿间隙较大，容易滞留食物残渣，因此应早晚清洁口腔，餐后漱口，清洁牙齿时应尽量选用外形较小、刷毛软硬适中、表面光滑的牙刷，避免刷毛过硬对牙龈的损伤。牙刷应每 3 个月更换一次，应根据口腔的情况选择具有消炎、脱敏或固齿功效的牙膏。有义齿者，夜间应取下，使牙龈得到休息。义齿取下后应用牙刷和牙膏认真清洁后放于冷开水的杯中，每天换水 1 次。

4. 老年人化妆品的选择

老年人的梳洗应有规律，且鼓励其自理。化妆品的选择，以含油脂及中性为佳，不宜经常更换，以免刺激皮肤，引起瘙痒。需使用药效化妆品时，要注意以不发生过敏反应为前提，然后再考虑治疗效果。对光敏感的皮肤，要慎用含香料的化妆品。

（二）老年人衣着

1. 老年人的衣服

为老年人选择衣服时，应在尊重老年人习惯的基础上，选择适合老年人参与社会活动的款式。应注意选择柔软、保暖、轻便、吸水性好、不刺激皮肤、耐洗、质地优良的布料。

（1）选择适合老年人个性的服饰打扮，衣服要适合老年人穿脱、不妨碍活动、宽松、便于变换体位的款式。

（2）衣服颜色应柔和、不褪色、容易观察到各种污渍的色调。

（3）注意衣服的安全性与舒适性，衣服大小适中，避免过大过小。

由于老年人对寒冷的抵抗力和适应力降低，因此寒冷季节特别要注意衣服的保暖功效。

2. 老年人的鞋

应选择大小适合、防滑、低跟、底略厚的鞋。老年人的鞋子尤其要注意防滑，以免发生跌倒。鞋底有一定厚度，后跟高度在 2cm 左右，以减轻足弓压力。老年人冬季鞋子选择应以保温、透气、防滑为原则；其他季节，老年人宜穿轻便、柔软的布鞋，避免穿高跟鞋，以防扭伤。

二、老年人性卫生指导

马斯洛的基本需要层次论指出，性属于人们的基本需要，其重要性与空气、食物相当，而且人们还可通过性活动而满足其爱与被爱、尊重与被尊重等较高层次的需要。性除了是生活的一部分，也常反映出个体间的关系，影响到人们的身心健康。

（一）性卫生指导

性卫生包括性生活频率的调适、性器官的清洁以及性生活安全等。性生活频度的调适是指多长时间一次性生活比较合适，由于个体差异极大，难以有统一的客观标准，一般以性生活的次日不感到疲劳且精神愉快较好。性器官的清洁卫生在性卫生中十分重要，要求男女双方在性生活前后都要清洗外阴，平时也要养成清洗外生殖器的习惯，否则不洁的性生活可以引起生殖系统感染。应提醒老年人性生活中采取必要的安全措施，如避孕套的正确使用等。

（二）对患病老年人的性卫生指导

1. 对患心脏病老年人的指导

可由专业的心肺功能检测决定患者是否能承受性交的活动量（相当于爬楼梯达到心跳 174 次/分的程度），此外还需从其他方面减轻心脏的负担，如避免在劳累的时候或者饱餐饮酒之后进行，最好在经过休息后进行，甚至可遵医嘱用药，在性活动前 15～30min 服用硝酸甘油，以达到预防效果。

2. 对呼吸功能不良老年人的指导

此类患者应学会在性活动中应用呼吸技巧来提高氧的摄入和利用，平日亦可利用适当运动来锻炼呼吸功能。时间上可选择在使用雾化吸入治疗后，以提高患者的安全感。而早晨睡醒时，应注意口鼻分泌物是否已清除，以免分泌物较多而妨碍呼吸功能。

3. 对其他老年人的指导

对前列腺增生患者，应告知逆向射精是无害的，不要因此而心生恐惧；糖尿病患者可以通过药物或润滑剂等的适当使用而使疼痛改善；关节炎患者可由改变姿势或服用镇痛药等方法来减轻不适的程度，或在性活动前 30min 泡热水澡，可使关节肌肉达到放松舒适的状态。

三、老年人辅助生活用品的使用

（一）老花镜

随年龄增长，老年人眼晶状体逐渐硬化，弹性下降，睫状肌功能也逐渐减弱，引起眼的调节功能降低，视物模糊，需要配戴合适的凸透镜，又称老花镜，以弥补调节力降低的不足。

常见的老花镜有两种，一种为单光眼镜或单焦点眼镜，适合于以前是正视力的老人，只有在读书、做精细工作时配戴，在做一般家务劳动或进行活动时则不需要配戴。单光眼镜的作用是可以增加眼晶状体的调节能力，使近处模糊的字迹看得更清楚。另一种老花镜为双光眼镜或双焦点眼镜，适用于原有近视、远视或散光的老人。这种眼镜将看远物与近物的镜片合为一体，眼镜的上半部用于看远处物体，下半部用于阅读或看近处物体，省去了老年人需要两副眼镜的麻烦。但需注意，有些老人不习惯配戴双光眼镜，特别是在上下楼梯或骑自行车时感到不便，很容易出现危险。因此，配戴双光眼镜一定要根据老人的年龄、职业、居住环境等特点来选择。

（二）助听器

老年性耳聋是老年人常常遇到的一个突出问题。使患耳聋的老人重新听到正常语音和环境声，非常有益于老年人的身心健康。助听器可以将输入的声音信号进行放大，使听力障碍的老年人能听到原来听不到的声音，便于老人进行日常交流和享受生活乐趣。因此，助听器是患老年性耳聋的老人日常生活中不可缺少的辅助器具。

常见的助听器有盒式、耳背式和耳内式等几种类型。盒式助听器的优点是价格便宜，容易修理，比较适合老年人；缺点是体积大，使用时由于和衣服摩擦会产生杂音而干扰音质。耳背式和耳内式助听器比盒式助听器体积小，方便携带，故选择耳背式和耳内式助听器的老人较多。老人是否需要配戴助听器，选择何种类型的助听器，应该在医生的指导下做出选择。配戴助听器时，要注意一个适应的过程，特别是听力障碍时间较长的老年人，耳和大脑一直处于寂静状态，开始配戴会突然感到混乱、吵闹的声音，个别老人会变得心烦意乱，脾气暴躁。因此，要帮助老年人适应，刚开始可在短时间内配戴，通常每天 1～3h，当感到精神紧张或感到疲倦时，应摘下助听器休息数小时。开始的几天内，活动的场所尽量在安静的地方，当老人适应后再增加配戴时间和扩大活动范围。另外，老人配戴助听器时音量不要开得太大，以能够听到他人讲话的声音为宜。

（三）助行器与手杖

对于行走不便的老年人，可使用助行器或手杖辅助行走，以增加力量支撑，增加稳定性，减少跌倒的风险。

助行器的支撑面积较大，较手杖的稳定性高，多在室内使用。常用的助行器分为两种，一种是带轱辘的助行器，老年人可推着助行器进行下肢的功能训练或进行日常生活的自理活动，适用于上肢肌力较差、提起助行器有困难、能够步行但容易疲劳的老年人。另一种是不带轱辘的助行器，此种助行器既可帮助老年人站立，又能训练其行走能力。上肢肌力正常，平衡能力差的截瘫患者可选用交互性助行器。

手杖是一种手握式的辅助工具。适用于偏瘫或单侧下肢瘫痪患者，前臂杖和腋杖适用于截瘫患者。手杖的合适长度需符合以下要求：①肘部在负重时能稍微弯曲；②手柄适于抓握，弯曲部与髋部同高，手握手柄时感觉舒适；③行走过程向前伸支撑时，手臂可以伸直。老年人应根据自身的疾病特点和运动的目的选择合适的手杖。如右侧偏瘫的老人使用一般手杖时应用左手持手杖，右腿与手杖同时向前踏进。

四、建立老年人良好的生活方式

生活方式是一个内容广泛的概念，包括衣、食、住、行、工作、休息娱乐、社会交往、待人接物等物质生活和精神生活的价值观、道德观、审美观。不同年龄阶段人群有着不同的生活方式。对于老年人，良好的生活方式可以延缓衰老、预防和减少疾病发生、提高生活质量、减轻家庭和社会负担、节约家庭及社会资源。

建立老年人良好的生活方式需遵循人类健康四大基石：合理膳食，适量运动，戒烟限酒，心理平衡。

（一）合理膳食

合理膳食就是管好自己的嘴，主要解决"吃什么、吃多少、怎么吃"的问题。我国健康教育专家总结了十个字"一二三四五，红黄绿白黑"。

"一"，每天一袋牛奶；"二"，每天250g碳水化合物；"三"，每天保证三份优质蛋白，以瘦肉、鸡蛋、奶、豆制品及鱼类为主；"四"，饮食保健四句话：有粗有细，不甜不咸，三四五顿，七八分饱；"五"，每天保证500g蔬菜和水果；"红"，多进食红色食物，如西红柿、红葡萄酒、红辣椒；"黄"，多进食红黄色蔬菜，如胡萝卜、西瓜、红薯、玉米、南瓜等富含维生素A的食物；"绿"，绿茶有一定的抗氧化作用，可延年益寿；"白"，燕麦粉、燕麦片可降胆固醇，降甘油三酯，预防便秘；"黑"，黑木耳可降血液黏度。

（二）适量运动

最好的运动是散步，老年人也可根据自身的健康状况选择适合自己的运动形式。

（三）戒烟限酒

如果能戒烟一定要戒烟，戒不掉烟的老年人每天最多不能超过5支烟，老年人每天可少量饮酒。

（四）心理平衡

情绪可引起老年人很多意外事件的发生，如心脏病、脑卒中等，所以要正确对待自己、他人和社会，与人为善。

五、保证老年人的隐私和安全

（一）保证老年人的隐私

日常生活中部分生活行为需要在私人空间中展开，如排泄、沐浴、性生活等。为保证老年人的隐私和舒适的生活，有必要为其提供适当的独立空间。但在现实生活中，由于老年人的身体状况、生活方式、价值观、经济情况等有个体差异，很难对此做出统一的规定。理想状况下老年人最好能有其单独的房间，且要与家人的卧室、厕所相连，以方便联系；窗帘最好为两层，薄的纱层即可透光，又可遮挡屋内情况，而厚的则可遮住阳光以利于睡眠。但无论是家庭还是养老机构，很多都不能满足以上条件，此时可因地制宜地采取一些措施以保护老年人的隐私，如在多人房间时应用拉帘或屏风进行遮蔽。

（二）保证老年人的安全

1. 心理护理

一般有两种心理状态可能会危及老年人的安全，一是不服老，二是不愿麻烦他人，尤其是个人生活上的小事，愿意自己动手。如有的老年人明知不能单独上厕所，但却不要别人帮助，结果难以走回自己的房间甚至发生跌倒；有的老年人想自己倒水，但提起暖瓶后，就没有力量控制好暖瓶而导致烫伤等。对此要多做健康指导，使老年人了解自身的健康状况和能力，对于有可能出现的危险因素多加提醒注意。护士则应熟悉老年人的生活规律和习惯，及时给予指导和帮助以满足其生活所需，并特别注意要给予足够的尊重以尽量减少其因需要他人照顾而带来的无用感、无助感。

2. 防护措施

详见本章第五节。

第五节　老年人其他常见问题的护理

一、压疮

压疮是由于身体局部组织长期受压、血液循环障碍、组织营养缺乏等原因，而引起的组织破损和坏死。压疮的发展是一个复杂的过程，压力、受压时间和组织耐受力是形成压疮的基本原因。早期发现高危人群是成功预防压疮的关键。对长期卧床、长期使用轮椅、身体虚弱、残疾、尿失禁、营养缺乏者或精神障碍者要进行危险评估，早期预防、早期护理。

（一）压疮的预防

1. 危险评估

应评估压疮的危险人群，以及诱发和加重压疮的危险因素。对高危险性的老年患者应定期重新评估并根据个体情况制订护理方案。Braden 量表和 Norton 危险评估量表是目前临床上应用最为广泛的危险评估工具。Braden 量表被 Hartford 老年护理研究院推荐为评估老年人压疮危险的最佳量表。Norton 危险评估量表是首个评估老年人的危险工具。

2. 皮肤护理

对高危老年患者，应每天评估皮肤情况，特别是骨隆突处。有大小便失禁的患者应采用中性的、无刺激性的清洁剂和温水进行皮肤清洗，在清洗后使用皮肤保护剂（如氧化锌软膏），并轻轻地擦干皮肤。也可使用吸收贴膜或尿布来保持皮肤干燥。避免按摩骨隆突上脆弱的皮肤。在给患者翻身和更换体位时，采用合适的技术防止皮肤受伤。

3. 营养监测

评估老年人全身营养状况，除去引起营养缺乏的因素。宜食富含蛋白质、糖类和维生素的食物。营养不良的老年患者，可使用营养补充剂。另外，适量饮水，防止脱水的发生。

4. 避免局部组织长期受压

定时翻身，一般每 2h 给卧床患者翻身一次，每 1h 给使用轮椅的患者变换体位 1 次。采用侧身 30°斜角翻身，以避免尾骨受压。在骨隆突处垫海绵垫褥、气垫褥等，或在身体空隙处垫枕头、软垫等来减轻骨隆突部位皮肤所受到的压力强度。长期卧床的老年患者，可选择使用压力减低装置如气垫床、水床垫、泡沫塑料垫等，以减轻压力。

5. 避免摩擦力和剪切力的作用

协助老年患者翻身、更换床单时，应将患者抬离床面，切忌拖、拉、推。抬高床头时，不要超过 30°，并且持续时间越短越好。患者需要取半卧位时，注意防止身体下滑。

6. 健康教育

对老年患者和照顾者进行综合的健康教育，教育内容应包括压疮的发生、发展和预防的一般知识、评估工具、皮肤自身评估的方法等。指导患者和照顾者学会预防压疮的方法，鼓励他们经常进行皮肤检查，如发现异常，及时告知医护人员。

（二）压疮的护理

1. 感染的控制

如果溃疡创面伴有感染，应先进行细菌培养。根据感染的严重程度选择局部或全身抗感染治疗。只有当伤口有明显感染时才可以使用杀菌剂，并需要稀释和短期应用，避免在正常的有肉芽生长的创面使用。

2. 清创术

清创术是为了去除坏死组织、分泌物和伤口代谢产生的废物。坏死组织促进细菌的生长并阻碍伤口的愈合，应尽快清除。清除化脓灶后，可用抗生素浸润的敷料局部贴敷。清创术的方法有机械式清创术、自溶式清创术、化学式清创术和外科手术式清创（表4-2）。

表 4-2　清创术比较

名称	目的	优缺点
机械式清创术	除去黏性分泌物	会破坏脆弱的上皮细胞，非首选清创法
自溶式清创术	使用人体自身的酶和水分溶解焦痂和蜕皮	选择性强，只作用于坏死组织，起效时间长
化学式清创术	采用局部使用酶胶和溶液的方法溶解坏死组织	对外科手术难以移除的黄色、柔软的焦痂很有效，但应用时应注意酶仅局限于坏死组织，因酶会破坏肉芽组织和上皮细胞
外科手术式清创术	感染或移除大面积焦痂	快速、选择性强，但患者疼痛明显，手术后应用抗生素敷料贴敷以预防感染

3. 伤口清洁

伤口清洁通过清除细菌、分泌物、脓液等促进创面愈合并防治感染。压疮的伤口应在最初和每次换药时进行清洁，干净的伤口应避免使用杀菌剂清洗。

4. 选择合适的伤口敷料

敷料可以维持伤口的湿润并促进伤口愈合。有很多敷料可以备选，护士应该根据临床诊断和伤口情况做最优的选择。合成敷料因其能减少照护时间、降低不适感、能提供持续的湿润环境而常被选用。合成敷料包括透明胶、水凝胶、水解胶体、海藻酸盐等。纱布敷料目前只在清创和清理伤口时应用，也可在伤口有窦道或瘘管时使用，但应注意用生理盐水浸润并放松包扎，还应避免纱布接触到正在愈合的疮面。

5. 物理疗法

紫外线、红外线、频谱仪等也常用与照射溃疡疮面，促进疮面愈合。

★ 考点：压疮的预防和护理是老年护理的重点

二、跌倒

跌倒是指不自主的、非故意的体位改变，倒在地上或更低的平面上，不包括靠在家具或者墙壁上的情况。随着老年人口数量的增加，跌倒已经成为威胁老年人健康、生命和生活质量的重要问题。因此跌倒的预防和救护非常重要。对于护理人员来说，识别跌倒的高危人群并提供预防跌倒和促进安全的措施尤为重要。

（一）跌倒的预防

1. 坚持锻炼

坚持进行有规律的体育锻炼，可增强肌肉力量，提高身体的柔韧性、协调性、平衡能力、步态稳定性和灵活性，从而减少跌倒的发生。锻炼时用避免剧烈活动，运动量应以健康状态为基础，量力而行，循序渐进。适合老年人的运动包括太极拳、散步等。太极拳是我国传统的健身运动，可有效预防跌倒。

2. 合理用药

请医生检查老年人服用的所有药物，当使用能增加跌倒危险的药物时，应尽可能减少用药剂量；避免同时服用多种药物，应了解药物的不良反应并注意用药后的反应。此外，还应注意补充适量的维生素 D 和钙剂，预防和治疗骨质疏松症。

3. 改善视力

有视力障碍的老年人应配戴矫正视力的眼镜。在配戴老视镜时，有一个适应的过程，所以在行走或爬楼梯过程中应注意安全。

4. 使用辅助工具和其他保护性装置

根据个人需要选择适当的辅助工具。使用的手杖长度要合适，要经常检查橡皮底垫是否磨损。有针对性地使用髋部保护器能有效预防跌倒后引起的髋部骨折。

5. 选择合适的鞋子

舒适的鞋可以提供良好的支撑来预防跌倒。老年人应该尽量不穿高跟鞋、拖鞋，不宜穿鞋底过于柔软、容易滑倒的鞋。

6. 环境改造

进行家庭内部的环境改造，同时关注社区公共环境的安全。

7. 克服害怕跌倒的心理

老年人跌倒后常产生害怕跌倒的心理，从而减少正常活动。应通过增强老年人的自信心、提供社会支持以减少老年人对跌倒的恐惧。

（二）跌倒后的处理

虽然部分跌倒可以预防和避免，但是有些跌倒却是不可预知、无法避免的。跌倒后，如果长时间躺在地上不能起来，可以导致压疮、脱水甚至死亡。要让老年人学会正确使用在无人帮助的情况下求救和安全起身的方法。

1. 寻求帮助

紧急呼救系统可以帮助老年人在跌倒后寻求救助，跌倒后，按动呼叫按钮，就可以与急救中心联系，并获得救护。

2. 跌倒后起身

教会老年人跌倒后如何起身非常重要。如果在家中或室外无人的地方跌倒后不要紧张，先放松，深呼吸。检查身体有无损伤，能否移动，头部有无撞伤，肢体有无疼痛、畸形等。如果受伤不严重，能够自行爬起，可以采用以下 6 个步骤。

① 转至侧身，用手推起身体坐下来。

② 转身用手和膝盖按着地面，然后爬向离身体最近的家具或其他容易借力的物体，例如床、椅子、马桶或树木、长椅、假山等。

③ 用双手按着座椅或其他固定物。

④ 单膝跪地。

⑤ 身体向前倾斜，然后用跪在地上的脚支撑站起来。

⑥ 坐下休息，然后向他人汇报跌倒的情况。

如果受伤严重，不能自行爬起来，则应采取以下措施。

① 找人帮忙。

② 保持温暖，用任何可随手拿到的物品保暖，如床单、衣服、台布等。如果跌倒在有水的地方，则需设法挪动身体离开潮湿处，尽量保暖。

③ 活动手脚，轻轻摆动，以助血液循环，防止身体局部过度受压。

三、疼痛

疼痛是由感觉刺激而产生的一种生理、心理反应及情感上的不愉快经历。疼痛有时并不存在客观的生物学指标，但患者的主诉常可准确、有效地提示疼痛存在与否以及疼痛的强度。老年人疼痛是老年人晚年生活中经常存在的一种症状。随着年龄的增加，准确感觉和主诉疼痛的能力降低，而不明确的疼痛和由此引发的不适感明显增加。

风湿、关节炎、骨折、胃炎、消化性溃疡、糖尿病、心绞痛、卒中和癌症等许多疾病都可以诱发老年人疼痛的发生。老年人的疼痛可分为急性疼痛和慢性疼痛。急性疼痛发作快、持续时间较短（<6个月），多由急性疾病或损伤引起，如跌倒、手术等，常需及时处理。而慢性疼痛，也称为持续性疼痛，是指急性疾病或损伤治愈后持续存在的疼痛，或与慢性疾病有关的疼痛，持续或反复发作时间较长（>6个月）。

（一）老年人疼痛的评估

疼痛评估对识别老年人疼痛的原因、程度和影响，指导疼痛治疗以及检测治疗效果非常重要。疼痛的评估要系统全面：不仅要评估疼痛的强度、部位、性质、发作频率、持续时间、加重和缓解的因素，还要详细了解病史、进行全面的体格检查，重视老年人的年龄、性别、个性和文化背景，评估患者有无躯体功能（如日常生活功能、睡眠、食欲）、心理社会功能（如情绪、人际交往、应对方式）、认知功能（如意识、感觉、记忆、思维）等的障碍。明确疼痛的病因，对疼痛进行对因治疗往往是最有效的。

目前，在没有客观、稳定的生物学指标的情况下，患者的疼痛主诉是公认的诊断疼痛的"金标准"。应当重视老年人的疼痛主诉，患者的任何疼痛主诉均需认真对待。目前也可以使用一些疼痛评估量表对老年人的疼痛进行评估和检测。这些评估量表一般可分为自评和观察性评估量表两大类。前者主要有视觉模拟量表、数字评定量表、词语描述量表、面部表情量表等，由患者主诉疼痛的情况；后者如语言沟通障碍老年人疼痛评估表，由他人（包括医生、护士、家属等）通过观察言语、表情、行为和体征等来反映老年人的疼痛情况，主要用于认知、语言功能障碍，疼痛主诉能力下降或主诉结果不可靠的老年人（如痴呆患者）。

（二）老年人疼痛的护理

1. 药物镇痛

疼痛治疗药物主要包括非甾体抗炎药、阿片类药物、抗抑郁药、抗焦虑药与镇静催眠药等。

（1）非甾体抗炎药（NSAIDs）　NSAIDs是适用于短期治疗炎症关节疾病（痛风）和急性风湿性疾病（风湿性关节炎）的主要药物。对乙酰氨基酚（泰诺林）是用于缓解轻至中度肌肉骨骼疼痛的首选药物。

（2）阿片类药物　阿片类镇痛药物适用于急性疼痛和恶性肿瘤引起的疼痛。阿片类药物对老年人的镇痛效果好，但老年人常因间歇性给药而造成疼痛复发。阿片类药物的不良反应有恶心、呕吐、便秘、镇静和呼吸抑制，用药过程中应注意观察和处理。

（3）抗抑郁药　抗抑郁药除了抗抑郁效应外，还有镇痛作用，可用于治疗各种慢性疼痛综合征。此类药物包括三环类抗抑郁药（如阿米替林）和单胺氧化酶抑制剂，三环类、四环类抗抑郁药不能用于严重心脏病、青光眼和前列腺增生的患者。

（4）外用药　临床上常用多瑞吉止痛贴（芬太尼透皮贴剂）等外用镇痛，适用于不能口服的患者和已经应用大剂量阿片类药物的患者。护理上应注意各种外用镇痛药的使用方法，做到正确有效使用。

（5）其他药物　曲马多主要用于中等程度的各种急性疼痛和手术后疼痛，由于其对呼吸抑制作用弱，适用于老年人的镇痛。

2. 非药物镇痛

非药物镇痛可减少镇痛药物的用量，改善患者的健康状况。作为药物治疗的辅助措施，非常有价值。但是非药物镇痛不能完全取代药物治疗。冷热疗法、按摩、放松疗法、音乐疗法均为有助于减轻疼痛的方法。

★ **考点：老年人疼痛的护理是保证老年人生活质量的重点**

四、疲劳

疲劳是一种主观上的虚弱、精力不足、疲倦的感受。疲劳分为两种类型，一种是生理性疲劳，另一种是病理性疲劳。生理性疲劳是指人们在日常活动中可以产生的一种不适的主观感觉，只要经过一定时间的休息，疲劳可以完全消除；病理性疲劳是由某种疾病所引起的，疲劳甚易出现，且较为突出。疲劳的临床表现是无精打采、有气无力、少食少动或不食不动、生活和劳动能力显著下降。随着年龄的增加，老年人有多种疾病共存，营养不良和营养素摄入不足，加上老年人肌纤维的萎缩、弹性下降，肌肉总量减少，故经常呈现出疲劳状态。疲劳属于老年衰弱综合征的范畴。

积极预防和治疗老年人的疲劳状态将会对老人、家庭和社会产生很大益处，尤其在疲劳早期采取预防措施，能够有效逆转疲劳的发生。疲劳的防治措施如下。

1. 锻炼

耐力运动可以增加肌力，增加下肢肌容量和行走速度，增加老人灵活性，改善疲劳状态。

2. 营养补充

营养干预可有效改善疲劳。补充蛋白质，特别是富含亮氨酸的必需氨基酸混合物，可以增加肌容量，进而改善疲劳状态。

3. 激素

对性腺功能衰退的老年男性补充睾酮可以增加肌力和肌容量，结合运动，效果更明显，对症状的改善有一定的效果。

4. 多重用药管理

多种疾病共存是疲劳的潜在因素，如抑郁、心力衰竭、肾衰竭、认知功能障碍、糖尿病、视力及听力下降等均可导致疲劳的发生与发展。所以应该积极管理老年人所患疾病，合理并及时纠正不恰当的药物使用，不仅可以减少医疗费用，还可避免因药物不良反应对老年人造成的伤害。

5. 减少医源性损伤

对疲劳的老年人来说各种侵入性的检查和治疗会产生更多并发症，甚至会增加患者的负担，影响老年人的生活质量，所以对于老年人应避免过度医疗行为。

思考题

一、名词解释

1. 睡眠呼吸暂停综合征　2. 便秘　3. 大便失禁

二、填空题

1. 老年人压疮的护理措施包括_____、_____、_____、_____、_____。

2. 老年人的活动原则包括_____、_____、_____、_____、_____、_____。

三、简答题

1. 简述预防跌倒的措施。

2. 简述尿失禁老人的护理措施。

四、病例分析

患者，男性，65岁，退休干部。退休后心理落差很大，不能适应新的社会角色，常常郁郁寡欢，不愿走出家门，不愿参加健身活动。经常在家看电视、看报、上网看新闻。饮食主要吃精细的食物，喜肉食，蔬菜、水果等进食量少，不爱喝水。最近自感大便时有明显的排便困难，粪便干硬，腹部胀闷，平均每周排便2次。

请思考：

1. 引起该老人排便困难的原因有哪些？

2. 应给予哪些健康指导以解决老人排便困难的问题？

（孙丹丹）

第五章

老年人的健康保健与养老照顾

○○
○○
○○

【学习目标】
- ❖ **掌握**：老年保健的概念、原则；自我保健的概念。
- ❖ **熟悉**：老年保健的重点人群及任务；居家养老、机构养老的概念。
- ❖ **了解**：老年保健的发展；老年照护机构的质量监控。
- ❖ **应用**：对老年人制订针对性的保健措施以及指导老年人进行自我保健。

案例导入

案例回放：

某小区内有很多对年过七旬的空巢夫妇，子女外出学习、打工在外或在外地工作，不能在家照顾父母，尤其当老人生病时，子女焦急万分，无法赶到父母身边，于是给当地政府和小区投递了书信，表达了希望得到当地政府和社区的帮助，让老人能安度晚年的愿望。

　　请思考： 1. 如何能让老人安度晚年？
　　　　　　　 2. 此类老人适合于哪种养老模式？

第一节　老年保健的概念、原则、任务与策略

　　随着我国人口的老龄化，失智老人、失能老人和高龄老人的人数在日益增加；另外纯老人家庭数、独居老人数的不断增加加剧了对老年人长期照护服务的需求。对老年人提供相应的保健和养老照顾，以及建立和完善老年保健和养老机构已经成为我国当前十分重要的任务。

一、老年保健的概念与发展

（一）老年保健的概念

　　WHO认为老年保健（health care in elderly）是指在平等享用卫生资源的基础上，充分利用现有的人力、物力，以维护和促进老年人健康为目的，发展老年保健事业，使老年人得

到基本的医疗、护理、康复、保健等服务。

（二）老年保健的发展

1. 国外老年保健的发展

（1）英国 ①英国是老年保健的起源地；②具有全民免费的国家保健服务和社区卫生服务；③对长期住院的老年患者实施"轮换住院制度"。目前，英国有专门的老年人医院，并且对老年人进行访问调查，对健康进行生活指导等一系列健全的制度。

（2）美国 ①在1965年时，美国就将老年健康保险写进了社会保障法中；②在1966年老年人就开始享有老年健康保险。健康保险的内容包括强制性的住院保险（含有住院治疗费用和某些特定的院外治疗费用）和附加医疗保险两个部分。目前实行的是社区保健服务，主要的老年服务机构有护理之家、日间护理院、家庭养护院等。

（3）日本 ①日本老年保健起步较晚，但是发展较为迅速；②20世纪70年代，老年人保健制度建立起来，80年代制度逐步完善；③建立多元化的养老保健体系；④制定推行老年保健事业的发展计划和老年人保健福利十年战略；⑤日本的养老机构把老年人在疾病的预防、治疗、护理、功能训练及健康教育等方面的问题结合起来，对促进老年人的身心健康起了很大的作用。

2. 我国老年保健的发展

我国老年保健的发展可分为三个时期。

第一时期：初步建立期（1949～1981年）。在这个时期，虽然没有"老龄政策"的具体概念，但是却颁布了相应的条例以保证老年人的健康权益。

第二时期：逐步形成期（1982～1998年）。在这个时期，我国人口老龄化问题逐渐显现出来。1982年，老龄问题全国委员会成立；1994年，中国老年保健医学研究会成立；1995年，老年卫生工作领导小组成立，并提出老年卫生工作对策。并在此期间，颁布实施了《中华人民共和国老年人权益保障法》。

第三时期：快速发展期（1999年至今）。在这个时期，我国已经处于人口老龄化的阶段。在1999年，成立了全国老龄工作委员会；2001年，颁布了《社会养老服务体系建设规划》，以此来应对人口老龄化的问题。2006年，国务院办公厅转发十部委制定的《关于加快养老服务业的意见》。

我国老年保健护理体系的发展过程有以下5个主要过程：①医院的老年人护理；②老年病专科医院的设立；③老年护理医院的设立；④街道的护理中心；⑤老年公寓、养老院。

目前，我国老年服务体系是以家庭养老为基础、社区服务为依托、社会养老为补充的模式进行。我国老年保健事业的发展，凸显出国家对老年卫生工作的高度重视，有力地促进了老年服务的发展。

★ **考点：老年保健的概念**

二、老年保健的原则

（一）全面性原则

老年保健具有多层次、多阶段的特点。多层次指老年人保健不仅应从身体疾病入手，还应关注心理问题及社会适应问题。多阶段指老年保健不仅包括治疗，还应该包括预防和康复。

（二）区域化原则

区域化原则是指以社区为基础来提供老年保健。老年人其实更愿意留在家庭而不是住进各种老年机构。所以建立社区保健制度是相当有必要的。我们一方面可以通过家庭、邻居、社区一起提供保健和社会服务，帮助老年人及其照顾者；另一方面可以通过长期护理机构的专业性或者辅助性的服务来为老年人提供帮助。重点是针对老年人独特的需要，为真正需要服务的老年人提供相应的帮助；同时也应充分发挥老年人的主观能动性，先进行保健知识的教育，主要以预防为主。

（三）费用分担原则

费用分担是老年保健管理的重要环节。由于日益增长的老年保健需求和紧缺的财政支持，使得其费用只能进行"风险共担"，即政府承担一部分，保险公司承担一部分，加上自身承担一部分。

（四）功能分化原则

功能分化是指在对老年保健的全面性有充分认识的基础上，加强对老年保健的各个层面的重视，并体现在各个方面。例如，老年人的疾病有其特殊性，对老年人的健康服务就可以有老年医院和老年护理院等的分化；老人的心理、生理、社会等问题应进行明确的功能分化。

（五）联合国的老年保健原则

1. 独立性原则

① 老年人应享有足够的水、食物、住房、衣着和保健。

② 老年人应有工作机会和其他创造收入的机会。

③ 老年人应生活在安全且适合个人选择及适应能力变化的环境中。

④ 老年人应有机会获得适宜的教育和培训。

⑤ 老年人应尽可能长期在家居住。

2. 参与性原则

①老年人应始终保持融入社会，积极参与制定、实施与其健康直接相关的政策和措施。

② 老年人应有自己的协会或者组织。

③ 老年人应寻找和创造为社区服务的机会，在适合他们兴趣和能力的相应位置进行志愿者服务。

3. 保健与照顾原则

① 老年人应享有保健服务。

② 老年人应享有家庭和社区的照顾和保护。

③ 老年人应享有人权和基本自由。

④ 老年人应享有社会和法律服务，以提高自主能力，并得到更好的照顾和保护。

⑤ 老年人应利用适宜的服务机构，获得政府提供的保健和生活质量的决定权。

4. 自我实现或自我成就原则

① 老年人应能寻求充分发挥自己潜力的机会。

② 老年人应能享用社会中的教育、文化、精神和娱乐资源。

5. 尊严性原则

① 所有老人都应被公平对待，并尊重他们对社会的贡献。

② 老年人生活应有尊严和保障，避免受到剥削和身心虐待。

★ 考点：老年保健的原则

三、老年保健的重点人群及任务

（一）老年保健的重点人群

1. 患病老年人

老年人患病后，生活能力下降，身体素质下降，治疗及护理费用支出加重了老年人的经济负担，部分老年人可能会选择放弃治疗。因此，做好老年人的医疗保健指导、健康检查、健康教育等是非常重要的。

2. 高龄老年人

高龄老人是指 85 岁以上的老年人，此类老人大多体质虚弱，常会患有多种疾病，也会出现各系统功能衰竭，而老人住院的时间也会长于其他的人群，这类老人对医疗保健的需求量会逐渐增大。

3. 丧偶老年人

近 20 年来，丧偶老人的数量不断增加。随着年龄的增长，丧偶对老年人的生活影响很大，丧偶老人的孤独感和心理问题的发生率高于有配偶老人，这种情况对老人的身体健康是有害的，丧偶老人产生的不良心理，会导致原有疾病的加重或复发。

4. 独居老年人

由于老年人的身体不适和居住环境的交通不便等因素的影响，独居老年人外出看病不易，对社区服务的需求量不断增加。因此，对于此类老年人，应定期进行巡诊、送医送药，让老年人在一些养老机构中感受到家庭护理的温暖。

5. 近期出院的老年人

新近出院的老年人因为疾病尚未完全的恢复，身体状况较差，常需要根据病情调整用药方案或进行康复护理，但如果缺乏疾病知识或者老年人有经济困难等情况的时候，就会导致老人疾病的复发。因此，对于新近出院的老人应给予特殊照料，随时关注老人的心理异常症状，帮助老人尽快康复。

6. 老年精神障碍者

老年人的精神障碍主要是老年期痴呆症，此类老人失去生活自理的能力，常常会伴有营养障碍，加重其原有的躯体疾病。因此，该类人群对医疗护理服务的需求量明显高于其他老年人。

（二）老年保健的任务

开展老年保健工作的目的是运用老年医学知识开展老年病预防和治疗工作，指导老年人日常生活和健身锻炼；开展健康教育，提高老年人健康保健意识和自我保健能力，延长期望寿命，提高生活质量。该任务的实现需要依赖完善的医疗保健服务体系，主要包括医院内保健护理、中间服务设施中的老年保健照护、社区及家庭中的老年保健照护、临终关怀护理、重视长期保健护理的需要、社区资源的合理利用等。

★ 考点：老年保健的重点人群

四、我国老年保健的策略

由于不同的国家文化背景和传统影响的差异，老年保健制度和体系也不尽相同。根据我国的国情、老年保健的目标、针对老年人的特点和权益，可将其归纳为六个"有所"。

1. 老有所养：老年人的生活保障

家庭养老仍然是我国老年人养老的主要方式。但是在社会、经济、文化等多方面因素的共同作用下，家庭养老功能的逐渐弱化，养老必然由家庭转向社会，特别是社会福利保健机构。建立多渠道的资金来源，完善社区老年服务机构的设施，确保老年人的基本生活和服务，将成为老年人安度幸福晚年的重要保证。

2. 老有所医：老年人的医疗保健

随着年龄的增长，多数老年人的健康状况下降，健康问题和疾病逐渐增多。可以说"老有所医"关系到老年人的生活质量。因此，解决医疗保健问题是改善老年人医疗状况的前提和基础。只有深化医疗保健制度的改革，逐步实现社会化的医疗保险，运用立法的手段和国家、集体、个人合理分担的原则，将大多数的公民纳入这一体系当中，才能改变目前支付医疗费用的被动局面，真正实现"老有所医"。

3. 老有所乐：老年人的文化生活

老年人在退休之前，在工作岗位上奉献了自己的一生，应有权继续享有安度晚年、享受生活乐趣的权利。国家、集体和社区都有责任为老年人的"所乐"提供条件，鼓励老年人正确和科学地参与社会文化活动，促进身心健康，提高文化修养。"老有所乐"的内容十分广泛，如可以在社区内建立老年活动中心，组织开展琴棋书画、阅读欣赏等活动。

4. 老有所学：老年人的发展

在 1983 年，我国创立了第一所老年大学，老年大学为老年人提供了一个继续学习的环境和机会，也为老年人的社会交往创造了有利的条件。老年人通过学习，能让自己的精神面貌发生极大的改观，生活也因此变得非常充实，身体健康状况也得到改善。因此，受到老年人的欢迎。老年人可根据自己的兴趣爱好或特长选择学习内容，新知识又为"老有所为"创造了一定的条件。

5. 老有所为：老年人的成就

一般来说可分为两类：①直接参与社会发展，将自己的知识和经验直接用于社会活动中，如各种咨询服务、人才培养等。②间接参与社会发展，如提供相应建议、参加社会公益活动等。老有所为可以为老年人增加个人收入，提升社会价值，为进一步改善自身生活质量起到了积极的作用。

6. 老有所教：老年人的教育及精神生活

一般来说，老年群体是相对脆弱的群体。老有所教并不是让老年人发挥余热去教育人的意思，是让老年人受到适合年龄时代特点的教育。其实老年教育的内容是多方面的：法律法规、文化知识、艺术、养老保健、退休后老人"角色"的转变等，能者为师，教与学是相互的。而老有所教与老有所学是交集关系，前者属有组织、有计划的系统性老年教育，后者则更宽泛和随意。

第二节　老年人自我保健与健康促进

一、老年人的自我保健

（一）自我保健的概念

WHO 认为自我保健（self-health care）是指人们为保护自身健康所采取的一些综合性的保健措施。老年人的自我保健（self-health care in elderly）是指老年人利用自己所掌握的健康相关知识，进行自我观察、诊断、预防、治疗和护理的行为活动。

（二）自我保健的意义

① 有利于老年人健康长寿。
② 符合中国国情。
③ 是一种最充分的保健。
④ 有利于延长老年人生活自理的时间，提高生活质量。
⑤ 自我保健是实现"人人享有卫生保健"目标的关键。

（三）自我保健的措施及注意事项

1. 自我保健的措施

（1）自我观察　是指通过"视""触""嗅""听"等方式观察自身的健康状况，及时发现异常情况，能做到疾病早发现、早诊断、早治疗。其主要内容包括：观察与生命活动有关的重要生理指标；观察疼痛部位、性质、特征；通过自我的观察，能随时掌握自身身体状况的变化，以便及时采取相应医疗措施。

（2）自我预防　自我预防是自我保健的核心。健康的生活方式、良好的生活习惯和心理状态以及适度的运动，都是预防疾病的重要措施。

（3）自我治疗　是指老年人慢性病的自我治疗，如患有糖尿病的患者能够自己进行胰岛素注射；高血压患者能在家中自己进行血压监测等。

（4）自我护理　指老年人为增强生活自理能力，运用家庭护理知识进行自我调节、自我照顾及自我参与等护理活动。

2. 自我保健的注意事项

（1）老年人要根据自己的身体状况来选择相应的自我保健方法。
（2）体弱多病的老年人，在自我保健时要分清主次，合理调配，提高自我保健效果。
（3）使用药物时，应根据自身的健康情况、个体的耐受性及脏器功能情况合理使用。如需治疗用药，应遵医嘱服药。

★ 考点：自我保健的概念及相关措施

二、老年人的健康行为

随着年龄的增长，老年人的身体素质、精力会随之下降，老年人拥有健康的体魄，对自己和子女来说都是非常有必要的。我们可以把老年人的健康行为归纳为以下两个方面。

（一）运动

1. 适合老年人的锻炼项目

在条件可以的情况下，老年人适当运动对身体的好处是非常大的。老年人运动的时间以每天1～2次，每次30min左右，一天运动总时间不超过2h为宜。一般来说，适合老年人的锻炼项目有以下几种。

（1）散步　散步是一种最简单、最适合老年人的活动方式，运动量适中。通过散步，可以对下肢肌肉、关节进行锻炼，防止肌肉萎缩，保持关节灵活。散步宜在公园、道路、田野间进行。这种活动对体质较弱，有高血压、心脏病及肥胖症，又不宜进行大运动量锻炼的老人比较合适。

（2）慢跑　慢跑较散步活动量大，锻炼效果更好。坚持长跑锻炼的老人，肺活量比一般人大10%～20%。慢跑也是防止身体超重和治疗肥胖的有效方法。

（3）倒走　倒走能减轻腰酸背痛、降低血压，使平时不动的肌肉得到锻炼。

（4）保健按摩　用双手在身体不同的部位按摩，能促进血液循环，对神经和穴位起良好刺激作用，较适合体弱老人。但有恶性肿瘤的老年疾病患者不适宜作按摩。

（5）其他适合老人的锻炼项目　如打太极、练气功、快走、骑车慢行、游泳、登山、老年健身操、打门球、打羽毛球等。

2. 运动中的注意事项

有规律的体力活动有助于提高老年人心肺功能的适应性，可减少忧虑和紧张，增加生活信心。当然在运动中有一些注意事项是需要牢记的。

① 选择运动速度和运动量易于自我控制的运动。不宜选择速度快、强度大的运动。如跳跃、滚翻、篮球、足球等对抗性强、技巧性强的运动。

② 不要选择引体向上、俯卧撑、举杠铃等有憋气动作的运动。要避免手倒立、头倒立等运动。

③ 要选择好锻炼的环境。锻炼宜选择在公园、绿化地带或林间。一般情况下不要在硬马路上、石板地上跑步或步行锻炼。

④ 要选择适宜的锻炼时间。一天中进行健身锻炼最佳时间是15：00～17：00。当然，也可根据个体具体的时间进行相应的安排。同时，应注重心理健康，保持乐观豁达的生活态度。

（二）饮食营养

进入老年期后体力活动减少，消化和吸收能力减退，易导致食欲减退。加上某些不良生活习惯或退离休后的经济变化，食物摄入量减少，易发生营养缺乏或不足。亦可因膳食搭配不合理而造成营养失调。在考虑老年人的营养组成时，应注意以下事项。

① 老年人的热能需要量以勿过多摄取为原则。热能摄入过多易致肥胖而伴发动脉硬化、糖尿病等疾病；热能长期摄入不足则可致营养不良、消瘦、免疫功能降低等。

② 需要注意多种微量元素的补充，因为微量元素与老年期多发病有关。

③ 维生素与老化有一定的关系，因此在平时的饮食中应多补充维生素。

④ 实验表明氨基酸可以延长寿命，所以也应补充富含氨基酸的食物。

第三节　老年人的养老与照顾

养老是指老年人由于年龄增长而使其生活功能逐渐减退，退出生产领域，日常生活自理能力减弱，需要外界提供经济供养、生活照料和精神慰藉。

照顾是指对于因为年龄过大、身患疾病或者存在某些障碍的老人提供的医疗、护理、保健等全面性的服务。

在老龄化现象越来越严重的情况下，我国老年人的养老问题已经成为一个社会问题。在这种情况之下，如何养老已经成为政府、社会、公民都需要思考的一个问题。政府和社会提供什么样的资源，公民应选择怎样的方式养老，这些都是老年养老保健的重中之重。

在养老模式上，根据居住形式的不同，可以把养老分为居家养老和机构养老。

一、居家养老

20 世纪 70 年代以来，中国人口年龄结构由年轻型快速转变为老年型，到 20 世纪末，中国 60 岁以上老年人口占总人口的比例超过 10％。进入新世纪后，中国人口老龄化速度加快，国务院新闻办《中国老龄事业的发展白皮书》指出，2005 年底 60 岁以上老年人口近 1.44 亿，占总人口的比例达 11％。2015 年，我国 60 岁以上老年人口数将达到 2.16 亿，约占总人口数的 16.7％，年均净增老年人口 800 多万，超过新增人口数量，80 岁以上的高龄老人将达到 2400 万人，约占老年人口的 11.1％。预计到 2050 年老年人口比例将达到最高峰值。

中国传统养老模式以家庭养老为主，即养老的物质需要和生活照料由家庭成员提供。随着计划生育政策的有效执行和经济快速发展，社会急剧转型，家庭的养老功能减弱，家庭养老模式已无法单独应对老龄社会的挑战。依托社区的居家养老开始受到重视。

1. 居家养老的概念

居家养老是指老年人居住在家中，依靠社区内部或附近一些相关组织，由专业人员或家人等对老年人提供服务或照顾的一种服务形式。

2. 居家养老的特点

① 居家养老不仅仅只是某个家庭的责任，同时也是政府及社会的责任，居家养老主要以社区为主。

② 居家养老不单单只是负责老年人的基本生活照顾，同时还包括了老年人的心理护理、精神慰藉、社会活动等。

③ 居家养老中家是最重要的场所。

④ 因为居家养老需要社会保障体系很完整，所以需要一定的经济来作为支撑。

⑤ 居家养老是适应人口老龄化和家庭结构变化，在家庭养老基础上发展起来的善用社会资源的养老模式，它满足了老年人适度社会化的需求。

3. 居家养老的优点

① 适应我国老年人的生活习惯和心理特征。受中华民族传统的家庭伦理观念影响，我国大多数老年人不愿离开自己的家庭和社区，到一个新的环境去养老。居家养老服务采取让

老年人在自己家里和社区接受生活照料的服务形式，适应了老年人的生活习惯，满足了老年人的心理需求，有助于他们安度晚年。

② 居家养老相对于一些社会机构养老需要的费用较低，大部分家庭能够承担相应费用。

③ 有利于解决当前社会条件下的养老困境，利于缓解机构养老资源不足的问题。

④ 居家养老符合中国的国情。

⑤ 居家养老有利于推动社区的发展。

4. 居家养老的缺点

随着独居老人的增多，如何保证老年人的安全成了一个很大的问题，空巢老人身体一旦有恙或发生任何意外，家人、邻居没有及时发现的话，容易耽误救治。而且在花销方面，如果老年人身体健康状况欠佳，日常生活需要帮助的话，那么护理成本便会大大增加。

二、机构养老

我国已经进入老龄化社会，老龄化日益严峻的趋势，是经济发展、社会进步、科技发达等诸多条件综合作用下的产物。我国人口老龄化将带来一些新的矛盾和压力，对经济和社会的发展提出新的挑战，养老服务需求不断增加，家庭养老功能不断弱化，传统意义上的家庭养老模式已经不能满足社会发展要求，由社会承担养老责任的趋势日益彰显。而相继出现的机构养老就是其中一个模式。

1. 机构养老的概念

机构养老是指老年人离开长期居住的家庭，居住在专业的养老机构中，由养老机构中的服务人员提供全方位、专业化的照顾服务。

目前，我国的养老机构主要包括：敬老院、养老院、老年公寓、老年护理院、托老所、老年社会福利院等机构。这些机构养老具有专业化、市场化、社会化的特征，为老年人提供了高水准的生活照顾及护理。

2. 机构养老的优点

① 能减轻年轻人照顾老人的压力，缓解家务劳动所带来的各种矛盾，使老人得到较为集中的照顾。而且老人在院舍中有同辈群体的交流，从心理上来说建立了另一种社会支持网络，对老人的身体状况等方面极有帮助。

② 机构养老的照顾服务专业化，能够使老人得到全面性的照顾和医疗护理服务。

③ 机构养老环境较好、无障碍设施完善，使老年人的生活更加的安全、便利。

④ 由于机构养老中老年人集中生活在一起，对于空巢老人或家里无子女照顾的老年人来说能够参加各种各样的社会活动以及很多文化生活，使得老年人的孤独感得以解除，提高生活的质量。

⑤ 机构养老中老人没有居住在家中，这样能够在一定层面减轻子女的照顾负担。

3. 机构养老的缺点

我国的老龄化人口日渐增多，且老年人口数量庞大，但是老年保健起步较晚，机构养老承受了巨大的财政负担，人力资源大量欠缺，其缺点主要体现在以下几个方面。

① 机构养老需要巨大的资金来维持养老照顾的专业性，这就使得家庭、社会、政府的经济负担加重。

② 老年人需要离开长期居住的家庭，去适应一个新的环境，重新建立人际关系。由于老年人适应力的减弱，有可能会与他人发生冲突。

③ 机构养老中的照顾存在很多的弊端，护理人员不是根据每个受照顾者的具体需要来提供服务，而是根据制度和工作程序的要求运转。用公事公办的态度对待每一个受照顾者，住在养老机构里的老年人会感到冷漠，缺少人情味。

④ 在机构养老中，对离开家住进养老院或老人公寓的老人来说，生活在机构里会因为失去了他们曾经熟悉的和拥有过的一切而产生严重的孤独感。

三、老年照护机构的质量监控

老年照护机构是老年人社会保障机构的重要组成部分。长期照护是老年照护机构服务永恒的主题，护理质量是老年照护机构服务的生命线，是老年照护机构管理的核心服务，是机构整体工作的集中体现。

WHO认为，老年照护机构质量控制的内容应包括建立患者信息系统、护理专业人员的相关培训、服务标准的制定等。

在整个老年照护机构质量监控中，其实不仅仅是社区、家庭的责任，地方政府甚至是中央政府都存在有相应的责任。

地方政府应领导和支持当地老年照护机构的改革和创新工作，且应制定适合当地水平的质量监测标准；可以统筹安排机构、社区和居家照护，鼓励在合适的环境中养老；合理配置照护资源，加强对非正规照护的监管；还可以通过职能的转变，由直接提供照护服务转向对照护服务供给进行规划、引导和监管，通过从市场中直接购买照护服务或者向需照护者提供经济资助，由受照护者自主选择的方式，来满足他们的照护需求。

中央政府应合理分配资源，筹资组织和管理老年社会保障体系的政策运转。还可以通过向服务提供者或接受者提供补贴、津贴的形式鼓励非正规照护服务的发展，保证选择非正规服务的老年人享有平等的获得社会保障的权利。各个政府机构和部门可以相互进行合作，根据各国不同的传统、背景、文化特点共同解决养老保障的问题。

★ 考点：居家养老和机构养老的概念及优缺点

思考题

一、名词解释
1.老年保健　2.自我保健　3.老年人的自我保健

二、填空题
1.我国老年保健的发展分为三个时期，分别是_____、_____、_____。

2.老年保健的重点人群分别有患病老年人、_____、_____、独居老年人、_____、老年精神障碍者。

三、简答题
1.简述自我保健的措施。

2.简述老年保健的原则。

3.简述机构养老的优点。

四、病例分析
患者张某，女性，70岁，2年前被车撞倒后导致腰椎骨折，虽然进行了手术。但术后效果欠佳，腰椎受损部位疼痛明显。医生建议其适当服用药物止痛，但因张某担心药物不良反应而拒绝。张某现与老伴两人居住，老伴平时参与社区活动较多，但张某由于腰痛平日需要较长时间卧床休息。

请思考：

针对这位老人，应选择哪种养老与照顾模式？该模式有什么优点？

（肖　婷）

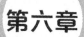

老年人的安全用药与护理

⬡⬡⬡⬡⬡⬡⬡⬡⬡⬡⬡⬡⬡⬡⬡⬡⬡⬡⬡⬡⬡⬡⬡⬡⬡⬡⬡⬡⬡⬡⬡⬡⬡⬡⬡⬡⬡
⬡⬡⬡⬡⬡⬡⬡⬡⬡⬡⬡⬡⬡⬡⬡⬡⬡⬡⬡⬡⬡⬡⬡⬡⬡⬡⬡⬡⬡⬡⬡⬡⬡⬡⬡⬡⬡
⬡⬡⬡⬡⬡⬡⬡⬡⬡⬡⬡⬡⬡⬡⬡⬡⬡⬡⬡⬡⬡⬡⬡⬡⬡⬡⬡⬡⬡⬡⬡⬡⬡⬡⬡⬡⬡

【学习目标】

◆ **掌握**：老年人安全用药的护理。

◆ **熟悉**：老年人的用药原则；老年人常见的药物不良反应及发生的原因。

◆ **了解**：老年人药物代谢动力学和药效学特点。

◆ **应用**：对老年人进行合理的用药指导。

案例导入

案例回放：

患者，男，80 岁，患高血压、冠心病 25 年，脑梗死 3 年，吸烟史 35 年，喜食肥肉。定期口服阿司匹林，每天 1 次，每次 1 片；硝苯地平，每天 2 次，每次 1 片。近几月出现恶心、呕吐、腹胀、食欲缺乏、大便黑色和牙龈出血。

请思考： 1.导致老年人服药后出现不良反应的原因有哪些？

2.患者出现黑便和牙龈出血的原因是什么？

3.针对患者所服药物，该如何对患者进行用药指导？

第一节　老年人药物代谢动力学和药效学特点

随着年龄的增长，老年人各脏器的组织结构和生理功能逐渐开始出现退行性改变，机体对药物的吸收、分布、代谢和排泄受到了严重影响。药物代谢动力学的改变，又直接影响了组织、靶器官中有效药物浓度维持的时间，从而达不到应有的疗效。另外，老年人常同时患有多种基础疾病，治疗中药物品种增多，药物总量加大，提高了不良反应的发生率。所以，学习老年人药物代谢动力学的特点，熟悉老年人用药原则和药物不良反应及其产生原因，才能对老年人的用药进行安全、有效的护理。

一、老年人药物代谢动力学特点

药物代谢动力学（pharmacokinetics），简称药动学，是研究药物在体内的吸收、分布、代谢和排泄过程及药物浓度随时间变化规律的一门科学。由于老年人身体各个器官的功能已经慢慢下降，老年药动学呈现出特殊改变，特点为：药物代谢过程减慢，绝大多数药物的被动转运吸收不变而主动转运吸收减少，药物代谢能力减弱，药物排泄功能降低，血药浓度增高。

（一）药物的吸收

药物的吸收是指药物从给药部位转运到达血液循环的过程。对老年人而言，大多数的给药途径为口服给药。因此，口服给药的效果会受到胃肠道环境、功能及胃动力的影响。

1. 胃液酸碱度

老年人胃黏膜萎缩，胃功能下降，胃酸分泌减少，胃液 pH 值升高，可影响药物离子化程度。

2. 胃排空速度减慢

老年人胃部肌肉萎缩，胃蠕动减慢，使胃排空速度减慢，延迟药物到达小肠的时间。因此，药物的吸收延缓、速率降低，有效血药浓度到达的时间推迟，特别对在小肠远端吸收的药物或肠溶片有较大的影响。

3. 肠肌张力增加和活动减少

老年人肠蠕动减慢，肠内容物在肠道内停留时间被延长，使药物吸收增加。但胃排空延迟、胆汁和消化酶分泌减少等因素都可影响药物的吸收，一些需要酶和糖蛋白为载体的铁剂、维生素、钙剂等的吸收受到的影响最明显。

4. 胃肠道和肝血流减少

胃肠道和肝血流量随年龄增长而减少。胃肠道血流量减少可影响药物吸收速率，故老年人对奎尼丁、氢氯噻嗪的吸收可能减少。肝血流量减少，影响了药物的首过效应，首过效应减弱，对有些主要经肝脏氧化灭活的药物，如普萘洛尔等的消除减慢，血药浓度升高，所以，老年人在服用此药物时要酌情减量，并仔细观察服药后的不良反应。

> **知识链接**
>
> #### 首过效应
>
> 首过效应，指某些药物经胃肠道给药，在尚未吸收进入血循环之前，在肠黏膜和肝脏被代谢，而使进入血循环的原形药量减少的现象，也称第一关卡效应。某些药物口服后在通过肠黏膜及肝脏而经受灭活代谢后，进入体循环的药量减少、药效降低。因给药途径不同而使药物效应产生差别的现象，在治疗学上有重要意义。

（二）药物的分布

药物吸收后随血液循环分配到各组织器官叫作分布。药物的分布与药物的贮存、蓄积及清除有关，并影响药物的效应。影响药物在体内分布的主要因素有：机体的组成成分、药物与血浆蛋白的结合能力及药物与组织的结合能力等。

1. 老年人细胞内液减少

细胞内液减少使机体总水量减少，导致乙醇、吗啡等水溶性药物的分布容积减小，血药浓度增加。

2. 老年人脂肪组织增加

脂肪组织增加，非脂肪组织逐渐减少，导致利多卡因、地西泮、苯巴比妥等脂溶性药物在老年人组织中分布容积增大，半衰期延长，药效持续较久。

3. 老年人血浆白蛋白含量减少

血浆白蛋白含量减少，使与血浆白蛋白结合率高的药物游离型成分增加分布，容积加大，药效增强，易引起不良反应，应减少剂量。如抗凝药华法林与血浆白蛋白结合减少，药物游离浓度增高使其抗凝作用增强，毒性反应增大。因此，老年人使用华法林应减少剂量。

4. 药物与血浆蛋白的结合能力改变

由于老年人脏器功能逐渐衰退，同时患有几种基础疾病，常需联合服用多种药物。然而，联合用药时若两种药物出现蛋白结合竞争现象，尽管其剂量均为正确剂量，仍然会使其中一种药物的游离浓度增高，向组织分布增加，加大毒性反应。如服用血浆蛋白结合率为99％的双香豆素后，再服用血浆蛋白结合率为98％的保泰松，可使血中双香豆素游离浓度成倍增加，其抗凝作用增强，导致渗血甚至出血不止。

（三）药物的代谢

药物在体内发生化学变化称为药物的代谢，又称生物转化。肝脏是药物代谢的主要器官，其次是肠、肾、肺及脑等组织。老年人肝血流量和细胞量比成年人低，肝脏微粒体酶系统的活性也随之下降，肝脏代谢速度只有年轻人的65％。因此，药物代谢减慢，半衰期延长，易造成某些主要经肝脏代谢的药物蓄积。经研究表明，老年人使用普萘洛尔、利多卡因、保泰松和异戊巴比妥后，血药浓度增高，半衰期延长。所以，老年人在服用此类药物时，应当注意减量，一般用成人量的1/3～1/2，用药时间也要延长。

老年人肝脏代谢药物的能力改变不能采用一般的肝功能检查来预测，因为肝功能正常不一定说明肝脏代谢药物的能力正常。血药浓度可反映药物作用强度，血浆半衰期可作为预测药物作用和用药剂量的指征，但血浆半衰期并不能完全反映出药物代谢、消除过程和药物作用时间。如长效降压药米诺地尔，其血浆半衰期为4.2h，但降压效果可持续3～4天。这是因为药物与血管平滑肌结合，使其作用持续时间远远超过根据血浆半衰期所预测的时间。

★ 考点：肝脏是药物代谢的主要器官

（四）药物的排泄

药物排泄是指药物及其代谢产物经过机体的排泄器官或分泌器官排出体外的过程。药物排泄的主要器官是肾，其次是胆道、肠道、唾液腺、乳腺、汗腺、肺等。老年人肾功能减退，包括肾小球滤过率降低、肾血流量减少、肾小管的主动分泌功能和重吸收功能降低。这些因素都可导致主要以药物原形经肾排出体外的药物蓄积，表现为药物排泄时间延长、清除率降低。

总之，老年人肾功能减退，血浆半衰期延长，故应注意适当减少用药剂量，延长给药间隔，特别是以原形排泄、治疗指数窄的药物，如地高辛、氨基糖苷类抗生素尤其需要引起注意。老年人如有失水、低血压、心力衰竭或其他病变时，可进一步损害肾功能，故用药应更加小心，最好能监测血药浓度。

★ 考点：药物排泄的主要器官是肾

二、老年人药效学特点

药物效应动力学简称药效学，是研究药物对机体的作用及作用机制的科学。老年药效学改变是指机体效应器官对药物的反应随老化而发生的改变。老年药效学改变的特点包括以下几点。

（一）药物的敏感性

老年人对大多数药物的敏感性增高、作用增强；对少数药物的敏感性降低；药物耐受性下降，药物不良反应发生率增加，用药依从性降低。

（二）药物的耐受性

1. 多药合用耐受性明显下降

老年人单一用药或少数药物联合用药的耐受性较多药合用为好，如利尿药、镇静药、催眠药各一种并分别服用，耐受性较好，能各自发挥预期疗效。但若同时合用，患者不能耐受，容易出现直立性低血压。

2. 对易引起缺氧的药物耐受性差

因为老年人呼吸系统、循环系统功能均有降低，应尽量避免使用对呼吸和循环系统有影响的药物。如哌替啶对呼吸有抑制作用，慎用于呼吸系统功能下降的老年人，禁用于患有慢性阻塞性肺疾病、支气管哮喘、肺源性心脏病等的患者。

3. 对排泄慢或易引起电解质紊乱的药物耐受性下降

老年人由于肾调节功能和酸碱代偿能力下降，使机体对排泄慢或易引起电解质紊乱药物的耐受性下降，所以使用该类药物时剂量宜小，间隔时间宜长，还应关注药物的肌酐清除率。

4. 对肝有损害的药物耐受性下降

老年人肝功能下降，对肝脏有损害的药物（如异烟肼、利血平等）的耐受力下降，慎用于老年患者。

5. 对胰岛素和葡萄糖耐受力降低

老年人由于大脑耐受低血糖的能力较差，易发生低血糖昏迷。在使用胰岛素过程中，应注意观察低血糖的症状，提早预防低血糖昏迷。

★ 考点：老年人药效学的学习是指导老年人合理用药的前提

第二节　老年人的用药原则及安全用药的护理

老年人由于各系统器官功能不断衰退，对药物的耐受力有所下降，患病率升高，加之药动学的改变，对药物的敏感性发生变化，药物不良反应发生率升高。因此，老年患者在使用药物时要依据患病的类型、患者自身情况等来调整给药方案，选择最佳制剂，以确保安全、有效地用药。

药物的不良反应（adverse drug reaction，ADR）是指在常规剂量情况下，由于药物或药物相互作用而发生与防治目的无关的、不利或有害的反应，包括药物不良反应、毒性作用、变态反应、继发反应和特异性遗传素质有关的反应等。

一、老人常见药物不良反应

1. 精神症状

中枢神经系统易受药物作用的影响。老年人中枢神经系统对某些药物的敏感性增高，可导致神经系统的毒性反应，如吩噻嗪类、洋地黄类、降压药和吲哚美辛等可引起老年抑郁症；老年性痴呆患者使用中枢抗胆碱药、左旋多巴或金刚烷胺，会使动脉硬化，可加重痴呆症状。长期使用咖啡因、氨茶碱等可导致精神不安、焦虑或失眠。长期服用巴比妥类镇静催眠药可致惊厥，产生身体及精神依赖性，停药会出现戒断症状。

> **知识链接**
>
> #### 戒断症状
>
> 戒断症状是指停止用药、减少使用剂量或使用拮抗剂占据受体后，所出现的特殊心理综合征。表现为兴奋、失眠、流泪、流涕、出汗、呕吐、震颤、腹泻，甚至虚脱、意识丧失等。

2. 直立性低血压

老年人血管运动中枢的调节功能老化减退，压力感受器发生功能障碍，即使没有药物的影响，也会因为体位的突然改变而出现头晕的症状。降压药、三环类抗抑郁药、利尿药、血管扩张药特别容易引起直立性低血压，如卡托普利、哌唑嗪、氢氯噻嗪、氯丙嗪等应当慎用。

3. 耳毒性

老年人易受药物的影响产生耳鸣、耳聋等耳蜗损害症状和眩晕、头痛、恶心、共济失调等前庭症状。由于耳毛细胞损害后难以再生，故可产生永久性耳聋；年老体弱者应用氨基糖苷类抗生素和多黏菌素可致听神经损害。因此，老年人最好不使用此类抗生素和其他影响内耳功能的药物，如必须使用应酌情减量。

4. 尿潴留

三环类抗抑郁药和抗帕金森病药均有副交感神经阻滞作用，老年人使用这类药物可引起尿潴留，特别是伴有膀胱颈病变及前列腺增生的老人更易发生。除此之外，M 受体拮抗剂也可导致尿潴留。所以在使用三环类抗抑郁药时应从小量开始逐渐加量。患有前列腺增生的老年人，使用强效利尿药也可引起尿潴留，应当慎用，如呋塞米、依他尼酸等。

5. 药物中毒

老年人各个重要器官的生理功能逐渐减退，60 岁以上老年人的肾排毒功能和肝血流量比年轻时均有所下降，解毒功能也相应降低。因此，老年人用药容易产生肝毒性反应和肾毒性反应。

6. 心律失常

由于老年人心功能减退，心排血量减少，窦房结内起搏细胞数量少，心脏传导系统障碍，所以，有些药物应用时选择的剂量不当或伴有其他基础疾病时，可导致心律失常，如奎尼丁、普萘洛尔、阿托品、麻黄碱、洋地黄、吗啡等。

二、导致老年人药物不良反应发生的原因

研究表明，老年人药物不良反应的发生率为 15.4%，是年轻人的 2～7 倍。老年人药物不良反应发生率高，不仅比年轻人高，而且一旦发生，症状较年轻人重，甚至导致死亡。其原因如下。

1. 同时接受多种药物治疗

现已证实老年人药物不良反应的发生率与用药种类呈正相关。老年人常患多种慢性疾病，需要多种药物联合治疗，导致药物之间易出现相互作用。

2. 药动学和药效学改变

由于老年药动学改变，老年人的有效血药浓度发生变化，导致药物作用增强或减弱。在药效欠佳时，常加大剂量进行治疗，造成药物不良反应发生率增高；老年人中枢神经系统功能有所减退，对某些药物特别敏感，如镇静药易引起中枢过度抑制。另外，老年人的水、钠调节及药物代谢能力下降，也可影响药物的排泄，造成药物不良反应发生率增高。

3. 滥用非处方药

有些老人缺乏医药知识，擅用、滥用滋补药、保健药、维生素和抗衰老药，用药的次数和剂量不当，易产生药物不良反应，导致药物中毒。

三、老年人的用药原则

WHO 1985 年将合理用药（rational drug use）定义为"合理用药要求患者接受的药物适合其临床的需要，药物剂量应符合患者的个体化要求，疗程适当，所耗经费对患者和社会均属最低。"合理用药的基本前提是安全用药，要提高老年人安全用药的概率，就要遵循一定的用药原则。

1. 受益原则

受益原则首先要求老年人用药要有明确的指征，确保对患者有作用。其次，要求用药的受益/风险比值＞1。只有治疗好处大于风险的情况下才可用药；有适应证而用药的受益/风险比值＜1 者不用药，同时选择疗效确切而毒副作用小的药物。例如，无危险因素的非瓣膜性心房颤动的成年人，若用抗凝治疗并发出血危险每年约 1.3%，而未采用抗凝治疗每年发生脑卒中仅 0.6%，因此，对这类患者不需抗凝治疗。选择药物时要考虑到既往疾病及各器官的功能情况，对有些病症可以不用药物治疗则不要急于用药，如失眠、多梦老人，可通过避免晚间过度兴奋的因素来改善，如抽烟、喝浓茶、喝咖啡等。

2. 5 种药物原则

许多老年人平均同时患有几种疾病，常多药联合使用，平均用药达 9 种，多者甚至达到 36 种。过多使用药物不仅增加经济负担，而且还增加药物相互作用。研究表明 2 种药合用可使药物相互作用增加 6%；5 种增加 50%；8 种增加 100%。40% 非卧床老年人处于药物相互作用的危险之中，其中 27% 的老年人处于严重危险。联合用药种类越多，药物不良反应发生的可能性越高。对患有多种疾病的老年人，不宜盲目应用多种药物，可单用药物时绝不联用多种药物，用药种类尽量简单，最好 5 种以下，治疗时分轻重缓急，注意药物间潜在的相互作用。执行 5 种药物原则时要注意以下几点。

①了解药物的局限性：许多老年性疾病相应治疗效果较差，若用药过多，药物不良反应的危害反而大于疾病本身。

②抓主要矛盾，选主要药物治疗：应考虑终止疗效不明显、耐受差、未按医嘱服用的药物，病情不稳定可适当增加药物种类，病情稳定后再遵守 5 种药物原则。

③选用具有兼顾治疗作用的药物：如高血压合并心绞痛者，可选用 β 受体阻滞剂及钙通道阻滞剂；高血压合并前列腺增生者，可用 α 受体拮抗剂。

④重视非药物治疗：并非老年人的所有自觉症状、慢性病都需药物治疗，如轻度消化不良、睡眠欠佳等，只要注意饮食卫生、情绪平稳均可避免用药；治疗过程中若病情好转、治愈或达到疗程时应及时减量或停药。

⑤减少和控制服用补药：一般健康老年人不需要服用补药。体弱多病的老年人，要在医师的指导下适当服用滋补药物。

3. 小剂量原则

《中华人民共和国药典》规定老年人用药量为成人量的 3/4；一般开始用成人量的 1/4～1/3，然后根据临床效果调整剂量，直到疗效满意而无药物不良反应为止。剂量要准确适宜，老年人用药要遵循从小剂量开始逐渐达到最佳剂量。老年人用药剂量的确定要因人而异，主要根据老年人的年龄、健康状况、治疗反应等进行综合考虑。有学者提出，从 50 岁开始，每增加 1 岁，剂量应比成人药量减少 1%，60～80 岁应为成人量的 3/4，80 岁以上为成人量的 2/3 即可。只有把药量掌握在最低有效量，才是老年人的最佳用药剂量。

4. 择时原则

择时原则即根据时间生物学和时间药理学的原理，选择最合适的用药时间进行治疗，以提高疗效和减少毒副作用。进行择时治疗时，主要根据疾病的发作、药代动力学和药效学的昼夜节律变化来确定最佳用药时间。因为许多疾病的变化都具有昼夜节律性，例如夜间容易发生变异型心绞痛、脑血栓和哮喘，类风湿关节炎常在清晨出现晨僵等；药代动力学也有昼夜节律性。所以，治疗变异型心绞痛主张睡前用长效钙通道阻滞剂，治疗劳力型心绞痛应早晨用长效硝酸盐、β 受体阻滞剂及钙通道阻滞剂；格列本脲、格列喹酮在饭前半小时用药，二甲双胍应在饭后用药，阿卡波糖与食物同服。

5. 暂停用药原则

老年人在用药期间，应密切观察，一旦出现新的症状，应考虑为药物的不良反应或是病情进展。前者应停药，后者则应加药。对于服药的老年人出现新的症状，停药受益可能多于加药受益。因此，暂停用药是现代老年病学中最简单、有效的干预措施之一。

★ 考点：老年人用药的原则是老年人安全用药的前提

四、老年人安全用药的护理

随着老年人年龄的增长，记忆力减退，学习新事物的能力下降，对药物的治疗目的、用药时间、用药方法常不能正确理解，影响用药安全和药物治疗的效果。因此，指导老年人正确用药是护士的一项重要工作。

（一）定期全面评估老年人用药情况

1. 用药史

详细评估老年人的用药史，建立完整的用药记录，包括既往和现在的用药记录、药物过敏史、引起不良反应的药物及老年人对药物的了解情况。

2. 各系统老化程度

仔细评估老年人各脏器的功能情况，特别是肝、肾功能的生化指标。

3. 用药能力和作息时间

包括视力、听力、阅读能力、理解能力、记忆力、吞咽能力、获取药物的能力、发现不良反应的能力和作息时间。

4. 心理-社会状况

了解老年人的文化程度、饮食习惯、家庭经济状况、对治疗方案和护理计划的认识程度和满意度、家庭的支持情况，对药物有无依赖、期望及恐惧等心理。

(二) 密切观察和预防药物不良反应

老年人药物不良反应发生率高，护士要密切观察和预防药物的不良反应，提高老年人的用药安全。

1. 密切观察药物不良反应

要注意观察老年人用药后可能出现的不良反应，及时处理。如对使用降压药的老年患者，要注意提醒其站立、起床时动作要缓慢，避免直立性低血压。

2. 注意观察药物矛盾反应

老年人在用药后容易出现药物矛盾反应，即用药后出现与用药治疗效果相反的特殊不良反应。如用硝苯地平治疗心绞痛反而加重心绞痛，甚至诱发心律失常。所以用药后要细心观察，一旦出现不良反应要及时停药、就诊，根据医嘱改服其他药物，保留余药。

3. 用药从小剂量开始

用药一般从成年人剂量的 1/4 开始，逐渐增大至 1/3→1/2→2/3→3/4。同时要注意个体差异，治疗过程中要求连续性观察，一旦发现不良反应，及时协助医师处理。

4. 选用便于老人服用的药物剂型

对吞咽困难的老人不宜选用片剂、胶囊制剂，宜选用液体剂型，如冲剂、口服液等，必要时也可选择注射给药。胃肠功能不稳定的老年人不宜服用缓释剂，因为胃肠功能的改变影响缓释药物的吸收。

5. 规定适当的用药时间和用药间隔

根据老年人的用药能力、生活习惯，给药方式尽可能简单。当口服药物与注射药物疗效相似时，宜选择口服给药。由于许多食物和药物同时服用会导致相互作用而干扰药物的吸收，如含钠基或碳酸钙的制剂不可与牛奶或其他富含维生素 D 的食物一起服用，以免刺激胃液过度分泌或造成血钙或血磷过高。此外，如果给药间隔过长达不到治疗效果，而频繁的给药又容易引起药物中毒。因此，在安排用药时间和用药间隔时，既要考虑老年人的作息时间，又应保证有效的血药浓度。

6. 其他预防药物不良反应的措施

老年人因种种原因易出现用药依从性较差的情况，因此当药物未达到预期疗效时，要仔细询问患者是否按医嘱用药。对长期服用某一种药物的老年人，要注意监测其血药浓度。对老年人所用的药物剂量要进行认真记录并注意保存。

（三）提高老年人用药依从性

老年慢性病治疗效果不满意，除病因、发病机制不明，缺乏有效的治疗药物外，还有一个不容忽视的问题，就是患者用药依从性差。老年人由于记忆力减退，容易忘记用药或错用药；经济收入减少，生活相对拮据；担心药物不良反应；家庭社会的支持不够等原因，导致其用药依从性差。提高老年人用药依从性的护理措施如下。

1. 加强药物护理

（1）住院的老年人　护士应严格执行给药操作规程，按时将早晨空腹服、食前服、食时服、食后服、睡前服的药物分别送到患者床前，并照护其服下。

（2）出院带药的老年人　护士要通过口头和书面的形式，向老年人解释药物名称、剂量、用药时间、作用和不良反应。用较大字体的标签注明用药剂量和时间，以便老年人识别。

（3）空巢、独居的老年人　护士可将每天需要服用的药物装在塑料盒内，盒子有4个小格，每个小格标明用药的时间，并将药品放置在醒目的位置，促使老年患者养成按时用药的习惯。此外，社区护士定期到老年人家中清点剩余药片数目，也有助于提高老年人的用药依从性。

（4）精神异常或不配合治疗的老年人　护士需协助和督促患者用药，并确定其是否将药物服下。患者若在家中，应要求家属配合做好协助督促工作，可通过电话追踪，确定患者的用药情况。

（5）吞咽障碍与神志不清的老年人　一般通过鼻饲给药。

（6）使用外用药物的老年人　护士应向老年人详细说明外用药物的名称、用法及用药时间，在盒子外贴红色标签，注明外用药物不可口服，并告知家属。

> **知识链接**
>
> ### 用药依从性的评价
>
> Morisky推荐采用4个问题评价患者用药依从性，已广泛应用于慢性病患者用药依从性的评价研究。
> ① "你是否有忘记用药的经历？"
> ② "你是否有时不注意用药？"
> ③ "当你自觉症状改善时，是否曾停药？"
> ④ "当你用药自觉症状更坏时，是否曾停药？"
> 评价标准：4个问题均答"否"的，即为依从性佳；4个问题只有一个或一个以上的回答是"是"，即为依从性差。

2. 开展健康教育

护士可借助宣传媒介，采取专题讲座、小组讨论、发宣传材料、个别指导等综合性教育方法，通过门诊教育、住院教育和社区教育三个环节紧密相扣的全程健康教育计划的实施，反复强化老年人循序渐进学习疾病相关知识、药物的作用及自我护理技能，提高患者的自我管理能力，促进其用药依从性。

3. 建立合作性护患关系

护士要鼓励老年人参与治疗方案与护理计划的制订，邀请老年人谈论对病情的看法和感受，倾听老年人的治疗意愿，注意老年人对治疗费用的关注。与老年人建立合作性护患关系，使老年人对治疗充满信心，形成良好的治疗意向，促进其用药依从性。

4.行为的治疗措施

（1）行为监测　建议老年人记用药日记、病情自我观察记录等。

（2）刺激与控制　将老年人的用药行为与日常生活习惯联系起来，如设置闹钟提醒用药时间。

（3）强化行为　当老年人用药依从性好时及时给予肯定，依从性差时当即给予批评。

5.指导老年人正确保管药品

定期整理药柜，保留常用药和正在服用的药物，弃除过期变质的药物。

（四）加强用药的健康指导

1.加强老年人用药的解释工作

护士要以老年人能够接受的方式，向其解释药物的种类、名称、用药方式、药物剂量、药物作用、不良反应和期限等。必要时以书面形式，在药袋上用醒目的颜色标明用药的注意事项。此外，要反复强调正确用药的方法和意义。

2.鼓励老年人首选非药物性措施

指导老年人如果能以其他方式缓解症状的，暂时不要用药，如失眠、便秘和疼痛等，应先采用非药物性措施解决，将药物中毒的危险性降至最低。

3.指导老年人不随意购买及服用药物

一般健康老年人不需要服用滋补药、保健药、抗衰老药和维生素。只要注意调节好日常饮食，注意营养，科学安排生活，保持平衡的心态，就可达到健康长寿的目的。对体弱多病的老年人，要在医师的指导下，辨证施治，适当服用滋补药物。

4.加强家属的安全用药教育

对老年人进行健康指导的同时，还要重视对其家属进行有关安全用药知识的教育，使他们学会正确协助和督促老年人用药，防止发生用药不当造成的意外。

★ 考点：老年人安全用药的护理是护士必须掌握的技能

思考题

一、名词解释
1.药物代谢动力学　2.药物的分布　3.合理用药

二、填空题
1.老年人各脏器的组织结构和生理功能逐渐开始出现退行性改变，机体对药物的_____、_____、_____和_____受到了严重影响。

2.药物的不良反应是指在常规剂量情况下，由于药物或药物相互作用而发生与防治目的_____、_____或_____的反应，包括药物_____、_____、_____、_____和特异性遗传素质有关的反应等。

三、简答题
1.简述老年人的用药原则。

2.简述提高老年人用药依从性的护理措施。

四、病例分析

患者，男性，85岁，确诊高血压32年，糖尿病10年。平时口服卡托普利和螺内酯降血压，胰岛素降血糖。患者平日常出现心慌、失眠，自服地西泮等镇静药。每天测血压在140/80mmHg左右，空腹血糖在8mmol/L左右。1天前患者外出散步回来后出现头晕、头痛、手脚发抖、出冷汗。

请思考：

1.如何评估患者的用药情况？

2.根据评估结果，该如何对患者安全用药进行指导？

（刘　珊）

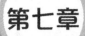

老年人的常见疾病与护理

第一节　老年人呼吸系统常见疾病

【学习目标】
- ◆ **掌握**：老年人呼吸系统常见疾病的护理。
- ◆ **熟悉**：对老年人呼吸系统健康状况进行正确评估。
- ◆ **了解**：老年人呼吸系统老化的表现。
- ◆ **应用**：对老年人呼吸系统疾病进行合理的健康指导。

案例导入

案例回放：

患者，男性，63 岁，咳嗽、咳痰伴喘息 20 余年，活动后乏力、气促 5 年，常自行服用抗生素治疗。近 3 天来症状加重，咳黄色黏痰，不易咳出，遂入院治疗。入院检查：T 38.7℃，P 96 次/分，R 22 次/分，BP 130/85mmHg，潮气量 350ml，视诊桶状胸，触觉语颤减弱，叩诊过清音，肺下界和肝浊音界下移，听诊双肺湿啰音，呼气时间延长，肺动脉瓣区第二心音亢进。诊断为：慢性支气管炎，肺部感染，慢性阻塞性肺气肿。

请思考：1. 该患者主要的护理诊断/问题有哪些？
　　　　　2. 请为该患者制订合适的护理计划。

一、老年人呼吸系统老化的表现

（一）鼻、咽、喉

老年人鼻黏膜变薄，比较干燥，嗅觉功能减退；鼻道变宽，鼻黏膜的加温、加湿和防御功能下降，因此，老年人容易患鼻窦炎及呼吸道感染；血管脆性增加，容易发生血管破裂而鼻出血；腺体萎缩，分泌功能减退。

老年人的咽黏膜、淋巴组织、腭扁桃体明显萎缩，导致老年人容易患呼吸道感染；吞咽反射的神经通路障碍时，易出现吞咽功能失调，在进食流质食物时容易发生呛咳，有些高龄老人甚至将食物误入气管，造成窒息。喉黏膜变薄，咽反射变得迟钝，易患吸入性肺炎。

（二）气管和支气管

老年人纤毛运动减弱，防御和清除能力下降；气管管腔狭窄、气道阻力增加、咳嗽反射和周围肺组织弹性牵引力减弱、容易患慢性阻塞性肺疾病和感染性肺疾病。

（三）肺

老年人肺组织萎缩、弹性下降、易导致肺不能有效扩张、肺通气不足。肺活量逐渐降低，残气量和功能残气量随年龄增长而上升，使通气血流比例增加，影响气体交换。随年龄增长肺动脉硬化逐渐加重，肺血流量和肺动脉压力增高，易导致肺源性心脏病。

（四）胸廓及呼吸肌

老年人骨质疏松，椎骨的退行性改变、胸骨前突，引起胸腔前后径增大，可出现桶状胸。肋软骨钙化使胸廓活动幅度变小，导致呼吸费力。肋间肌和膈肌弹性降低，影响了胸廓运动，使肺通气和呼吸容量下降，所以，即使健康老年人活动时也易出现胸闷、气短。咳嗽、排痰动作减弱，痰液不易咳出，阻塞呼吸道，甚至引发继发感染及呼吸衰竭。

★ 考点：老年人呼吸系统老化的特点及易患疾病

二、老年人呼吸系统常见疾病的护理

（一）老年肺炎患者的护理

老年肺炎（elderly pneumonia）是指发生于老年人的终末气道、肺泡和间质的炎症。老年人呼吸系统退行性改变、免疫功能下降，肺炎的发病率、死亡率要高于中青年。据报道，75 岁以上老年肺炎的病死率为 50％～61％，80 岁以上老年人第一死因多为肺炎，约半数 90 岁以上老年人有死于肺炎的风险。

【护理评估】

1. 健康史

绝大多数老年肺炎由感染所致，病情的严重程度由老年人自身身体状况和病原体类型决定。

（1）口腔口咽部细菌密度升高，菌群失调，可导致吸入性老年肺炎的发生。大部分虚弱高龄的慢性病患者口腔卫生状况较差，据统计，65 岁以上老年人口腔革兰阴性杆菌分离率较年轻人高 10 倍。

（2）细菌为最常见致病菌。老年社区获得性肺炎（community acquired pneumonia，CAP），以肺炎链球菌为最常见致病菌，其次为流感嗜血杆菌、金黄色葡萄球菌、克雷伯杆菌等。老年医院获得性肺炎（hospital acquired pneumonia，HAP）以革兰阴性杆菌为最常见致病菌。对高龄、衰弱、意识或吞咽障碍的患者，厌氧菌是 CAP 和 HAP 的常见病原菌，且误吸是厌氧菌肺炎发生的主要原因。另外，老年人也是真菌、病毒的易感者。老年肺炎经常由多种病原体混合感染，其复合感染率高达 40％。

（3）老年人常常伴发神经系统疾病、糖尿病、营养不良、肿瘤等各种慢性疾病，导致上呼吸道防御功能及机体免疫功能下降。

2. 身体状况

老年肺炎的临床表现因病原体毒力、身体状态不同而有差异较大，且症状多不典型。其主要特点如下。

（1）缓慢起病　主诉较少而且说法含混，半数以上患者无典型高热、咳嗽、咳痰症状，而常有低热、呼吸急促，伴心动过速。

（2）全身症状较肺部更明显　常表现为精神萎靡、乏力、食欲下降、意识模糊、营养不良等，胸痛、咳嗽、咳痰等肺部症状反而相对较轻。

（3）并发症多且重　老年肺炎患者因可能存在的潜在性器官功能不全，易并发呼吸衰竭、心力衰竭、休克、DIC、电解质紊乱和酸碱平衡失调等严重并发症。

（4）病程较长　老年肺炎常为多种病原菌合并感染，耐药情况多见，病情恢复慢。

3. 辅助检查

（1）白细胞计数　重症和免疫功能低下的老年患者白细胞计数可能会不高，但多有中性粒细胞升高和核左移。

（2）X线检查　80％以上为支气管肺炎，少数呈节段性肺炎，典型的大叶性肺炎少见。如为金黄色葡萄球菌与厌氧菌性肺炎，则病菌易侵犯胸膜形成脓胸和脓气胸。

4. 心理-社会状况

老人肺炎患者因疾病病程长、恢复慢，易出现烦躁或抑郁等负性情绪反应；家属可能会对患者病情和预后产生担忧，同时护理人员应注意评估老年人家庭照护和经济支付能力。

【主要护理诊断/问题】

（1）清理呼吸道无效　与痰液黏稠及咳嗽无力或无效有关。

（2）气体交换受损　与肺炎所致的呼吸面积减小有关。

（3）潜在并发症　呼吸衰竭、心力衰竭、感染性休克。

【护理措施】

护理目标是提高老年人机体抵抗力，去除诱因，改善呼吸道的防御功能；积极防治和减少并发症，促进康复，降低老年肺炎的病死率。具体措施如下。

1. 一般护理

（1）环境与休息　保持室内空气流通，温度控制在 18～25℃。

（2）休息　住院早期应卧床休息为主。并发休克者给予中凹卧位。

（3）病情观察　应密切观察患者的神志及呼吸、血压、心率及心律等变化，及早发现呼吸衰竭、心力衰竭、休克等并发症的发生。

（4）呼吸与饮食　鼓励和指导患者有效呼吸、咳嗽，对衰弱或重症者应定时给予翻身、叩背，必要时吸痰。

（5）饮食　饮食宜清淡易消化，含高热量、足够蛋白质、充分维生素及水分，少量多餐。

2. 用药护理

及早、足量给予有效抗生素，针对致病菌选药，重症者联合用药，适当延长疗程，宜注射给药。老年人往往存在肝肾功能不全，使用经肝肾排泄的抗菌药物时应慎重或酌情减量。注重抗菌药物使用的个体化原则，对高龄、衰弱、伴有严重慢性疾病或并发症的患者应选用强效广谱抗生素或联合用药，应在体温、血象正常，痰量减少并转白 5～7 天后停药观察。

3. 心理调适

护理人员应耐心倾听患者的主诉，关心、安慰患者，运用适当技巧与患者有效沟通，尽可能细致解释患者提出的健康问题，使老人以积极的心态配合医护工作。

4. 健康指导

（1）健康教育　向患者及其家属介绍肺炎发生的病因和诱因、易患因素、早期治疗的重要性；药物的不良反应及注意事项等。

（2）生活指导　指导患者坚持有氧运动、增强机体的抵抗力，均衡饮食营养、戒烟忌酒、保持口腔清洁卫生。

（3）康复训练　可教会老年患者有效腹式呼吸的方法，并要求每天锻炼 3～5 次，持续时间以不产生疲劳为宜。此外，可配合步行、登楼梯、体操等全身有氧运动，提高其通气储备功能。

★ 考点：老年肺炎的定义、临床特点、护理要点

（二）老年慢性阻塞性肺疾病患者的护理

慢性阻塞性肺疾病（chronic obstructive pulmonary disease，COPD）是指由于慢性气道阻塞引起通气功能障碍的一组疾病，是老年人的常见病、多发病，且随着年龄的增长而增多。主要包括慢性支气管炎和阻塞性肺气肿。慢性支气管炎和气管、支气管黏膜及其周围组织的慢性炎症，可由感染或非感染因素引起。阻塞性肺气肿是慢性支气管炎最常见的并发症，炎症造成不同程度的气道阻塞，使终末细支气管远端的气腔持久性扩大，过度充气，伴有气道壁的破坏。慢性支气管炎和阻塞性肺气肿两者合并存在约占 COPD 患者的 85%。

【护理评估】

1. 健康史

目前认为 COPD 是一种由是内、外因素共同作用导致的慢性炎症。

（1）外在因素　包括吸烟、感染、过敏、污染及其他理化因素，这些危险因素都可产生类似的炎症反应，引起 COPD。

（2）内在因素　包括老年人自主神经功能失调、支气管和肺组织老化、肾上腺皮质功能及性腺功能减退、免疫功能低下等。

2. 身体状况

主要表现为肺部症状如咳嗽、咳痰、气促。于急性感染期可有间断发热，体格检查肺内可闻及干湿啰音，往往有典型肺气肿体征。其中气肿型以气促为主要表现，支气管型以炎症、缺氧为主要表现。老年 COPD 者有不同于一般成人的特点。

（1）呼吸困难突出　老年人呼吸功能随气道阻力的增加发展为失代偿时，轻度活动、甚至静态时即有胸闷、气促的发生。

（2）机体反应差，典型症状弱化或缺如　炎症急性发作时可出现体温不升、白细胞不高、咳嗽不重、气促不显著等呼吸系统表现，亦可表现出厌食、胸闷、少尿等。体格检查可见精神差、颜面发绀、呼吸音低或肺内啰音等。

（3）反复感染，并发症多　老年人体质下降、气道屏障功能和免疫功能减退，感染易反复发生，肺源性心脏病、呼吸性酸中毒、休克、电解质紊乱、肺性脑病、DIC 等并发症的发生率随年龄增长有所增高。

3. 辅助检查

（1）肺功能检查　用力肺活量（FVC：一次最大吸气后，尽力尽快呼气所能呼出的最大气体量）和第一秒用力呼气容积（FEV_1：最大深吸气后做最大呼气，最大呼气第一秒呼出的气量的容积为第一秒用力呼气容积）均下降。吸入支气管舒张剂后，$FEV_1 < 80\%$预计值且$FEV_1/FVC < 70\%$时，表示气流受限不能完全可逆，用于判断病变程度和预后情况。

（2）影像学检查　早期X线检查可无明显变化，后期可出现肺纹理增粗、紊乱及肺气肿的表现。

（3）血气分析　对晚期有呼吸衰竭或右心衰竭者，应通过血气分析判断呼吸衰竭的严重程度及其类型。

（4）其他检查　当$PaO_2 < 55mmHg$时，血红蛋白及红细胞可增高。痰培养可检出病原菌。当COPD并发细菌感染时，外周白细胞增高，核左移。

4. 心理-社会状况

呼吸困难导致老年人自理能力下降，易产生焦虑、孤独等消极情绪反应，且病情反复可造成忧郁及失眠。护理人员还应注意评估患者家庭成员对此疾病的认知和照护能力。

【主要护理诊断/问题】

（1）气体交换受损　与气道阻塞、通气不足有关。

（2）清理呼吸道无效　与黏性分泌物增多有关。

（3）焦虑　与病情反复、自理能力下降有关。

（4）潜在并发症　肺源性心脏病、休克、呼吸性酸中毒、肺性脑病、DIC等。

【护理措施】

治疗护理的目标是改善呼吸功能和免疫功能，降低抑郁、焦虑等负性情绪，减少急性发作及并发症的发生。具体措施如下。

1. 增强呼吸功能

（1）有效排痰　老年人机体功能降低，常因咳嗽无力发生排痰困难。鼓励老人摄入足够的水分，也可通过背部叩击、雾化吸入、体位引流等方法促进排痰。但病重或体弱的老人应禁用体位引流。

（2）氧疗　吸氧是COPD患者改善缺氧症状的重要措施，对晚期严重的COPD老人应予控制性氧疗，可采用鼻导管持续低浓度、低流量吸氧，每天用$20\% \sim 30\%$乙醇湿化吸氧15h或以上。

知识链接

呼吸功能训练的方法

呼吸功能训练的具体方法：①训练患者掌握缩唇呼吸、膈肌呼吸、腹式呼吸，每天训练2~3次，每次重复5~8次。②指导有效咳嗽：嘱患者坐位或立位，上身略前倾，缓慢深呼吸，屏气3~5s后张口连咳3声，咳嗽时收缩腹肌，腹壁内缩，或按压上腹部，帮助咳嗽。③全身性呼吸体操方法：平静呼吸→立体吸气，前倾呼气→单举上臂吸气，双手压腹呼气→平举上肢吸气，双臂下垂呼气→平伸上肢吸气，双手压腹呼气→抱头吸气，转体呼气→立位上肢上举吸气，蹲位呼气，最后由腹式缩唇呼吸到平静呼吸结束。2次/日，在进行指导时应注意结合患者具体情况。

---

2. 用药护理

常用药物有支气管舒张剂、糖皮质激素、止咳药、祛痰药。老年人用药疗程应稍长，用药充分，且根据监测结果应及时调整治疗方案。

（1）支气管舒张剂 包括抗胆碱药、β_2 受体激动剂和茶碱类药物。β_2 受体激动剂以吸入性作为首选，大剂量使用可导致心动过速、心律失常，长期使用可引发肌肉震颤；抗胆碱药物同 β_2 受体激动剂联合吸入可加强支气管舒张作用，如因前列腺增生而尿道梗阻者，或合并前房角狭窄的青光眼患者应慎用，常见不良反应有口苦、口干等；茶碱类使用过程中要严密监测血药浓度，大于 15mg/L 时，恶心、呕吐等不良反应的发生明显增加。

（2）糖皮质激素 长期使用可引起老年人免疫力低下、糖尿病、高血压、白内障、骨质疏松症等。故不推荐COPD患者长期口服糖皮质激素，长期使用仅适用于有症状且治疗后肺功能改善的患者。

（3）止咳药 非麻醉性中枢镇咳药喷托维林不良反应有口干、恶心、腹胀、头痛等。可待因有麻醉性中枢镇咳作用，可抑制咳嗽而加重呼吸道阻塞，不良反应有便秘、恶心、呕吐等。

（4）祛痰药 润滑性祛痰药盐酸氨溴索不良反应轻；溴己新偶见转氨酶增高、恶心，胃溃疡者慎用。

3. 心理调适

医护人员应与家属相互协作，鼓励老人参加各种团体活动，提升老年人的互动技巧，建立个人的社交网络，通过社交活动改善其抑郁、焦虑等情绪，从而有效改善睡眠质量。

4. 健康指导

（1）健康教育 向老人解释老年COPD的诱发因素、临床表现、防治措施、就诊时机等基础知识；告知患者定期随访；向患者解释戒烟的重要性；教会患者和家属有效家庭氧疗的方法及注意事项。

（2）生活指导 告知患者根据气候变化及时增减衣物，避免受凉感冒；尽量避免或防止有害气体、粉尘、烟雾的吸入。

（3）饮食指导 建议摄入高热量、高维生素、高蛋白质饮食，避免产气和引起便秘的食物。

（4）康复训练 训练强度应为无明显呼吸困难情况下接近患者的最大耐受水平。包括呼吸功能训练和骨骼肌运动训练。呼吸功能训练包括对抗阻力呼吸、腹式呼吸、缩唇呼吸、全身性呼吸体操等。患者病情较重、不能或不愿参加以上几种呼吸功能训练者还可使用膈肌起搏器等各种呼吸训练器。骨骼肌运动训练包括太极拳、步行、踏车、体操等项目。

★ 考点：老年 COPD 的概念、临床表现、护理要点

思考题

一、名词解释
1.老年肺炎 2.慢性阻塞性肺疾病

二、填空题
1.老年社区获得性肺炎（CAP），以_____为最常见致病菌，其次为_____、_____、_____等。

2.老年医院获得性肺炎（HAP）以_____为最常见致病菌。

三、简答题
1.简述对COPD患者的健康教育。

2.简述老年肺炎临床表现的主要特点。

四、病例分析

刘某，男，72岁，退休干部，因反复咳嗽、咳痰30余年，活动后气促6年，进行性加重1个月，面部和双下肢水肿5天就诊。患者20年前无明显诱因出现咳嗽、咳痰，痰呈白色黏液状，量较少，自行口服"消炎药"可缓解。6年前开始出现咳嗽、咳痰加重，伴有活动后胸闷、气促，休息后可缓解，偶伴心悸。平时经常服用"止咳化痰药"和"支气管扩张气雾喷剂"，症状时重时轻。1个月前感冒后咳嗽、咳痰加重，咳黄色脓痰，不易咳出，稍活动即感胸闷气促，未予处理。5天前出现面部和双下肢水肿，服用"沐舒坦""希克劳"后症状无明显缓解。

体检：T 37.2℃，P 84次/分，R 18次/分，BP 10/75mmHg。神志清楚，口唇轻度发绀，咽无充血。颈软，气管居中，颈静脉轻度充盈。桶状胸，两肺语颤减弱，叩诊呈过清音，呼吸音减弱，左下肺可闻及湿啰音。心脏浊音界偏小，剑突下搏动明显。各瓣膜区未闻及杂音。腹软，肝脾肋下未触及，移动性浊音阴性，双下肢轻度凹陷性水肿。病理征阴性。心电图检查结果：肺性P波，右心室肥厚。动脉血气分析结果：pH 7.371，PaO_2 71.2mmHg，$PaCO_2$ 57.2mmHg。胸部X线检查结果：两肺纹理增多、紊乱，两肺透亮度增加。

请思考：

1. 患者可能的医疗诊断是什么？
2. 简述其主要护理诊断。
3. 简述其相应的护理措施。

（程　梅）

第二节　老年人消化系统常见疾病

【学习目标】

◆ **掌握**：老年人消化系统常见疾病的护理。
◆ **熟悉**：对老年人消化系统健康状况进行正确评估。
◆ **了解**：老年人消化系统老化的表现。
◆ **应用**：对老年人消化系统疾病进行合理的健康指导。

案例导入

案例回放：

王老伯，76岁，餐后烧心、反酸、反食，且有间歇性吞咽困难，尤其在进食固体食物时吞咽困难明显，近日上述症状加重，伴有咳嗽、气喘。X线钡餐检查有食管裂孔疝的表现。患者因餐后不适而恐惧进食，形体消瘦，神情焦虑。

请思考： 1. 对患者的评估包括哪些内容？
2. 根据评估内容列出主要的护理诊断/问题？
3. 如何做好患者的心理护理？

一、老年人消化系统老化的表现

（一）口腔黏膜

老年人口腔上皮萎缩，过度角化、增厚，对过冷、热、酸碱等刺激的抵抗力降低，易发生口腔黏膜慢性炎症和溃疡。

（二）唾液腺

老年人唾液腺萎缩，唾液分泌减少（成年人每天分泌 1.0～1.5L），每天分泌量仅为青年人的 1/3；老年人口腔黏膜萎缩易于角化，特别是在病理情况或使用某些药物时唾液分泌进一步减少，口腔的自洁和保护功能随之降低，故易发生感染与损伤，且常导致口干、说话不畅及吞咽困难等。除此之外，唾液中淀粉酶减少也会直接影响对淀粉类食物的消化。

（三）牙齿

老年人牙龈及齿槽骨萎缩，齿根外露，齿槽管被吸收，食物残渣易残留，龋齿、牙周炎发病率增加，牙齿部分或全部脱落。牙釉质丧失，牙易磨损，釉质下牙本质神经末梢外露，对冷、热、酸、甜、咸、苦、辣等刺激的敏感性增加，易产生牙齿酸痛，并易发生感染。松动的牙齿使咀嚼能力下降，影响营养的消化与吸收而发生营养不良。同时，味觉功能减退而食欲下降，进一步影响其对营养素的摄取。

（四）食管

老年人肌肉萎缩，收缩力减弱，食管蠕动性收缩减少，食物通过时间延长，易引起吞咽困难和食管内食物残留。食管下段括约肌松弛，易导致胃液反流，增加老年人反流性食管炎、食管癌的发病率及误吸的危险。同时，食管黏膜逐渐萎缩也容易引发不同程度的吞咽困难。老年人食管裂孔增宽，可导致食管裂孔疝的发生。

（五）胃

老年人胃黏膜及腺细胞萎缩、退化，胃黏液分泌减少，黏液-碳酸氢盐屏障的形成出现障碍，致胃黏膜易被胃酸和胃蛋白酶破坏，易发生消化性溃疡。平滑肌弹性降低，胃蠕动减慢，胃排空时间延长，胃腔扩大，易出现胃下垂。老年人胃蠕动减慢使胃排空时间延长，代谢产物及毒素不能及时排出，容易发生消化不良、慢性胃炎、胃溃疡、胃癌、便秘等。老年人胃酸和胃蛋白酶分泌减少，杀菌和蛋白消化功能减弱，内因子分泌功能部分或全部丧失，影响铁、维生素 B_{12}、蛋白质的消化吸收，易致营养不良、巨幼细胞贫血和缺铁性贫血等疾病的发生。

（六）肝、胆

老年人肝体积缩小，重量减轻，肝细胞数减少、变性、结缔组织增加，易造成肝纤维化和肝硬化。老年人消化吸收功能差，易引起蛋白质等营养缺乏，导致肝脂肪沉积，引起脂肪肝。肝药酶量减少，使肝解毒功能下降，易引起药物性肝损害。肝细胞合成蛋白能力下降，血液清蛋白降低，球蛋白增高。

胆囊及胆管变厚、弹性减小，胆汁减少而黏稠，含大量胆固醇，易发生胆囊炎、胆石症。

（七）胰腺

胰腺重量 30 岁时 60～100g，50 岁后逐渐减轻，80 岁时减至 40g。胰腺的外分泌腺功能下降，但胰淀粉酶、胰蛋白酶与年轻人相同，而脂肪酶老年人分泌减少，影响其对脂肪的消化吸收，易产生脂肪泻。胰岛细胞变性，胰岛素分泌减少，对葡萄糖的耐量减退，胰腺分泌胰岛素的生物活性下降，容易发生老年性糖尿病。

（八）肠

老年人小肠黏膜和肌层随着年龄增加而萎缩、肠上皮细胞数减少，小肠吸收功能减退，易引起老年人吸收不良。结肠壁的肌肉或结缔组织变薄而易形成结肠憩室；结肠黏膜萎缩，肠内容物通过时间延长，使水分重吸收增加，故易发生或加重便秘。骨盆底部肌肉亦萎缩、肛提肌肌力下降，易引起直肠脱垂。

★ 考点：老年人消化器官老化的特点及易患疾病

二、老年人消化系统常见疾病的护理

胃食管反流病（gastroesophageal reflux disease，GERD）是指由于防御机制减弱或受损，使胃、十二指肠内容物通过松弛的食管下括约肌反流的时间、强度、频率超过了组织的抵抗力，而进入食管下端，引起一系列临床症状的消化系统疾病。发生原因有食管裂孔疝、胃酸分泌增多、胃排空延迟及消化功能紊乱等。根据有无组织学改变分为两类。①反流性食管炎：食管有炎症性组织学改变；②症状性反流：客观方法证实有反流，但未见食管有组织学改变。老年人因膈肌、韧带松弛，食管裂孔疝的发生率较高，所以 GERD 的发生率较高。欧洲和北美患病率为 15％～20％，我国北京地区老年人的发病率为 8.6％。

【护理评估】

1. 健康史

（1）消化系统疾病　非溃疡性消化不良、肠易激综合征等非器质性病变常有食管异常运动，食管裂孔疝导致压力性反流增多，胃泌素瘤、十二指肠溃疡常有胃酸分泌过多，幽门梗阻使一过性食管下括约肌松弛增加，均可引起 GERD。

（2）全身性疾病　糖尿病并发神经病变累及胃肠自主神经，进行性系统硬化症累及食管平滑肌，均可导致食管、胃肠道蠕动减弱，引发 GERD。

（3）其他　高脂肪可延缓胃的排空，吸烟、浓茶及部分饮料、药物可降低食管下括约肌压力，与 GERD 的发生有关。

2. 身体状况

（1）反流症状　嗳气、反酸、反食、反胃等，平卧或弯腰时易出现，餐后症状明显或加重；反酸伴烧心，为胃食管反流病最常见症状。

（2）反流物刺激食管的症状　烧心、吞咽困难、胸痛等。餐后 1h 出现烧心，前倾、卧位或腹压增高时加重。进食固体或液体食物可发生间歇性吞咽困难。严重食管炎或食管溃疡者可有咽下疼痛。胸骨后或剑突下疼痛，严重时可放射至颈部、后背、胸部、肩部、耳后。

（3）食管外刺激症状　哮喘、咳嗽及声嘶。咳嗽多在夜间发生，呈阵发性，伴气喘。

3. 辅助检查

（1）X 线钡餐检查　钡剂频繁地反流入食管下段，食管蠕动减弱，食管下段痉挛及运动异常；有时见食管黏膜不光滑，有狭窄、龛影及食管裂孔疝的表现。

（2）内镜检查　食管黏膜可有炎症、损伤或狭窄，结合病理活检，可确定是否为 Barrett 食管（巴雷特食管）。Barrett 食管是距食管与胃交界的齿状线 2cm 以上部位的鳞状上皮被柱状上皮所取代。内镜下反流性食管炎多采用洛杉矶分级法：正常，食管黏膜无缺损；A级，1 个或 1 个以上食管黏膜缺损，长径<5mm；B级，1 个或 1 个以上黏膜缺损，长径>5mm，但无融合性病变；C级，黏膜缺损有融合，但<75％的食管周径；D级，黏膜缺损融合，至少达到 75％的食管周径。

（3）其他　食管酸灌注试验可区分胸痛为心源性还是食管源性。24h 食管 pH 监测可确定食管清除反流物的时间、胃食管反流的程度及胸痛与反流之间的关系。食管测压试验可确定食管下括约肌的基础压力及其动态变化，了解食管清除功能、食管蠕动波幅、持续时间。

4. 心理-社会状况

患本病的老人由于进食及餐后的不适，未能享受饮食的饱腹感、满足感，反而会对进餐产生恐惧。且因食物选择的限制而减少与家人、朋友共同进餐的机会及乐趣，减少正常的社交活动。

【主要护理诊断/问题】

（1）疼痛　与反酸引起的烧灼及反流物刺激食管痉挛有关。

（2）营养失调：低于机体需要量　与厌食和吞咽困难导致进食少有关。

（3）有孤独的危险　与进餐不适引起的情绪恶化及参加集体活动次数减少有关。

（4）潜在并发症　食管出血、食管穿孔。

【护理措施】

本病的治疗原则包括改善食管下括约肌的功能状态、减少胃食管反流、避免反流物刺激损伤的食管黏膜，对一般老年人内科保守治疗可达到治疗目的，重症患者经内科治疗无效，可采用抗反流手术治疗。

治疗护理的总体目标：老年人能描述胃部不适的原因，掌握日常生活中的护理技巧及用药原则，疾病不适症状改善或消失；老人能按照营养计划调整饮食，营养不良状态有所改善；无社交障碍发生。具体护理措施如下。

1. 休息与活动

餐后散步或采取直立位，平卧位时抬高床头 20cm 或将枕头垫在背部，借助重力作用促进睡眠时食管的排空和饱餐后胃的排空。避免右侧卧位及反复弯腰、抬举动作。

2. 饮食护理

（1）进餐方式　协助老人采取半坐卧位，给予充分的进餐时间，告知老人进食要注意力集中、速度宜慢、在一口吞下后再给另一口，少量多餐。

（2）饮食要求　为防止呛咳，食物的加工多采用煮、炖、熬、蒸等方法烹调，食物宜软而烂，可将食物加工成糊状或菜泥、肉泥、果泥等。应根据老年人的个人口味，注意食物的色、香、味、形等感观性状，食物的搭配宜多样化，尽量刺激食欲，饮食结构主副食合理，粗细兼顾。

（3）饮食禁忌　避免进食过饱导致胃容量增加而促进胃反流，尽量减少脂肪的摄入量。应限制西红柿汁、柑橘汁等可损伤食管黏膜的酸性食物。应减少酒、茶、咖啡、可口可乐等引起胃酸分泌增加的刺激性食物的摄入。

3. 用药护理

治疗 GERD 最常用的药物：①促动力药（如西沙必利）；②抑制胃酸分泌药，包括质子泵抑制剂（如奥美拉唑和兰索拉唑）和 H_2 受体拮抗剂（如雷尼替丁、西咪替丁）；③黏膜保护剂（如硫糖铝）。用药过程中注意观察药物疗效及药物的不良反应，如使用硫糖铝时应警惕老年人便秘的危险，使用西沙必利时注意观察有无发生腹泻及严重心律失常。

避免降低食管下括约肌压力的药物，如 β-肾上腺素能药物、抗胆碱能药、前列腺素 E、地西泮等。慎用阿司匹林、非甾体抗炎药等损伤黏膜的药物。合并心血管疾病的老人适当避免使用钙通道阻滞剂及硝酸甘油，合并支气管哮喘则应尽量避免多巴胺受体激动剂及茶碱，以免导致反流加重。

提醒老人服药时须保持直立体位，至少饮水 150ml，防止服药所致的食管炎及并发症。

4. 心理调适

向老人及家属解释胃部不适的原因，并教会其减轻胃部不适的有效方法和技巧，缓解其恐惧心理。与家属协商，为老人创造参加家庭娱乐、朋友聚会等各种集体活动的机会，增加老人的归属感。

5. 健康指导

（1）健康教育　告知老人胃食管反流病的原因、临床表现及并发症、实验室检查及意义。

（2）生活指导　保证治疗效果的关键是改变饮食习惯及生活方式。指导老人休息、运动、饮食等方面的注意事项，避免裤带束得过紧、便秘等增加腹压的因素，肥胖者要采用合适的方法减轻体重。

（3）用药指导　指导老人掌握抑制胃酸分泌药、促动力药的种类、用法、使用剂量及用药的注意事项。

★ 考点：治疗 GERD 最常用的药物；老年人 GERD 的临床表现、护理要点

思考题

一、名词解释
1. 胃食管反流病　　2.Barrett 食管

二、填空题
1. 治疗 GERD 最常用的药物有＿＿＿＿、＿＿＿＿和＿＿＿＿。
2. 根据有无组织学改变，GERD 可分为两类：＿＿＿＿，食管有炎症性组织学改变；＿＿＿＿，客观方法证实有反流，但未见食管有组织学改变。

三、简答题
1. 简述 GERD 的主要症状。
2. 简述 GERD 的饮食注意事项。

四、病例分析
患者，女性，62 岁，反酸、胃部灼热感 1 个月，餐后明显，主要有胸骨后不适感，胃镜提示：食管下端红色条样糜烂带，最长径小于 5mm，不融合。

请思考：
1. 该患者初步医疗诊断是什么？
2. 该病的治疗原则是什么？

（程　梅）

第三节　老年人循环系统常见疾病

【学习目标】

◈ 掌握：老年人循环系统常见疾病的护理。
◈ 熟悉：对老年人循环系统健康状况进行正确评估。
◈ 了解：老年人循环系统老化的表现。
◈ 应用：对老年人循环系统疾病进行合理的健康指导。

案例导入

案例回放：

患者，男性，70 岁，因剧烈心前区疼痛无法缓解而入急诊室。患者躁动不安，面色苍白，呼吸急促。以往有冠心病病史 12 年。入院后立即进行心电图检查，发现病理性 Q 波，ST 段抬高，血清心肌酶含量异常增高，医生诊断为急性心肌梗死。

请思考：1. 该患者最主要的护理诊断是什么？
2. 请列出相应的护理措施。
3. 请为该患者提供正确的健康指导。

一、老年人循环系统老化的表现

（一）心脏

老年人心肌间质结缔组织增生、脂肪浸润及淀粉心包膜下脂肪沉积增加，心肌的收缩功能降低，心排血量减少，70 岁老年人心排血量仅为 20 岁青年人的 40％。心肌纤维脂褐质沉积，心包膜下脂肪沉着增多，室壁肌肉老化呈结节性收缩，导致心脏顺应性改变，进而影响心功能。

心瓣膜因硬化和纤维化而增厚，柔韧性降低，影响瓣膜的正常开放与关闭，造成狭窄及关闭不全。

心脏传导系统发生退行性改变，窦房结内的起搏细胞数目减少到 78％～80％，老年人休息时心率减慢。

（二）心脏功能

1. 心肌收缩力及心脏泵血功能下降

老年人肌质网状组织不足，受体减少，收缩时钙离子释放及舒张时钙离子吸收均减慢，引发心肌收缩和舒张效力降低，心肌等长收缩和舒张期延长；心室壁顺应性下降，引起心排血量减少；静脉腔变大和血流缓慢，使静脉回心血量减少。

2. 易发生心律失常

老年人心脏神经调节能力下降，心脏节律细胞数减少，特别是窦房结、房室结、左右希氏束传导细胞数目减少，增加心肌不稳定性，降低了对交感神经冲动的反应力，易出现各种类型的心律失常。

（三）血管

1. 动脉

血管正常老化导致动脉硬化，可引起血压升高，且以收缩压升高为主。

2. 静脉

弹性降低，静脉瓣萎缩，故易发生静脉曲张。血管硬化，神经调节功能降低，易发生直立性低血压。

★ 考点：老年人循环器官老化的特点及易患疾病

二、老年人循环系统常见疾病的护理

（一）老年高血压患者的护理

老年高血压（elderly hypertension）是指老年人在未使用抗高血压药物的情况下，血压持续或非同日 3 次以上收缩压（SBP）≥140mmHg（18.7kPa）和（或）舒张压（DBP）≥90mmHg（12.0kPa）。其中，单纯收缩期高血压（isolated systolic hypertension，ISH）患者超过半数。单纯性收缩期高血压是指舒张压不高，仅收缩压超过正常范围。因多发生于60 岁以上的老年人，所以又称为老年性单纯性收缩期高血压，简称老年性收缩期高血压。老年高血压往往除了血压升高外，还伴有心、脑、肾等靶器官的损害，且排除假性或继发性高血压的全身性疾病。它是导致老年人冠心病、脑卒中、肾衰竭、充血性心力衰竭和主动脉瘤发病率及死亡率升高的主要危险因素之一，是老年人最常见疾病和致残致死主要原因。

知识链接

假性高血压

老年人假性高血压多见。假性高血压是指用袖带测得的血压值高于经动脉穿刺直接测得的血压值的现象。老年人因为老化引起的动脉硬化，难以被气囊压迫，使听诊测得的血压偏高。如老年人袖带测得血压持续性增高，但无靶器官损害，且触诊周围动脉缺乏弹性，上臂 X 线或超声检查显示有血管钙化影，应高度怀疑"假性高血压"。或采用 Osier 方法鉴别假性高血压，先触及老人桡动脉或肱动脉，再用袖式血压计测肱动脉血压，然后将气袖加压至超过收缩压 10～20mmHg，若能触及桡动脉或肱动脉搏动者为 Osier 征阳性。

【护理评估】

1. 健康史

（1）内在因素　包括各种与血压有关的老化因素，如血管粥样硬化与纤维性硬化的程度、压力感受器敏感性的变化及激素反应性减低的情况等。

（2）外在因素　指各种不健康的生活方式，如超重、缺乏体育锻炼、高盐饮食、中度以上饮酒等。

2. 身体状况

老年高血压的表现与中青年有所不同。

（1）单纯收缩期高血压（ISH）多见　老年人收缩压随着年龄增长而增高，舒张压降低或不变，脉压增大，是老年ISH的另一个重要特征，也是动脉损害程度的重要标志，它比收缩压或舒张压更能预测心血管不良事件的发生。65岁以上高血压患者中，ISH为混合型的2倍。

（2）血压波动性大　老年人的收缩压、舒张压、脉压的波动均明显增大。尤其是收缩压，1天内波动可达40mmHg，1年内收缩压可波动（61±36）mmHg，约1/3的患者表现为血压冬季高、夏季低。血压波动性大使老年人易发生直立性低血压，且需较长时间恢复。

（3）症状少、并发症多　半数以上老年高血压患者在靶器官明显损害前无症状，故患者知晓率低，缺乏足够重视，易导致病情变化和并发症的发生。老年高血压患者并发症发生率高达40%，常见并发症冠心病、脑卒中的发生与血压密切相关；收缩压每升高10～12mmHg或舒张压每升高5～6mmHg，冠心病意外就增加20%～25%，脑卒中的危险增加35%～40%。

（4）多种疾病并存　老年人高血压常与动脉粥样硬化、糖尿病、高脂血症、前列腺增生、肾功能不全等疾病共存、相互影响。

3. 辅助检查

老年高血压患者在胸部X线、心电图、眼底检查等方面表现与一般成人高血压无显著区别，不同点如下。①24h动态血压检测：老年患者血压波动性大，高龄老人血压昼夜节律消失；②内分泌检测：老年高血压多为低肾素型，醛固酮水平、血浆肾素活性、β受体数目及反应性均降低；③血脂、血糖检测：老年高血压患者常合并高血脂、高血糖。

4. 心理-社会状况

评估老年高血压患者有无对疾病发展、治疗方面的焦虑；有无对终生用降压药的担心和顾虑；靶器官受损是否影响老人的正常社交活动；评估老人的家庭和社区支持度。

【主要护理诊断/问题】

（1）慢性疼痛　与血压升高所致的脑供血不足有关。

（2）活动无耐力　与血压升高所致的心、脑、肾循环障碍有关。

（3）有外伤的危险　与视物模糊、低血压反应、意识障碍有关。

【护理措施】

治疗护理的主要目标是降压达标，最大限度地降低心血管不良事件的发生，降低死亡和致残的危险，延长患者的生存期，提高生活质量。一般老年人高血压的降压目标与年轻人相同，但老年ISH患者，由于老化引起收缩压升高，中国高血压防治指南建议收缩压目标为150mmHg。舒张压应保持在60～65mmHg以上。

1. 一般护理

（1）病情监测　老年人血压波动大，应每天定部位、定体位、定时间、定血压计多次测量血压。老年人易发生直立性低血压，测血压时须强调测量立位血压。注意观察有无靶器官损伤的征象。

（2）环境舒适　应保持良好的生活环境，以免不良环境刺激加重老年高血压患者病情，如光线柔和、温湿度适宜、干净整洁等，以促进老人充分休息。护理操作应尽量相对集中，动作轻巧，避免影响老人休息。

（3）运动适当 根据老年高血压患者危险性分层（同《内科护理学》）制订活动计划。极高危组患者需绝对卧床休息；高危组以休息为主，可根据患者身体耐受度，选择合适方式的有氧运动。

2. 用药护理

老年高血压患者，收缩压推荐降至150mmHg以下，若患者身体状态耐受，可考虑收缩压降至140mmHg以下。选择降压药物建议利尿剂、β受体阻滞剂、钙通道阻滞剂（CCB）、血管紧张素转化酶抑制剂（ACEI）、血管紧张素受体拮抗剂（ARB）可作为抗高血压初始或维持用药，但药物选用不作任何排序。各大类降压药各有优点，单药治疗还是联合用药或使用固定复方制剂，需根据不同人群特征及其并发症个体化选择最佳用药方案。近年来，β受体阻滞剂已广泛应用于临床治疗，并且有显著减少心血管病发生的循证医学证据。药物剂量使用从小剂量开始，逐渐递增。尽量选用长效剂型。避免药物间的不良相互作用，尤其是非甾体抗炎药等非处方药。使用过程需应随时监测血压，防止血压过低，注意观察眩晕、抑郁、虚弱等不明显的药物不良反应。且老年人因为老化和多种疾病并存，在使用降压药时，需考虑可能影响药物治疗并发症的因素，护理人员应仔细观察病情变化，防止并发症。

3. 心理调适

老年高血压患者的情绪波动会引起神经内分泌的改变，从而加重病情，教会老人用合适的调适方法，并通过与家人、朋友良好的沟通得到情感支持、安慰，获得归属感及愉悦的感受。

4. 健康指导

高血压治疗具有长期性，社区是其防治工作的重要领域，医护人员应通过健康教育、生活指导等工作，降低引起高血压患者靶器官损害及心血管不良事件发生的各种危险因素。

（1）健康教育 培训老人有关高血压的知识、自我护理技能，告知老年高血压患者定期检测血压、长期坚持有效降压的重要性，避免出现不愿服药、不按医嘱服药、不难受不服药的用药误区，养成定时、定体位、定部位测量血压，遵医嘱定时、定量服药的习惯。

（2）生活指导 ①体重达标：通过减少总热量摄入和增加有氧运动的方法减重，减重速度因人而异；②膳食调节：减少膳食脂肪摄入，补充优质蛋白质，增加含钾多、含钙高食物的摄入，减少烹饪用盐及含钠量高的食物，多食蔬菜和水果，提倡戒酒；③心态调适：提高应对突发事件的心理调适能力，保持积极乐观心态，避免情绪过分激动；④劳逸结合：保证充足的睡眠，生活规律，避免脑力和体力负荷过度。

（3）康复运动 研究显示高血压的运动需连续4周才能生效，运动停止2周后，血压有会回升。因此，老年高血压患者应坚持适当有氧运动，以提高心肺功能，降低血压。适当运动包括：①适当的运动强度；②适当的运动形式；③适当的运动时间；④适当的运动目标。运动强度强调中小强度、较长时间、大肌群的动力性运动，运动方式应选择有氧运动，如步行、慢节奏的交谊舞、太极拳等，避免力量性运动，不要用力和屏气，最好不做低头弯腰动作，头部高于心脏水平，以免引起血压上升，引起意外。运动时间以每次持续30～60min，每周3～5次为佳。运动目标以运动时心率（170－年龄）次/分为宜。适量运动有一定降压作用，但对于中、重度老年高血压患者，运动仅能作为辅助治疗措施，不应放弃正规药物治疗，以达到降压达标、减少靶器官并发症发生的目的。

（4）定期检测 老年高血压患者应自备家庭血压计，每天定时测量血压并记录，尤其是在有自觉症状或情绪波动时，应及时测量血压，血压高于正常应及时补充必要的药物或到医院就诊。另外，还需定期检查尿常规、血液生化、心电图及眼底，预防靶器官损害的发生。

（5）中医中药　中国传统气功、中药、针灸、推拿等对老年高血压患者的康复有一定作用。

★ 考点：老年高血压的特点及护理要点

（二）老年冠心病患者的护理

冠心病是冠状动脉性心脏病（coronary heart disease，CHD）的简称，是指冠状动脉粥样硬化，使血管腔狭窄或阻塞，和（或）因冠状动脉功能性改变（痉挛）导致心肌缺血缺氧或坏死而引起的心脏病。70岁以上的老年人几乎都有不同程度的冠心病，患病率随年龄的增加而增多。除年龄因素，老年冠心病的发生与高血压、糖尿病等慢性病有关，老年女性患者还与雌激素水平下降有关。

老年冠心病患者的临床特点：①病史长、病变累及多支冠脉血管，且可伴有不同程度的心功能不全；②常伴有糖尿病、高血压、阻塞性肺气肿等慢性疾病；③往往存在心脏瓣膜退行性变、心功能减退等器官功能退行性病变。老年冠心病患者发生急性冠状动脉综合征的危险性相对较大。心绞痛是冠心病常见的类型，而急性心肌梗死（acute myocardial infarction，AMI）在老年人的发病率较成人高，且高龄者AMI的病死率高，本节重点介绍老年心绞痛和老年心肌梗死的护理。

老年心绞痛

老年心绞痛（elderly angina pectoris）是冠状动脉机械性或动力性狭窄致冠状动脉供血不足，心肌氧的供需失衡，引起心肌急剧、暂时的缺血、缺氧，以短暂胸痛为主要表现的临床综合征。90％的老年心绞痛是冠状动脉粥样硬化引起。

【护理评估】

1. 健康史

老年人心绞痛的诱因与成人不同，应注意评估。

（1）非疾病因素　饱餐、受寒、酷热、体力活动和情绪激动是老年人心绞痛的常见诱因。老年人躯体承受能力降低，受外部环境的影响较大；老年人易遭受心理应激，如地位改变、丧偶、孤独等，老年人脾气大、固执易造成情绪激动。

（2）疾病因素　血糖控制不良、高血压、肺部感染等是老年心绞痛的常见诱因。

2. 身体状况

老年人心绞痛表现多不典型，以不稳定型心绞痛为主。

（1）疼痛部位不典型　在上颌部与上腹部之间的任何部位可出现疼痛。特点是每次发作往往多在同一部位，相同原因诱发。

（2）疼痛性质不典型　由于老年人痛觉减退，其疼痛感觉往往较轻，而疼痛以外的症状，如左上肢酸胀、气促、疲倦、烧心、喉部发紧等表现较多，有时会有无症状性心肌缺血的发生。

（3）体征少　大多数老年心绞痛患者可无阳性体征。

3. 辅助检查

（1）心电图　心电图异常是发作时非特异性ST-T改变，即一过性的完全性左束支传导阻滞，提示多支冠状动脉病变或左心功能不全。

（2）活动平板运动试验　阳性结果对冠心病诊断有一定价值，但老年人肺功能差或体力不支，一般不建议此项检查。

（3）核素心肌显像检查　可早期显示心肌缺血区的部位和范围，结合临床资料，对老年心绞痛诊断价值较大。

（4）冠状动脉造影　冠状动脉造影是诊断冠心病的金标准，安全可靠。此检查不但可以确诊或排除冠心病，而且可以明确患者是否需行冠状动脉血运重建。

4. 心理-社会状况

评估老人有无因心肌缺血所引起的恐惧、焦虑、抑郁。老人的家庭成员能否支持配合医护方案的实施。评估家庭照护及经济支付能力。

【主要护理诊断/问题】

（1）急性/慢性疼痛　与心肌缺血、缺氧有关。

（2）活动无耐力　与心肌供血、供氧不足有关。

（3）知识缺乏　与缺乏控制诱发因素及药物应用的知识有关。

（4）潜在并发症　心肌梗死。

【护理措施】

老年人心绞痛的治疗护理目标是控制心绞痛的发作次数、频率，提高活动耐量，延缓冠状动脉粥样硬化的进展，改善老年人生活质量。

1. 一般护理

心绞痛发作时，立即休息，停止原来活动，协助老人取舒适体位。有条件者及时给予间歇氧气吸入，氧流量为 $4\sim6L/min$。

2. 监测病情

严密观察老年患者疼痛的特点及伴随症状，监测生命体征、发作时心电图的变化，注意有无进展为急性心肌梗死的可能。

3. 用药护理

老年心绞痛治疗所使用的药物种类与成人相同，使用的细节上要注意结合老年人的特点。

（1）硝酸酯类　老年心绞痛患者的必备药。针对老年人口干的特点，服硝酸甘油前应先湿润口腔，将药物置于舌下，以利于药物快速溶化生效，有条件的老年患者推荐使用硝酸甘油喷雾剂。因老年人易出现减压反射导致血容量降低，首次使用硝酸甘油时宜取平卧位。

（2）β受体阻滞剂　应遵循用药剂量个体化的原则，从小剂量开始，使心率维持在55次/分以上。伴有心力衰竭、慢性阻塞性肺疾病或心脏传导病变的老人对β受体阻滞剂敏感，易出现不良反应，故使用时应逐渐减量、停药。

（3）钙通道阻滞剂　钙通道阻滞剂可引起老年人血压降低，影响冠脉血供，应从小剂量开始使用。维拉帕米用于老年心绞痛治疗时应密切观察有无明显的负性肌力、负性传导作用。长效制剂氨氯地平血药浓度与肾功能损害无关，可用于老年心绞痛合并高血压患者的治疗。

（4）血小板抑制剂　除临床上使用较广的噻氯匹定、阿司匹林、氯吡格雷外，糖蛋白Ⅱb/Ⅲa（GP-Ⅱb/Ⅲa）老年人使用不会增加颅内出血的危险性，被认为是抗血小板治疗最有希望的一类药。使用血小板抑制剂应密切观察有无出血倾向，并定期监测血小板计数及出、凝血时间。

（5）他汀类降脂药　对于伴有高脂血症的老人，应使用此类药物治疗。具有降脂、稳定动脉粥样硬化斑块、抗炎和保护心肌的作用。

4. 心理调适

老人的抑郁、焦虑等负性情绪往往来自对疾病的不正确认知，向老年患者解释疾病的病理生理、临床表现和预后，改善其不合理认知。指导患者通过自我积极心理暗示改变消极心态。

5. 健康指导

健康指导应采取综合性措施的指导，包括控制病情发展，维持和促进患者躯体功能恢复，教会患者提高社交能力的技巧。

（1）健康教育　向患者及家属宣教心绞痛的发生机制、发作的诱因、治疗和促进康复的方法。提高患者及家属在治疗、护理和康复中的配合程度。

（2）生活指导　老年人因心脏储备功能差，故稍微增加心脏负荷的活动即可能诱发心绞痛，故应采取措施避免发作诱因。指导患者日常生活中养成少食多餐的习惯，避免饱餐，提倡低盐的清淡饮食，戒烟限酒；根据老人的心功能状态制订合理活动计划，有氧运动为主，避免过度劳累；保持乐观、稳定的情绪；根据季节变换及时增减衣物；控制合并症。

（3）康复运动　对稳定型心绞痛患者可在全面评估其病情及心功能的基础上，结合自身的运动习惯，制订个体化的运动处方，运动处方基本要求同老年高血压患者。运动处方实施要遵循循序渐进的原则：第一阶段为适应阶段，经过一段时间适应性锻炼逐渐增大运动量，达到运动处方标准，此阶段为时 6~8 周；第二阶段为增强阶段，按运动处方坚持有氧运动锻炼，时间通常为 24 周；第三阶段为维持阶段，是增强阶段结束后，长期保持运动疗法的阶段。此期要对患者运动效果作出全面评估，修改制订出适合患者的运动计划。

（4）中医康复　中医对心绞痛的康复有明确效果，适合老年人的气功可使神经系统的兴奋和抑制得以平衡，强调"意到、气到、力到"和"放松、人静、意守丹田"等原则，对心绞痛老年患者益处良多。在心绞痛康复早期可练习练静气功，每次练 10min，每天 2~3 次，适应后逐渐增加至每次 20~30min。病情稳定改练动气功。

老年急性心肌梗死

老年急性心肌梗死（elderly acute myocardial infarction）是在冠状动脉粥样硬化的基础上，冠状动脉内斑块破裂出血、血栓形成或冠状动脉严重而持久地痉挛，发生冠状动脉急性阻塞，冠状动脉血供急剧减少或中断，相应心肌发生持续而严重的缺血，引起部分心肌缺血性坏死。老年急性心肌梗死的发生率明显高于中青年。影响急性心肌梗死预后的重要因素是年龄，美国致死性心肌梗死患者中，85％患者年龄＞65岁，60％患者年龄＞75岁。

【护理评估】

1. 健康史

（1）外部因素　老年人AMI的主要危险因素是缺乏体育锻炼及社交活动。老年患者AMI发作的诱因少于中青年，常在休息或睡眠过程中发作。发热和感染（多为呼吸道感染）也是老年人AMI发作的常见诱因。

（2）内在因素　大部分老年AMI患者存在多支冠状动脉血管严重病变，约3/4的粥样斑块有破溃出血，激活凝血机制，而继发血栓形成，加重血管阻塞。老年患者神经体液的调节障碍，代谢产物血栓素A_2增多，可诱发冠状动脉强烈痉挛。

（3）发病特点　老年AMI患者发病临床表现差异大，1/3的患者起病急骤，约1/2患者症状轻微。

2. 身体状况

（1）症状不典型　老年AMI患者有典型临床症状者不到1/3，高龄老人则更少。胸痛往往轻微，伴有糖尿病的高龄老人可无胸痛表现，有的老年患者表现为牙、肩、腹等胸外部位的疼痛或出现恶心、胸闷、意识障碍、休克等表现。AMI首发症状中，胸痛随着年龄增长而减少，气促、意识障碍等表现随着年龄增长而增多。

（2）并发症多　老年AMI患者各种并发症的发生率明显高于成年人，室壁瘤的发生率是中青年的2倍，70岁以上心肌梗死患者心脏破裂发生率较中青年患者高3倍，院内感染发生率老年患者为20.4％（中青年为5.7％），水、电解质紊乱发生率老年患者为56.7％（中青年为31.3％）。

（3）其他　老年患者AMI病程长，长期慢性缺血可有助于侧支循环的建立和形成，故老年AMI患者非Q波性心肌梗死（NQMI）较多。易发生心肌梗死范围扩展，再梗死及梗死后心绞痛发生率高。

3. 辅助检查

（1）心电图　除特征性及动态心电图的改变外，老年AMI患者的心电图可仅有ST-T改变。

（2）心肌酶　老年AMI患者的心肌酶与中青年患者的特点不同：肌酸激酶（CK）、乳酸脱氢酶（LDH）、天冬氨酸氨基转移酶（AST）峰值出现延迟，CK和AST峰值持续时间长，CK峰值较低。

（3）冠状动脉造影　对判断病变部位、病变严重程度、侧支循环建立情况具有重要价值。

（4）其他　血常规、红细胞沉降率检查可反映组织坏死和炎症情况。

4. 心理-社会状况

老年AMI因发病急骤和病情程度及并发症严重会造成患者及家属强烈的恐惧和慌乱，担心疾病预后。患者可表现为语调低沉、甚至不敢活动，担心死亡降临；患者家属常常神情紧张。评估患者家属照护及经济承受能力。

【主要护理诊断/问题】

（1）疼痛　与心肌缺血、坏死有关。

（2）活动无耐力　与心排血量减少有关。

（3）恐惧　与病情危重有关。

（4）潜在并发症　心源性休克、心力衰竭、心律失常。

【护理措施】

老年 AMI 的治疗护理目标是缺血心肌再灌注、挽救濒死的心肌，防止梗死面积扩大，保护和维持心脏功能，减少并发症的发生。

1. 一般护理

老年 AMI 的饮食（低盐、低脂饮食）、给氧等一般护理与成年患者相似，有严重并发症以及高龄、体弱者应延长卧床时间，早期下床活动时需有人照顾。

2. 用药护理

老年 AMI 患者具有与成年患者不同的特点。

（1）溶栓治疗　排除有无除年龄以外导致脑出血的危险因素，对有适应证的老年 AMI 患者应谨慎、积极地实施溶栓治疗。使用溶栓药物过程中，应密切观察有无意识改变、头痛及肢体活动障碍，注意观察血压及心率的变化，及早发现脑出血征象。

（2）心导管介入治疗　有条件者对阻塞血管尽早实施急诊心导管介入治疗，应密切观察心导管介入治疗并发症，如有无再发心前区疼痛，有无变化心电图，判断有无发生新的缺血性事件。

（3）常规药物治疗　①镇痛药：老年人对吗啡的耐受性低，使用时应密切观察有无呼吸抑制等不良反应发生。伴有阻塞性肺气肿等肺部疾病老年患者忌用吗啡镇痛。②抗凝制剂：阿司匹林已成为老年 AMI 的标准治疗，可降低 AMI 的病死率，尤其大于 70 岁的老年人受益更大。在使用过程中要密切观察胃肠道反应及有无出血倾向。③β受体阻滞剂：可选用对心脏有选择性的美托洛尔或比索洛尔，从小剂量开始逐渐增量，以静止心率控制在 55 次/分为宜。早期应用可有效降低老年 AMI 患者死亡率。④ACEI：可有肾功能损害、头晕、乏力等不良反应，老年 AMI 患者应从小剂量开始，使用短作用制剂，逐渐加至耐受剂量，用药过程中要严密监测患者血清钾浓度、血压和肾功能。

（4）并发症治疗　①心源性休克：患者疼痛减轻，血压仍低，可能发生心源性休克，应进行升压治疗，注意保暖。②急性心力衰竭：目前普遍认为急性心肌梗死发病后的数小时内，尤其同时有低钾血症存在时，使用洋地黄制剂可能会促发心律失常。洋地黄类制剂快速静脉内应用，可能会导致外周和冠状动脉收缩。因此，急性心肌梗死发病后的 1～2 天，尤其是发病后 24h 内，应尽量避免使用洋地黄药物。③心律失常：患有青光眼或前列腺增生的老年 AMI 患者并发窦性心动过缓，慎用阿托品治疗。

3. 心理调适

老年人住监护室时要及时给予心理安慰，告知医护人员会随时监测其病情变化并及时治疗处理。医护人员工作应紧张有序，避免因忙乱带给老人及其家属的不信任和不安全感。

4. 健康指导

老年 AMI 患者健康指导内容的大部分与老年心绞痛患者相同，健康教育和康复运动两方面有所不同。

（1）健康教育　心肌梗死极易导致心脏性猝死，教会老年 AMI 照顾者掌握心肺复苏的技术，以便在紧急情况下及时施救。

（2）康复运动　①急性（住院）阶段康复治疗方案：早期康复治疗常在监护病房进行。包括早期活动、早期离床。活动内容包括进食、个人卫生、床边大小便、上下肢简单的被动和主动练习等。活动时以不引起患者血流动力学改变、不出现不适症状、心率不低于 50 次/分或高于 120 次/分、心电图无缺血改变为宜。②恢复（门诊）阶段康复方案：出院早期老年 AMI 患者的康复一般在病后 3 个月内进行。此阶段，护理人员帮助患者制订适宜的个体化运动方案，安排患者按计划进行康复运动，记录实施情况，评价康复效果等。国内目前开展心脏康复的重点是在住院期间，出院后的康复及效果研究很少。③社区（家庭）阶段康复方案：该应持续至第二阶段后 6～9 个月。护理人员及家属协助患者将因疾病改变的生活方式逐步恢复至正常生活、工作，训练日常生活活动能力、提高生活质量等。可结合患者病情、依从性和环境等因素，制订患者易于接受、其生活习惯适应的合理方案，帮助患者重返社会。

★ 考点：老年急性心肌梗死的概念；老年心绞痛及 AMI 患者的临床表现、护理要点

思考题

一、名词解释

1. 冠心病　2. 老年急性心肌梗死

二、填空题

1. 老年心绞痛是冠状动脉机械性或动力性狭窄致冠状动脉＿＿＿＿，心肌急剧、暂时的＿＿＿＿、＿＿＿＿所引起的以＿＿＿＿为主要表现的临床综合征。90％的老年心绞痛是＿＿＿＿引起。

2. 假性高血压是指用袖带测得的血压值＿＿＿＿经动脉穿刺直接测得的血压值的现象。

三、简答题

1. 简述老年冠心病患者的临床特点。
2. 简述对老年心绞痛患者的健康教育。

四、病例分析

王老太太，68 岁，晚餐后 2h 突发胸部闷痛，向后背放射，伴恶心、呕吐，遂来院急诊。查体：T 36.7℃，P 96 次/分，R 26 次/分，面色苍白、出冷汗，血压 120/76mmHg，叩诊心界向左扩大。心电图提示：Ⅱ、Ⅲ、aVF 导联 ST 段呈弓背抬高，Q 波宽而深。血清心肌酶显著增高：乳酸脱氢酶（LDH）、肌酸磷酸激酶（CPK）、CPK-MB。

请思考：

1. 该患者可能是什么疾病？依据是什么？
2. 请提出主要护理诊断/问题。

（程　梅）

第四节　老年人运动系统常见疾病

【学习目标】

◆ 掌握：老年人运动系统常见疾病的护理。
◆ 熟悉：对老年人运动系统健康状况进行正确评估。
◆ 了解：老年人运动系统老化的表现。
◆ 应用：对老年人运动系统疾病进行合理的健康指导。

案例回放：

赵大爷，68 岁，体型肥胖。活动或劳累后膝关节酸痛 3 年，近一周来疼痛加重，不能活动。查体：膝关节肿胀。赵大爷平时善于交际，社会活动较多，所以对当前的处境很不适应，表现为烦躁易怒。

请思考：1.患者主要护理诊断/问题有哪些？

2.如何做好患者的身心护理？

3.评估患者目前的危险因素有哪些？如何做好防护？

一、老年人运动系统老化的表现

（一）骨骼

老年人骨质吸收超过骨质形成，重量减轻，从 50～80 岁，每增加 10 岁，其骨重量男可减轻 5%，女可减轻 7%。骨皮质变薄，髓质增宽。骨有机物（骨胶原、骨黏蛋白）含量减少或逐渐消失，骨质萎缩，骨韧性降低，脆性增加。无机物（碳酸钙、磷酸钙）减少，骨小梁减少变细，骨密度减低，骨质疏松，易发生肋软骨钙化、骨折。老年人骨质畸形，脊柱弯曲，变短。骨修复与再生能力减退，可导致骨折后愈合时间延长或不愈合。

（二）关节

关节软骨面变薄，软骨粗糙、破裂，表面软骨成为小碎片，脱落于关节腔，而形成游离体，称"关节鼠"，可造成老年人行走时关节疼痛。滑膜钙化、纤维化，从而失去弹性，血管硬化，供血不足，导致变性加重。滑液由血浆透析物和滑膜细胞所分泌的透明质酸构成。老年人因滑液减少而黏稠，并发滑膜炎症时，滑液中有大量的炎症细胞。

（三）肌肉

老年人肌肉老化表现为骨骼肌细胞内水分减少，肌纤维萎缩、变细、弹性下降，肌力减退，肌肉总量减少，敏捷度下降。30 岁时男性肌肉占体重的 43%，60 岁以上仅占 25%。肌肉老化以腰腿部较明显，出现腰酸腿痛。加上老年人脑功能衰退，活动减少，导致老年人动作笨拙、迟缓、步态不稳等。由于老年人限制在轮椅上或卧床不起等，进一步导致肌肉的老化。

★ **考点：老年人运动器官老化的特点**

二、老年人运动系统常见疾病的护理

（一）老年骨质疏松症患者的护理

骨质疏松症（osteoporosis，OP）是一种以低骨量和骨组织微结构破坏为特征，导致骨质脆性增加和易于骨折的代谢性疾病。OP 可分为原发性和继发性。原发性骨质疏松症分为两型，老年骨质疏松症属于原发性骨质疏松症 II 型，是骨骼方面机体衰老的一种特殊表现，也是造成骨质脆性增加、骨折危险性增大的常见病。骨质疏松症患病率随年龄增加明显增高，60～69 岁男女患病率分别为 33％和 73.8％，70～79 岁的患病率分别为 55.6％和 89.7％，80 岁以上的患病率分别为 65.4％和 100％。患 OP 的老人极易发生脊椎骨折、股骨颈骨折，老年女性患者，若发生髋部骨折 1 年内死亡率为 15％，其余 50％致残。OP 是导致老年人卧床和伤残率增高的主要原因之一。

【护理评估】

1. 健康史

老年人破骨细胞的吸收增加，成骨细胞的功能衰减，导致随年龄的增长处于负平衡状态的骨重建。此外，OP 的发生还与多种因素有关。

（1）遗传因素　多种基因（如维生素 D 受体、雌激素受体、β_2 受体）的表达水平和多态性可影响骨代谢。另外，OP 骨折的发生与基质胶原和其他结构成分的遗传差异有关。

（2）甲状旁腺素（PTH）和细胞因子　PTH 作用于成骨细胞，其分泌的细胞因子（如 IL-6）可促进破骨细胞的作用。血 PTH 随年龄增加逐年增高，骨髓细胞的护骨素（osteoprotegerin，OPG）表达能力下降，引起骨质加速丢失。

（3）性激素　性激素在骨生成和维持骨量方面起作用。性激素功能随着年龄的增长减退，骨的形成减慢，吸收加快，从而导致骨量下降。

（4）营养成分　维生素 D 可促进骨细胞的活性作用，钙是骨矿物中最主要的成分，蛋白质、磷及微量元素可维持骨骼钙、磷比例。这些物质的缺乏可导致骨形成减少。

（5）生活方式　刺激骨形成的基本方式是体力活动，活动过少及长期卧床易于发生骨质疏松。大量饮用咖啡，光照减少，吸烟、酗酒，高盐、高蛋白饮食，以上均是骨质疏松症的易患因素。

2. 身体状况

（1）身长缩短　骨质疏松非常严重，因椎体骨密度减少可导致脊椎椎体压缩变形，身高平均缩短 3～6cm，严重者发生驼背。

（2）骨痛和肌无力　弥漫性腰背疼痛或全身骨痛，无固定部位，劳累或活动后加重，负重能力下降或不能负重，是 OP 较早出现的症状。

（3）骨折　因打喷嚏、弯腰、负重、挤压或摔倒等轻微活动或创伤诱发。在老年前期多发部位以桡骨远端最多见，在老年期以后以股骨上端和腰椎多见。脊柱压缩性骨折可引起胸廓畸形，使肺最大换气量和肺活量下降，引起气短、胸闷、呼吸困难，甚至发绀等表现。骨折为导致老年 OP 患者活动受限、寿命缩短的最常见和最严重并发症。

3. 辅助检查

（1）生化检查　血、尿骨矿成分，骨形成指标，骨吸收指标。①尿羟赖氨酸糖苷（HOLG）：可升高，是骨吸收的敏感指标；②骨钙素（BGP）：可有轻度升高，是骨更新的敏感指标；③血清镁、尿镁：均有所下降。

（2）X 线检查　骨量丢失超过 30％时在 X 线片上显示骨质疏松，表现为皮质变薄、骨密度减低、骨小梁减少变细，透明度加大，晚期骨变形及骨折。

（3）骨密度检查　采用双能 X 线吸收仪（DEXA）、单光子骨密度吸收仪（SPA）、定量 CT 检查，骨密度低于同性别峰值骨量的 2.5SD 以上可诊断为骨质疏松症。

4. 心理-社会状况

老年人身体外形的改变可造成老人心理负担的加重，挫伤老人的自尊心。因为外形改变，老人可能不愿进入公共场合。因担心骨折而拒绝锻炼，不利于身体功能的康复。

【主要护理诊断/问题】

（1）慢性疼痛　与骨质疏松、骨折及肌肉疲劳、痉挛有关。

（2）躯体活动障碍　与骨痛、骨折引起的活动受限有关。与椎体骨折引起的身长缩短或驼背有关。

（3）情境性自尊低下。

（4）潜在并发症　骨折。

【护理措施】

本病主要通过补钙及使用钙调节剂进行药物治疗，同时结合高频电疗、光疗、运动及营养疗法可提高治疗效果。骨折老人应积极实施手术治疗。治疗护理的总体目标是：老人能正确使用非药物或药物方法缓解或去除疼痛，增加舒适感；老人能遵照饮食及运动计划，合理进餐和活动，促进躯体的功能康复；无骨折发生或骨折老人未因限制活动发生并发症；老人能接受自身形象改变，保持情绪稳定，无社交障碍。

1. 休息与活动

根据老年人身体状况，制订个体化的活动计划。对有活动能力的老人，适当进行体育活动以增加和保持骨量；因骨折而固定或牵引的老人，要求尽可能每小时活动身体数分钟，如扭动足趾、上下甩动臂膀，足背屈和跖屈等；对活动受限的老人，指导老人将关节维持在功能位，每天进行关节的活动训练，并保持肌肉的张力，进行肌肉等长等张收缩训练。

2. 营养与饮食

每天营养素与骨营养有关的供应量为：胆固醇＜300mg；蛋白质60～70g；蔬菜350～500g；维生素E 15mg；维生素A 800μg；维生素D 10μg；维生素C 60mg；钙800mg（钙与磷的比例为1∶1.5）；铁12mg；食盐＜5g；锌15mg。尤其鼓励老人多摄入含维生素D和钙丰富的食物，富含维生素D的食物有肝、禽、蛋、鱼肝油等，含钙高的食物有牛奶、乳制品、芝麻酱、豆制品、海带、虾米等。

3. 减轻或缓解疼痛

腰背部肌肉紧张及椎体压缩性骨折可导致疼痛，卧床休息可使腰部软组织和脊柱肌群得到松弛而显著缓解疼痛。休息时应卧在硬棕床上或有薄垫的木板上，在腰下垫一薄枕，仰卧时头不可过高。必要时可使用限制脊柱活动度的背架、紧身衣等。洗热水浴、按摩、擦背以促进放松肌肉。同时，可应用音乐治疗、暗示疏导等方法缓解疼痛。疼痛严重者遵医嘱使用肌肉松弛剂、镇痛药等药物，骨折者应通过牵引或手术方法缓解疼痛。

4. 预防并发症

避免负重、弯腰等行为，为老人提供安全的装束及生活环境，防跌倒和损伤。对有骨折的卧床老人，每2h翻身一次，按摩受压部位，同时指导老人进行呼吸和有效咳嗽训练，被动和主动活动关节，定期检查防止并发症。

5. 用药护理

（1）钙调节剂　包括维生素D、降钙素和雌激素。服用维生素D的过程中要严密监测血清钙和肌酐的变化；使用降钙素时要监测低血钙和甲状腺功能亢进的表现；使用雌激素的老年女性患者，应详细了解家族中有关心血管疾病和肿瘤方面的病史，注意阴道出血情况，严密监测子宫内膜的变化，定期做乳房检查，防止心血管疾病和肿瘤的发生。

（2）钙制剂　如葡萄糖酸钙、碳酸钙等，不可与绿叶蔬菜一起服用，防止因形成钙螯合物而降低钙吸收，使用过程中要增加饮水量，勤排尿，减少泌尿系结石形成的可能，并防止便秘。

（3）二膦酸盐　帕米膦酸二钠、依替膦酸二钠、阿仑膦酸钠等，此类药物消化道反应多见，应晨起空腹服用，同时饮水 200～300ml，至少半小时内不进食或喝饮料，也不能平卧，减轻对消化道刺激。静脉注射要注意预防血栓性疾病的发生，同时严密监测血钙、磷和骨吸收等生化标志物。

6. 心理调适

与老人倾心交谈，有效沟通，鼓励老人表达内心感受，分析老人忧虑的原因。指导老人穿背部有条纹或其他修饰的衣服改变人的视觉效果，穿宽松的上衣掩盖形体的改变。强调老人在阅历、学识或经验方面的优势，增强老人自信心，使其逐渐适应形象的改变，保持情绪稳定。

7. 健康指导

（1）健康教育　通过书籍、图片和视频资料，使老人了解骨质疏松症发生的原因、临床表现、辅助检查结果的意义、治疗和护理措施。

（2）运动指导　指导老人每天进行户外日光照射、适当运动。在活动过程中防止跌倒，避免活动过度用力，也可通过辅助工具协助完成活动，促进功能康复。

（3）饮食指导　指导老人多补充与骨代谢有关的营养素，尤其注意多摄入含钙及维生素 D 丰富的食物。

（4）用药指导　指导老人服用可咀嚼的钙剂，在饭前 1h 及睡前服用，钙剂应与维生素 D 同时服用，促进吸收。教会老人明确不同药物的使用方法及疗程，会观察各种药物的不良反应。

（5）康复训练　尽早实施康复训练，急性期应注意卧、坐、立的姿势，卧位时背部尽量伸直、平卧、低枕，坚持睡硬板床；立位或坐位时伸直腰背，收缩腰肌和臀肌。慢性期应对骨质疏松症好发部位相关肌群进行针对性运动训练，如采用膝手卧位做背肌训练，采取仰卧位抬腿动作做腹肌训练等。同时配合有氧运动增强身体素质，通过翻身、起坐、单腿跪位等动作训练维持和增加老人的躯体功能水平。

（6）中医中药　近年的研究成果表明，补肾为主、健脾为辅的中医疗法对骨质疏松症有一定改善作用，可配合使用。

★ 考点：老年骨质疏松症患者的临床特点、护理要点

（二）老年退行性骨关节病患者的护理

退行性骨关节病（degenerative osteoarthritis）又称骨性关节炎、增生性关节炎、老年骨性关节炎等，是由于关节软骨退行性改变，引起关节软骨完整性破坏以及关节边缘软骨下骨板病变，进而引起关节症状和体征的一组慢性退行性关节疾病。骨关节的病理改变表现为透明软骨软化退变、糜烂，骨端暴露，继发滑膜、关节囊、肌肉的变化。此病好发于脊椎、髋、膝等负重关节以及肩、指间关节等，髋关节受累高龄男性多于女性，手骨性关节炎以女性多见。其发病率随年龄的增大而升高，65 岁以上的老年人患病率达 68％。

【护理评估】

1. 健康史

本病的发生是多种因素联合作用导致的，主要因素包括：①软骨下骨板损害使软骨失去缓冲作用；②软骨基质中黏多糖含量减少，纤维成分增加，软骨弹性降低；③关节内局灶性炎症。临床上骨性关节炎常分为原发性和继发性两大类，引起关节发生改变的原因，原发性

与继发性有所不同。

（1）原发性　发病原因可能与易感因素和机械因素有关。易感因素包括遗传因素、生理性老化、性激素、肥胖、吸烟等。机械因素包括长期姿势不良导致关节形态异常、长期从事剧烈的文体活动或反复使用关节对关节造成磨损等。老年人退行性骨关节病绝大部分为原发性。

（2）继发性　常见原因为关节创伤、关节先天性畸形、关节面的后天性不平衡及其他疾病等。

2. 身体状况

（1）关节疼痛　最初表现为关节酸痛，程度较轻，多于活动或劳累后出现，休息后可减轻或缓解。疼痛程度随着病情进展加重，表现为刺痛或钝痛，关节活动可因疼痛而受限，直至休息时也可出现疼痛。膝关节病变在上下楼梯时疼痛明显，下蹲后突然起身或久坐可导致关节剧痛；髋关节病变疼痛常自腹股沟传导至膝关节前内侧、臀部及股骨大转子处，可向大腿后外侧放射。

（2）关节僵硬　关节活动不灵活，尤其清晨起床或久坐后关节有僵硬感，不能立即活动，需经过一定时间后才感到舒服。关节僵硬与类风湿关节炎不同，时间短暂，一般不超过30min。但疾病晚期，关节不能活动将是永久性的。

（3）关节内卡压现象　关节内有小游离骨片时，可引起关节内卡压现象。表现为关节活动时有响声、疼痛和不能屈伸。膝关节卡压易造成老人跌倒。

（4）关节肿胀、畸形　局部骨性肥大或渗出性滑膜炎可引起膝关节肿胀，较多见，严重者可见关节畸形、半脱位等。指间关节背面内、外侧骨样肿大结节可引起手关节畸形，位于远端指间关节者称为 Heberden 结节，位于近端指间关节者称 Bouchard 结节，部分患者可有手指侧偏或屈曲畸形，第 1 腕掌关节可因骨质增生出现"方形手"。

（5）功能受限　各关节可因软骨退变、骨赘、关节周围肌肉痉挛及关节破坏导致活动受限。颈椎骨性关节炎脊髓受压时，可导致肢体无力和麻痹，椎动脉受压可引起耳鸣、眩晕，以致复视、构音或吞咽障碍，严重者发生突然跌倒或定位能力丧失。腰椎骨性关节炎腰椎管狭窄，可引起下肢间歇性跛行，也可引起大小便失禁。

3. 辅助检查

（1）X 线平片　典型表现为受累关节间隙狭窄，软骨下骨质硬化、囊性变，关节内游离骨片、关节边缘骨赘形成。严重者关节面变形、萎缩、半脱位。

（2）CT　用于检查椎间盘疾病，效果明显优于 X 线检查。

（3）MRI　能发现早期的软骨病变，而且能观察到韧带、半月板等关节结构的异常。

4. 心理-社会状况

反复或持续关节疼痛、关节变形和功能障碍，给老年人的日常生活及心理健康带来很大的危害。疼痛使老人不愿意过多活动，社会交往因此减少；功能障碍加重老人的无力感和自卑心理；疾病的迁延不愈逐渐使老人对治疗失去信心，从而产生消极悲观的情绪。

【主要护理诊断/问题】

（1）慢性疼痛　与关节退行性变引起的关节软骨破坏及骨板病变有关。

（2）躯体活动障碍　与关节疼痛、畸形或脊髓压迫所引起的关节或肢体活动困难有关。

（3）有跌倒的危险　与关节破坏所致的功能受限有关。

（4）无能为力感　与躯体活动受限及自我贬低的心理压力有关。

【护理措施】

治疗原则为减轻或消除症状、改善受累关节功能、减少致残率。症状轻、无明显功能障碍者主要保守治疗，症状严重、保守治疗无效或关节畸形影响正常日常工作和生活者，宜采取手术治疗。治疗护理的总目标是：老年人能通过有效的方法减轻疼痛；改善关节功能；自信心增强；能积极应对疾病造成的不良身心影响；能独立或在帮助下完成基本的日常生活活动。

1. 一般护理

老人宜动静结合，急性发作期应限制关节的活动，一般情况下以不负重活动为主。规律而适宜的运动可有效预防和减轻病变关节的功能障碍，促进康复。肥胖老人尤其应坚持运动锻炼，尽量选择能增加关节活动、运动量适宜的运动项目，如打太极拳、游泳、做操等。且注意调节饮食，尽量减少摄入高脂、高糖食品，从而达到控制体重的目的。

2. 减轻疼痛

减轻关节的负重和适当休息是缓解患髋关节骨性关节炎的老人疼痛的重要措施，可借助助行器、扶手杖、拐站立或行走。疼痛严重者，采用卧床牵引限制关节的活动。膝关节骨性关节炎的老年患者除适当的休息外，可通过坐位站起时手支撑扶手、上下楼梯时扶扶手的方法减轻关节软骨承受的压力。膝关节积液严重的老人，应卧床休息。另外，按摩与局部理疗联合使用，对任何部位的骨性关节炎都有一定镇痛的作用。

3. 用药护理

如关节出现经常肿胀，不能长距离行走或长时间活动，X线片显示髋股关节面退变，则在物理治疗基础上需加用药物治疗。

（1）非甾体抗炎药 主要起镇痛的作用。建议使用双氯芬酸、吡罗昔康、舒林酸硫化物等镇痛药，该类药物不良反应小，而且舒林酸硫化物、双氯芬酸具有促进蛋白聚合糖合成和软骨代谢的作用。尽量避免使用吲哚美辛、阿司匹林、水杨酸等不良反应大且损害关节软骨的药物。药物应在炎症发作期使用，症状缓解后停止服用，以防止过度用药。对能应用按摩、理疗等方法缓解疼痛者，尽量不服用镇痛药。

（2）抗风湿药 通过进行关节内注射，利用其润滑和减震功能，对残存软骨有一定保护作用。用药期间应加强观察，注意密切监测关节积液和X线检查的表现。

（3）氨基葡萄糖 减轻疼痛的同时能修复损伤的软骨，常用药物有氨基葡萄糖硫酸盐单体（傲骨力）、硫酸氨基葡萄糖（维骨力）、氨糖美辛片等。氨糖美辛片饭后即服或临睡前服用，硫酸氨基葡萄糖饭时服用效果最好。

4. 手术护理

对症状严重、关节畸形明显的晚期骨性关节炎老年患者，多行人工关节置换术治疗。术后护理因不同部位的受累关节有所区别。膝关节置换术后患肢使用石膏托固定，并做好石膏固定及患肢的护理。髋关节置换术后需患肢皮牵引，应保持牵引有效，同时要保证在牵引状态下老人的舒适度和功能。

5. 心理护理

首先，为老人安排有利于交流沟通的环境，如床距窗户较近，房间距老人活动中心较近等，增加老年患者与外界环境互动的机会。其次，主动提供一些能使老人感受到成功的活动，并诚恳地鼓励和奖赏其成就，以加强老人的自尊，增强自信心。另外，为老人分析导致无力感的原因，协助老人使用有效的应对技巧，鼓励老人学会自我控制不良情绪。

6. 健康指导

（1）健康教育 结合老人的自身特点，用通俗易懂的语言介绍疾病的病因、不同关节受累的表现、X线检查结果的意义、药物用法及不良反应、手术治疗的注意事项、术后护理。

（2）增强自理　对于关节活动受限的老人，根据自身条件及关节受限程度，运用特殊的设计或辅助器具保证或提高老年人的自理能力。如避免有高低落差的室内地板，地板材质应以防滑为重点，门及过道的宽度须能容许轮椅等辅助器通过等。对有吞咽困难的老人，应准备浓稠度适合其吞咽的食物，且在进食中或进食后配合少量起泡性饮料（如可乐、汽水），避免大口进食或摄入大块食物。对视力不良的老人，应在特定区域（如高度有变化处或楼梯的防滑带）采用不同的色彩加以区分。对有定位能力缺陷的老人，将活动路线单纯化或运用提醒标志等方式帮助他们。对有大小便失禁的老人，应避免一次性饮用大量的水，同时应尽可能安排老人卧室在距卫生间较近的地方，以方便老人如厕。

（3）保护关节　注意保暖防潮，防止关节受凉受寒。尽量用大关节而少用小关节，如用双脚移动带动身体转动代替突然扭转腰部；用屈膝屈髋下蹲代替弯腰和弓背动作；就座时选用有靠背和扶手的高脚椅，且膝髋关节成直角；枕头高度尽量不超过 15cm，保证肩、颈和头同时枕于枕头上。多做关节部位的热敷、热水泡洗。避免从事可诱发疼痛的工作或活动，避免长期站立，减少骑车、爬山等剧烈活动，少做下蹲动作。

（4）康复训练　进行受累关节的康复训练，通过主动和被动的功能锻炼，保持病变关节的活动，防止关节的粘连和功能活动障碍。不同关节的锻炼根据其功能不同而不同。①膝关节：早期练股四头肌伸缩活动，解除外固定后，再练习伸屈及旋转活动；②髋关节：早期练踝部和足部的活动，并鼓励老年患者尽可能做股四头肌的收缩运动，在去除牵引或外固定后，床上练髋关节的活动，进而进行扶拐下地活动锻炼；③肩关节：练习外展、前屈、内旋活动；④手关节：主要锻炼腕关节的掌屈、背伸、桡偏屈、尺偏屈活动。还可指导患颈椎病的老年患者于症状缓解后做颈部的运动体操。具体做法为：先仰头，侧偏头使耳靠近肩部，再将头后缩转动。每个动作后头应回到中立位，然后再做下一个动作，且动作速度宜慢。

（5）用药指导　用明显的标记确保老人定时、定量、准确服药，并告知老人药物可能的不良反应，教会监测的方法。

★ 考点：老年人发生退行性骨关节病变后的护理措施

思考题

一、名词解释
1.骨质疏松症　2.退行性骨关节病

二、填空题
1.退行性骨关节病，骨关节的病理改变表现为＿＿＿＿、＿＿＿＿，＿＿＿＿，继发滑膜、关节囊、肌肉的变化。

2.临床上骨性关节炎常分为原发性和继发性两大类，引起关节发生改变的原因，原发性与继发性有所不同。原发性发病原因可能与＿＿＿＿有关。继发性常见原因为＿＿＿＿、＿＿＿＿、关节面的后天性不平衡及其他疾病等。

三、简答题
简述老年骨性关节炎的身体评估？

四、病例分析
李大妈，66岁，腰背部弥漫性疼痛6年，医院曾诊断为"骨质疏松症"，未按照治疗方案正规服药，也未在饮食上加强相应的营养，1天前不慎摔倒导致髋骨骨折。李大妈家住农村，生活拮据，三餐以面食为主，喜高盐饮食。

请思考：

1.试分析导致李大妈骨质疏松症的原因有哪些？

2.目前该患者最主要的护理诊断/问题是什么？

（程　梅）

第五节　老年人泌尿系统常见疾病

【学习目标】

◆ **掌握：**老年人泌尿系统常见疾病的护理。

◆ **熟悉：**对老年人泌尿系统健康状况进行正确评估。

◆ **了解：**老年人泌尿系统老化的表现。

◆ **应用：**对老年人泌尿系统疾病进行合理的健康指导。

案例导入

案例回放：

患者：张某，女，76岁，已婚，小学文化，农民。

主诉：尿频、尿急、尿痛2天入院。

现病史：患者缘于入院前2天无明显诱因出现尿频、尿急、尿痛，可见肉眼血尿，伴腰部酸痛，无少尿、水肿，无皮疹、皮下出血，无咳嗽、咳痰，无胸闷、气促，无腹痛、腹泻。

入院查体：T 36.6℃、P 82次/分、R 20次/分、Bp 120/75mmHg，神志清楚，全身皮肤黏膜无黄染及出血点，全身浅表淋巴结未触及增大。双侧眼睑无水肿。双肺呼吸音清，未闻及干湿性啰音。心率82次/分，律齐，无杂音。腹平软，全腹无压痛、反跳痛，肝脾肋下未触及。双肾区无叩痛，肠鸣音4次/分。辅助检查：实验室检查尿常规"葡萄糖（＋＋＋），白细胞（＋＋＋），隐血（＋）"；血常规"WBC $11.1×10^9$/L、N 83%"。全腹B超：肝、肾、双侧输尿管未见明显异常。诊断"泌尿系感染"予抗感染、退热治疗。自发病来，精神、食欲、睡眠欠佳，大便正常，小便如上所述。既往"糖尿病史5年"。

请思考：1.该患者患有何种疾病？

2.请提出相关护理问题。

3.请对该患者实施护理措施。

一、老年人泌尿系统老化的表现

泌尿系统包括肾、输尿管、膀胱、尿道及其相关血管神经，其主要功能有生成和排泄尿液，调节机体水、电解质、酸碱平衡，维持机体内环境稳定，调节血压。随着年龄的增长，泌尿系统器官发生许多生理功能的降低和功能上的障碍，如肾小球滤过率下降、尿液浓缩功能下降、膀胱排空能力减弱等都影响着老年人的健康，给老年人带来许多痛苦与不便。因此，认识老年人泌尿系统的改变，了解老年人泌尿系统常见的病症，正确作出诊断和治疗护理，对促进老年人健康十分必要。

1. 肾

正常成人肾的重量每个 125～150g，老年人肾实质、重量随着年龄的增长而逐渐减少，其重量至 80 岁约减轻 30%，肾皮质退化变薄。肾单位的数目从 50 岁起逐渐减少。随着肾结构的改变，老年人肾功能也逐渐衰退。肾排泄功能下降，常导致代谢产物蓄积，影响给药的安全性。

2. 输尿管

老年人输尿管肌肉层变薄，支配肌肉的神经细胞减少，输尿管收缩能力下降，尿液进入膀胱流速减慢，易产生反流而引起逆行感染。

3. 膀胱

膀胱肌肉随着年龄的增长而萎缩，肌层变薄，纤维组织增生，容量减少，收缩无力，括约肌萎缩，功能下降，易出现尿频、尿失禁、夜尿增加、排尿无力、残余尿量增加等。

4. 尿道

老年人尿道易纤维化，括约肌萎缩，尿流速度减慢。老年女性雌激素减少，尿道及延至膀胱三角区黏膜萎缩，松弛的尿道黏膜常发生脱垂甚至憩室，导致老年女性泌尿系感染的发生概率增加；老年男性尿道长，老年期出现纤维化变硬，括约肌萎缩，常出现尿急或排尿不畅。

5. 前列腺

老年人前列腺的衰老始于 40 岁以后，老年男性则因性激素减少使前列腺中结缔组织增生，造成前列腺增生，压迫尿道或形成尿路梗阻，造成尿潴留、肾积水等。

★ **考点：老年人泌尿系统老化的表现**

二、老年人泌尿系统常见疾病的护理

（一）尿路感染老人的护理

尿路感染（urinary tract infection），简称尿感，是老年人常见疾病，发病率较高，在老年人感染性疾病中列第二位，仅次于呼吸道感染。尿路感染可分为下尿路感染及上尿路感染，下尿路感染是指膀胱以下的炎症，如膀胱炎、尿道炎；上尿路感染是指膀胱以上的炎症，如肾盂肾炎。泌尿系感染可见于任何年龄，以女性及住院患者最为多见，其发病率随着年龄的增长而明显增加，在 60 岁老年人中，女性菌尿发生率明显高于男性，70 岁以上老年人发病率可达 20%，无明显性别差异。老年人尿路感染常见的疾病包括以下几种。

1. 急性肾盂肾炎

起病急骤，伴有寒战、高热，体温达 39℃ 以上，食欲减退，恶心呕吐，甚至腹胀、腹痛或腹泻，全身不适，疲乏无力。患者常表现为尿频、尿急、尿痛，尿路刺激征明显，大多数伴有腰痛、肾区压痛及叩击痛，尿液颜色混浊，伴有脓尿或血尿。

2. 慢性肾盂肾炎

急性肾盂肾炎反复发病或长期不愈超过 1 年者则转为慢性肾炎。在尿路梗阻、畸形或机体免疫功能低下等易感因素存在的情况下容易转变成慢性肾盂肾炎。诊断为慢性肾盂肾炎应具有以下几个条件：①在静脉肾盂造影片上可见肾盂肾盏变形、缩窄；②肾外形凹凸不平且两肾大小不等；③肾小管功能有持续性损害。

【护理评估】

1. 健康史

了解患者既往疾病史，如平时清洁程度，高血压、糖尿病病史及病情控制情况；了解患者的生活方式、药物使用情况；详细询问发病时的情况。

2. 身体状况

（1）尿流不畅和尿路梗阻　如尿道狭窄、包茎、前列腺增生、尿路结石、肿瘤、肾下垂以及妊娠子宫压迫输尿管等。

（2）尿路畸形和功能缺陷　如肾、肾盂、输尿管畸形，多囊肾，马蹄肾等引起的肾功能缺陷。

（3）医源性因素　导尿和尿路器械检查，未进行严格无菌操作而导致尿路感染。

（4）机体免疫功能低下　慢性全身性疾病常因机体抵抗力下降而易发生细菌感染。

（5）女性尿道的生理特征　女性尿道短、粗、直，与肛门接近，肠道细菌感染机会多，以致女性发病率高。

3. 辅助检查

尿常规和尿细胞计数、血常规、尿细菌定量培养、肾功能检查、静脉肾盂造影、B超检查等。

4. 心理-社会状况

患者因症状反复，影响工作与身心恢复，应与患者解释清楚，注意个人清洁卫生，避免过度劳累，坚持体育运动，增强机体的抵抗力。多饮水、勤排尿是最简便而有效的预防尿路感染的措施，有症状时及时治疗可以避免复发。

【主要护理诊断/问题】

（1）舒适的改变　与尿路炎症刺激有关。

（2）焦虑　与反复发作尿路感染有关。

（3）体温过高　与细菌感染、体温调节中心失调有关。

【护理措施】

1. 缓解不适

（1）急性期泌尿系统症状明显时，应卧床休息，保持病房环境安静舒适，空气清新流通，避免劳累，减少刺激和过多打扰。

（2）对肾区明显疼痛的患者嘱其尽量不要弯腰、站立或坐直，以减少对肾包膜的牵拉，利于疼痛减轻。还可指导患者对疼痛部位进行局部按摩与热敷。让患者阅读、听轻音乐等分散注意力，减轻疼痛。

（3）鼓励患者多饮水以增加尿量，每天饮水 2000ml 以上，冲洗膀胱和尿道，促进细菌和炎症渗出物的排出。指导进食营养丰富、半流质易消化无刺激食物，有足够的热能和维生素。

（4）协助患者日常生活护理，保持皮肤、口腔、会阴部、肛周清洁，勤换内衣，保持床单位清洁、平整。避免不必要的器械检查和损伤。

（5）降温措施　高热患者可给予物理或药物降温措施，注意皮肤出汗及时擦干，更换衣服、床单。观察体温变化和病情改变。

2. 心理支持

指导患者放松，勿过于紧张，告诉患者急性尿路感染大部分愈后较好。给予心理支持与安慰，解释疾病的病因与诱因。向患者解释各种检查的意义和方法，协助其做好清洁中段尿培养标本采集和送检。

3. 用药护理

（1）遵医嘱及早使用抗菌药物，培养结果出来后选择敏感药，如氨苄西林、头孢哌酮钠等，让患者了解药物的作用、用法、疗程。注意治疗期间和停药后复查尿常规和尿菌培养。

（2）还可通过碱化尿液来缓解刺激和增强以上抗生素的疗效，如口服碳酸氢钠，每天 3 次，每次 1.0g。

4. 清洁中段尿培养护理

向患者解释检查的意义和方法。尿菌培养时应留取清晨新鲜、中段尿液，及时送检。本采集应在使用抗生素之前或停药 5 天后，留取尿液时严格无菌操作，以确保培养结果的准确性。培养结果阳性时，应做药物敏感试验以指导抗菌药的选用。

5. 健康教育

告知患者注意预防其反复发作形成复杂性尿路感染，故应积极去除易感因素。加强卫生教育，注意个人清洁卫生，尤其应保持会阴部和肛周皮肤的清洁。鼓励患者多饮水，勤排尿。避免过劳，坚持体育运动，补充营养，增强机体抗病力。避免尿道损伤，如局部有炎症，应积极治疗。严格按医嘱服用抗菌药，积极治疗尿路感染，预防尿路的反复感染。

★ 考点：尿路感染老人的健康宣传教育

（二）良性前列腺增生症老人的护理

良性前列腺增生症（benign prostatic hyperplasia，BPH）简称前列腺增生或前列腺肥大，是老年男性常见疾病之一，男性 35 岁以上前列腺组织学检查可有不同程度的增生病变，但临床症状的出现与年龄密切相关，一般 50 岁以后才逐渐出现临床症状。随着人类寿命的延长，BPH 的发病率也逐渐增加。

前列腺增生的发病机制至今尚不完全清楚，老龄和有功能的睾丸是前列腺增生的必要条件，青少年时期切除睾丸者不发生前列腺增生，睾酮、双氢睾酮以及雌激素的改变和失去平衡是前列腺增生的重要病因。

【护理评估】

1. 健康史

了解患者泌尿系统既往疾病史；了解患者既往工作特点；了解患者的生活方式；了解药物使用情况；详细询问发病时的情况。

2. 身体状况

（1）尿频　是前列腺增生的最初症状，早期因增大的前列腺充血刺激，夜间尿频明显，梗阻加重，膀胱残余尿量增多，有效容量减少，尿频也逐渐加重，排尿间隔时间短，每次尿量少。

（2）进行性排尿困难　是前列腺增生最重要的症状，发展缓慢。轻度梗阻时，排尿迟缓、断续、尿后滴沥；梗阻严重时，排尿费力、尿线细而无力、射程短、最终尿流不能成线而完全呈滴沥状。

（3）尿潴留　梗阻严重者残余尿液逐渐增多发生尿潴留，长期可导致膀胱收缩无力，出现充溢性尿失禁；劳累、受凉、饮酒及进食刺激性食物等可使梗阻加重，前列腺突然充血、水肿，发生急性尿潴留。

（4）其他症状　局部充血可发生无痛肉眼血尿，合并感染或结石时可有尿频、尿急、尿痛等膀胱刺激征表现；患者晚期可出现肾积水和肾功能不全征象；少数患者由于长期排尿困难而依赖增加腹压排尿，可引起或加重痔、脱肛等疾病。

3. 辅助检查

前列腺超声波检查，尿动力学检查，血清前列腺特异性抗原（PSA）测定，肛门指检，血糖浓度、血脂、血液电解质等水平，心电图检查等检查。

4. 心理-社会状况

评估患者对疾病的反应，有无焦虑、抑郁等；评估家属对患者患病的态度、心理支持和照顾程度。

【主要护理诊断/问题】

（1）排尿困难　与前列腺增生或癌肿引起尿路梗阻有关。

（2）睡眠形态紊乱　与夜尿、尿路梗阻、遗尿和感觉自尊受损有关。

（3）有感染的危险　与尿潴留、疾病慢性消耗、免疫力低下有关。

【护理措施】

1. 一般护理

（1）指导患者勿在短时间内大量快速饮水，因饮水过量会使膀胱急剧扩张而导致膀胱紧张度的丧失。避免喝酒或喝有利尿作用的饮料，以免增加膀胱胀满不适，引起尿潴留。

（2）训练排尿功能，当有尿意时，不要憋尿，应马上排尿。

（3）鼓励患者说出影响睡眠的因素，给予心理安慰、关怀与沟通，前列腺疾病是老年人常见疾病，给患者和家属解释病因、发病过程与特征，缓解焦虑和心理压力，配合治疗和护理。

（4）协助患者适应环境，老年人动作缓慢，视力较差，在环境上应考虑患者的舒适与安全，病床尽量靠近洗手间或是在床旁放尿壶。夜间病房内需有壁灯，防止患者跌倒摔伤，细心照顾患者生活。

（5）避免受凉、劳累、饮酒、性生活。慎用影响排尿的药物如阿托品、颠茄及抗心律失常药物（如奎尼丁）等。及时排尿，避免膀胱过度充盈，减少诱发急性尿潴留的因素，预防复发。避免不必要的导尿、器械检查。

2. 用药护理

协助用药，如α受体拮抗剂、激素、降胆固醇以及自主神经药等，改善排尿功能，注意用法、疗效和不良反应观察。

3. 手术

梗阻严重的前列腺增生患者，应考虑手术治疗，有尿路感染和心、肺、肝、肾功能不全时，宜先行留置导尿或膀胱造瘘术，保证持续引流通畅，注意无菌操作和消毒，进行膀胱冲洗。待全身情况改善后再行手术。①术前检查心肺、肝肾功能，了解全身状况，每天询问观察患者排尿情况，嘱患者吃粗纤维易消化食物，防止便秘。忌饮酒及辛辣食物，鼓励多饮水，勤排尿。每天测量体温4次并严密观察。②术后观察记录患者意识状况，生命体征的变化，尿量。观察和预防术后并发症。③前列腺增生手术时偶然发现Ⅰ期癌，一般病灶小、细胞分化好不做处理，严密随诊。局限在前列腺内的Ⅱ期癌可行根治性前列腺切除术。第Ⅲ、Ⅳ期癌以内分泌治疗为主，如促黄体释放激素类似物缓释剂，必要时配合抗性激素药物等治疗。严密掌握激素药物的适应证、用法、剂量和不良反应，观察用药后疗效。

4. 严密观察病情，预防并发症

（1）严密观察皮肤、尿道口以及肺部有无感染征象，如发热、乏力、精神萎靡、皮肤炎、溃疡、压疮、尿道口发红、脓性分泌物、咽痛、胸闷、咳嗽、咳痰和呼吸困难等。

（2）注意导尿等无菌操作，注意保暖，保持病房空气清新流通，定时消毒，补充营养，增强抵抗力。保持皮肤、衣物、床单位清洁、干燥，穿宽松、柔软、舒适易解易系的衣裤。给予口腔、泌尿道、肛周护理，热水坐浴，减少前列腺充血。必要时应用抗生素治疗。

5. 健康教育

（1）避免诱发因素，指导患者避免、减少诱发和加重前列腺增生的因素，如避免受凉、劳累、饮酒、便秘而引起急性尿潴留；进食易消化、含纤维素多的食物，避免便秘。

（2）指导手术患者预防术后出血，术后1～2个月内避免剧烈活动，指导患者术后多饮水，定期检查尿常规、复查尿流率及残余尿量。如有溢尿，指导患者经常进行提肛锻炼，尽快恢复括约肌功能。

（3）指导患者术后性生活，大多数前列腺切除的患者会出现逆行射精现象，但不影响性生活，如出现阳痿，需进行心理治疗，找出原因后进行对症治疗。

（4）腹部按摩，指导患者进行腹部按摩有利于膀胱功能恢复，在排尿后进行压力按摩，可促进膀胱排空，减少残余尿量。

★ 考点：前列腺增生患者的特殊检查

（三）尿失禁老人的护理

从20世纪90年代中期开始，尿失禁已成为世界五大疾病之一，越来越引起各国的重视。尿失禁（urinary incontinence，UI）是一种可以得到证实的、不自主的经尿道漏尿现象，并由此给患者带来社会活动不便及个人卫生方面的麻烦。这一定义强调了漏尿的客观性，并将非经尿道的漏尿（尿道阴道瘘、膀胱阴道瘘等）排除在外，同时指出了尿失禁给患者带来的巨大的心理压力和生活不便。尿失禁是排尿障碍性疾病的常见症状，本质上是膀胱贮尿功能障碍的表现，可以发生在各个年龄阶段，以老年女性最为多见，且大多数为压力性尿失禁，其发病率随着年龄的增长呈上升趋势。尿失禁对大多数老年人的生命无直接影响，但可造成皮肤糜烂、反复尿路感染等疾病，导致患者孤立、压抑等心理问题，因此，尿失禁是老年护理应高度重视的问题之一。

尿失禁按照年龄、性别、发病特点、病因及尿动力学特点分类各异，分类标准尚未统一。常见的将尿失禁分为压力性尿失禁、急迫性尿失禁、反射性尿失禁和充溢性尿失禁四个类型。

1. 压力性尿失禁

多见于中老年女性，指在用力如打喷嚏、大笑、咳嗽、抬重物等使腹内压突然升高时发生不自主漏尿，且逼尿肌并无收缩。由于盆底肌肉松弛，膀胱颈后尿道下移，尿道固有括约肌功能减低所致，尿液的流出量较少。

2. 急迫性尿失禁

在膀胱允盈量较少的情况下，出现尿意，并且不能得到控制。急迫性尿失禁又可进一步分为运动急迫性尿失禁与感觉急迫性尿失禁。与逼尿肌收缩未被控制有关。

3. 反射性尿失禁

在缺乏尿意情况下由于脊髓内异常反射活动引起的自发性漏尿。这种情况可见于中枢神经损害，一般无排尿感觉，伴逼尿肌反射亢进。

4. 充盈性尿失禁

指在膀胱过度充盈，无逼尿肌收缩的情况下，仅仅由于膀胱内压升高，便膀胱内压超过尿道最大压力时发生的不自主漏尿。特点是尿液自动从高压区流向低压区，随着膀胱内压力降低与尿道括约肌压力达到平衡而自动停止，如此周而复始。

尿失禁的治疗应该个体化，采取综合措施，针对多种情况应用多种方法进行综合治疗。

【护理评估】

1. 健康史

了解患者泌尿系统既往疾病史；了解患者患病后的心理变化；了解药物使用情况；详细询问发病时的情况。

2. 身体状况

排尿不能控制而自行流出的老年人，容易出现会阴部皮疹。卧床患者易出现压疮、尿路感染等并发症。

3. 辅助检查

尿常规、血糖、脑脊液、残余尿测定、尿失禁负荷试验、尿失禁定量试验、逆行性尿道造影检查、膀胱尿道镜检查、尿动力学测定、神经学试验室特殊检查等。

4. 心理-社会状况

询问老年人是否因尿失禁不愿外出、长期待在家中，影响与人交往。

【主要护理诊断/问题】

（1）排尿异常　与盆骨肌肉松弛和尿道括约肌功能降低有关。
（2）有皮肤完整性受损的危险　与皮肤长期受尿液浸渍及自理能力下降有关。
（3）社交障碍　与尿频、异味及负性情绪有关。

【护理措施】

1. 心理护理

尊重患者的人格，给予安慰和鼓励，使其树立信心，积极配合治疗和护理。

2. 饮水护理

摄入适量的液体，向患者解释多饮水能够促进排尿反射，并可预防泌尿道感染。如无禁忌，嘱患者每天摄入液体量2000ml。入睡前限制饮水，以减少夜间尿量。

3. 行为治疗

持续进行膀胱功能训练，向患者和家属说明膀胱功能训练的目的，说明训练的方法和所需时间，以取得患者和家属的配合。安排排尿时间，定时使用便器，建立规则的排尿习惯，促进排尿功能的恢复。初始白天每隔1～2h使用便器一次，夜间每隔4h使用便器一次。以后逐渐延长间隔时间，以促进排尿功能恢复。使用便器时，用手按压膀胱，协助排尿。锻炼肌肉力量，指导患者进行骨盆底部肌肉的锻炼，以增强控制排尿的能力。具体方法：患者取立位、坐位或卧位，试做排尿动作，先慢慢收缩肛门，再收缩阴道、尿道，产生盆底肌上提的感觉，在肛门、阴道、尿道收缩时，大腿和腹部肌肉保持放松，每次缩紧不少于 3s，然后缓慢放松，每次 10s 左右，连续 10 遍，以不觉疲乏为宜，每天进行 5～10 次。同时训练间断排尿，即在每次排尿时停顿或减缓尿流，以及在任何"尿失禁诱发动作"（如咳嗽、弯腰等）之前收缩盆底肌，从而达到抑制不稳定的膀胱收缩，减轻排尿紧迫感程度、频率和溢尿量。如病情许可，鼓励患者做抬腿运动或下床走动，以增强腹部肌肉张力。

4. 皮肤护理

保持皮肤清洁干燥，经常清洗会阴部皮肤，勤换衣裤、床单、衬垫等。必要时应用接尿装置接取尿液。女患者可用女式尿壶紧贴外阴部接取尿液；男患者可用男式尿壶接尿，也可用阴茎套连接集尿袋接取尿液，但此法不宜长时间使用，每天要定时取下阴茎套和尿壶，清洗会阴部和阴茎，并暴露于空气中，同时评估有无红肿、破损。对长期尿失禁的患者可采取留置导尿管术，定时放尿，避免尿液浸渍皮肤发生压疮。

5. 健康教育

指导患病老人积极治疗引起尿失禁的原发病，如泌尿系感染等，并向老人及其家属讲解尿失禁的病因及预防措施；避免或者合理应用引起尿失禁的药物，如镇静药、抗抑郁药物等，如果必须应用利尿药时，可将药物在早晨服用，避免夜间引起尿失禁，并且影响睡眠；指导老人及家属辅助进行盆底肌训练；给予患者在精神上的安慰，提高老人的生活质量。

★ 考点：尿失禁老人的护理措施

思考题

一、名词解释
1. 尿失禁　2. 反射性尿失禁

二、填空题
1. 急性肾盂肾炎反复发病或长期不愈超过_____者则转为慢性。在尿路梗阻、_____或_____等易感因素存在的情况下容易转变成慢性肾盂肾炎。
2. 良性前列腺增生的主要症状包括_____、_____、_____、_____。

三、简答题
1. 诊断为慢性肾盂肾炎应具有的条件是什么？
2. 良性前列腺增生的健康教育包括哪些内容？

四、病例分析
患者，女性，68 岁，突然发冷、高热、伴腰痛，尿频、尿急、尿痛。肾区有压痛及叩击痛。体温 40℃，尿蛋白（＋）。镜检：白细胞成堆，白细胞管型可见，肾功能正常，中段尿培养有大肠埃希菌，菌落计数 $>10^9$/ml。

请思考：
1. 可能的医疗诊断是什么？
2. 写出两个护理问题及护理措施。

（程　梅）

第六节　老年人内分泌系统常见疾病

【学习目标】
- **掌握**：老年人内分泌系统常见疾病的护理。
- **熟悉**：对老年人内分泌系统健康状况进行正确评估。
- **了解**：老年人内分泌系统老化的表现。
- **应用**：对老年人内分泌系统疾病进行合理的健康指导。

案例导入

案例回放：

患者，男，68岁，体重93kg，身高172cm，干部。

主诉：患者1个月内体重减轻10kg。

现病史：患者无明显诱因出现体重明显下降，1月内下降10kg，自觉身体乏力，偶有视物不清，双下肢无力，易饿，劳动后易头晕。入院查体：T 36.2℃、P 81次/分、R 20次/分、Bp 120/85mmHg，神志清楚，全身皮肤黏膜无黄染及出血点，全身浅表淋巴结未触及增大。双侧眼睑无水肿。双肺呼吸音清，未闻及干湿性啰音。心率81次/分，律齐，无杂音。腹平软，全腹无压痛、反跳痛，肝脾肋下未触及。双肾区无叩痛，肠鸣音4次/分，神经系统检查未见异常。辅助检查：尿常规：尿糖（＋＋）。HbA1c（糖化血红蛋白）8.0％。空腹血糖11.4mmol/L。自发病来，精神、食欲、睡眠欠佳，大小便正常。既往体健。

请思考：1.该患者的医疗诊断是什么？

2.请提出相关护理问题。

3.请对该患者实施运动指导及饮食指导。

一、老年人内分泌系统老化的表现

内分泌系统（endocrine system）是一种整合性的调节机制，通过分泌特殊的化学物质来实现对有机体的控制与调节。同时它也是机体的重要调节系统，它与神经系统相辅相成，共同调节机体的生长发育和各种代谢，维持内环境的稳定，并影响行为和控制生殖等。

内分泌系统包括下丘脑和垂体、甲状腺、肾上腺、甲状旁腺、胰岛、性腺、胸腺及松果体等。这些腺体分泌高效能的有机化学物质（激素），经过血液循环而传递化学信息到其靶细胞、靶组织或靶器官，发挥兴奋或抑制作用。随着内分泌学研究的进展，对内分泌系统产生了新的认识。除了上述内分泌腺外，在身体其他部分如胃肠道黏膜、脑、肾、心、肺等处都分布有散在的内分泌组织，或存在兼有内分泌功能的细胞，这些散在的内分泌组织也属于或包括在内分泌系统内。

内分泌系统与中枢神经系统在生理功能上紧密联系，相辅相成，调节机体的生长发育和代谢等各种功能，维持内环境的相对稳定，以适应机体内外环境的各种变化及需要。此外，内分泌系统间接地或直接地接受中枢神经系统的调节，也可以把内分泌系统看成是中枢神经调节系统的一个环节。内分泌系统也影响中枢神经系统的活动。例如保持血糖稳定的机制中，既有内分泌方面的激素如胰岛素、胰高血糖素、生长激素、生长抑素、肾上腺皮质激素等的作用，也有神经系统如交感神经和副交感神经的参与。所以只有在神经系统和内分泌系统均正常时，才能使机体内环境维持最佳状态。为了保持平衡的稳定，内分泌系统间有一套完整的互相制约、互相影响和较复杂的正负反馈系统，使在外条件有不同变化时，与神经系统共同使内环境仍能保持稳定，这是维持生命和保持种族延续的必要条件。任何一种内分泌细胞的功能失常所致的一种激素分泌过多或缺乏，均可引起相应的病理生理变化。

由于机体衰老，新陈代谢逐渐减慢，营养逐渐缺乏，导致老年人易患代谢系统的疾病，比如糖尿病、痛风、肥胖、甲状腺疾病等。

1. 下丘脑和垂体

随着年龄的增长，下丘脑的重量逐渐减轻，50 岁以上老年人的垂体体积开始缩小，有些高龄老人可减轻 20%，血液供应减少，结缔组织增多，组织结构呈纤维化和囊状改变，其功能发生明显变化。进入老年后，生长激素释放减少，因此老年人的肌肉和矿物质减少，脂肪增多，体力下降，易疲劳。抗利尿激素减少，使老年人出现多尿、夜尿增多或尿潴留等表现。

2. 甲状腺

随着年龄的增长，甲状腺会有纤维化、细胞浸润和结节产生，使甲状腺活动减少，血清中的三碘甲状腺原氨酸（T_3）下降，导致机体代谢率降低。甲状腺素分泌减少，一般老年男性血 T_3 水平约降低 20%，老年女性血 T_3 水平约下降 10%；甲状腺的摄碘率降低，并影响脂质代谢，使血中胆固醇水平增高。因此，老年人会有整体性迟缓，对寒冷天气适应能力变差，如畏寒、皮肤干燥、脱发、心率减慢等表现。甲状旁腺分泌的甲状旁腺激素的量也减少。

3. 肾上腺

随着年龄的增长，肾上腺皮质和髓质细胞均减少；肾上腺质量减轻，肾上腺皮质功能减退，应激能力减弱，对外伤、感染、手术等应激反应能力下降。

4. 甲状旁腺

老年人血中的 $1,25\text{-}(OH)_2D_3$ 水平较青年人低，影响钙的吸收，使血钙下降；甲状旁腺素的血中含量随年龄逐渐升高，破骨入血，导致骨质丢失逐年增加；老年女性绝经后雌激素水平降低可能提高机体对甲状腺素的敏感性，老年人骨质疏松的概率增加。

5. 胰岛

胰岛素的主要作用是调节糖、脂肪及蛋白质的代谢。它能促进全身各组织，尤其能加速肝细胞和肌细胞摄取葡萄糖，并且促进它们对葡萄糖的贮存和利用。从 30 岁起胰岛出现老化改变，老年人内生胰岛素的敏感指数较年轻人下降约 40%，表现为胰岛素分泌下降、分泌延迟，胰岛素受体敏感性降低，导致胰岛素抵抗等。老年糖尿病尤其是 2 型糖尿病的发病率增高。

6. 性腺

健康男性从 50～59 岁开始出现血清总睾酮和游离睾酮水平下降，到 85 岁时比成年人下降约 35%，使老年人出现性功能减退。老年女性卵巢发生纤维化，子宫和阴道萎缩，分泌物减少，乳酸菌减少易发生老年性阴道炎。40 岁后，由于卵巢滤泡减少或丧失，雌激素和孕激素分泌减少，可出现性功能和生殖功能减退，月经停止。

★ 考点：老年人内分泌系统老化的表现

二、老年人内分泌系统常见疾病的护理

（一）甲状腺功能亢进症老人的护理

甲状腺功能亢进症（hyperthyroidism）简称甲亢，是指由于甲状腺本身或甲状腺以外的多种原因引起的甲状腺激素增多，进入循环血中，作用于全身的组织和器官，造成机体的神经、循环、消化等各系统的兴奋性增高和代谢亢进为主要表现的疾病的总称。老年甲亢患者是指年龄在60岁以上的甲亢患者。老年人群甲亢的患病率为$0.4\%\sim2.3\%$，占所有甲亢患者的$10\%\sim15\%$，女性高于男性。甲亢临床表现主要包括T_3、T_4分泌过多综合征、甲状腺肿大和突眼征等三方面。在老年人中，甲状腺分泌功能降低，当患甲亢时，虽然甲状腺激素分泌有所增加，但可能由于血液对甲状腺激素结合力下降、组织对该激素的反应能力减弱以及其他衰老变化等因素影响，致老年甲亢临床表现多不典型，易被误诊、漏诊或延迟诊断。近年来又有增多趋势，其原因之一是由于对甲亢诊断技术有所提高，另一原因与人的寿命延长有关。

【护理评估】

1. 健康史

了解患者既往疾病史；患者的生活环境，如是否属于饮食摄碘量较多地区；询问其生活情况；了解患者性格特点、药物使用及治疗情况。

2. 身体状况

老年性甲亢临床表现多不典型，发病特点是较为隐匿，甲状腺多不肿大或轻度肿大，肿大者多伴有结节。老年甲亢患者的症状和体征极轻微或不典型。老年人有甲亢典型症状（怕热、多汗、心悸、易激动、突眼等）者少见，约占1/4。约有1/3的老年患者无甲状腺肿，有的甲状腺肿大多属结节性，仅有1/4能闻及血管杂音。最常见受累的是心血管系统，患有甲亢的老年人80%有心血管异常表现，如急性心律失常、心力衰竭和心绞痛等。胃肠道主要表现为厌食、消化不良、消瘦、腹泻、便秘或两者交替出现。

3. 辅助检查

甲状腺功能检查，甲状腺超声检查等。

4. 心理-社会状况

评估患者对疾病的反应，有无焦虑及抑郁状态，对并发症的接受程度，家属对患者病情的支持程度。

【主要护理诊断/问题】

（1）自我形象紊乱　与患者突眼、脖子增粗、外表消瘦等有关。
（2）知识缺乏　与缺乏药物的使用及正确的饮食方法等知识有关。
（3）营养失调：低于机体需要量　与代谢异常增加有关。
（4）活动无耐力　与基础代谢率增加有关。

【护理措施】

1. 按时服药

在药物治疗阶段，患者应按医嘱服药，不可擅自停药或改变药物剂量，否则很容易导致

病情加重或者复发。

2. 膳食注意

减少含碘食物的摄取，如海带、海苔、紫菜等。避免使用含碘盐或改用无碘盐。忌食辛辣刺激性的食物以及温补和含碘量较高的食疗偏方。

3. 心理护理

保持一个良好的、健康的心态对于疾病的预防有着重要的意义。甲亢患者可有情绪不稳、烦躁不安等表现。治疗过程漫长、药物不良反应更让患者心情沮丧，易激动、发怒。所以，要给患者提供一个安静舒适的环境，不要恶语中伤患者，更不要与其发生争执，以免造成精神刺激，导致病情再次发作。

4. 生活护理

治疗之后，患者的身体尚未恢复完全，要合理安排工作与生活，避免过度紧张。患者应穿宽松上衣，尽量少带领结、领带、项链等颈部装饰品。严禁用手挤压甲状腺，挤压会促使甲状腺激素分泌，加重病情。甲亢患者要留意千万不要用眼过度，患者往往合并突眼，故应留意眼睛休息，戴深色眼镜以免强光刺激。睡眠时可用抗生素类眼药膏涂眼，以免角膜暴露部分受刺激而感染。

5. 健康教育

对疾病要有正确的认识，树立治疗信心，保持心情舒畅，避免精神负担，配合好各种治疗。注意休息，减少能量消耗，减轻心脏负担。有妊娠计划的妇女，应先和医师商量，决定时机和是否需调整治疗方法。

★ 考点：甲状腺功能亢进症的护理问题及护理措施

（二）糖尿病老人的护理

糖尿病是一组以高血糖为特征的代谢性疾病，是由于胰岛素分泌缺陷或其生物作用受损，或两者兼有引起。长期存在的高血糖可导致各种组织，特别是眼、肾、心脏、血管、神经的慢性损害、功能障碍。

根据国际糖尿病联盟（International Diabetes Federation，IDF）统计，2015 年全球糖尿病患者约有 4.15 亿人，每 11 个人就有 1 人患有糖尿病。预测到 2040 年，全球将会有 6.42 亿人患有糖尿病，中国糖尿病患者也将达到 1.51 亿。据原国家卫生计生委和 IDF 统计，2012 年我国 18 岁及以上成人糖尿病患病率为 9.7％，2013 年全球 20～79 岁成年人的糖尿病患病率为 8.3％。

中国糖尿病患者人数位居世界首位，趋于年轻化。由于中国人口基数大，人口老龄化加剧，以及饮食结构等因素，导致我国糖尿病患者人数约 1.1 亿人，位居世界第一。据 IDF 统计，2015 年我国有 130 万人死于糖尿病及其并发症。60 岁以上的老年人糖尿病的患病率在 20％以上，以 2 型糖尿病为主，比 20～30 岁人群高 10 倍，年龄每增加 10 岁，糖尿病的患病率提高 68％。

目前糖尿病为慢性疾病，无法根治，一般通过饮食、运动以及药物等相结合的方法控制血糖，延缓并发症的发生及发展。饮食是糖尿病治疗的基础，控制和保持理想体重，可减轻胰腺的负担，改善胰岛素的敏感性。运动有利于减轻体重，提高胰岛素的敏感性，改善血糖和脂代谢紊乱。药物治疗方案根据个体差异遵医嘱进行适当的选择，口服药物、胰岛素治疗控制血糖，消除症状，减少和延缓并发症的发生和发展。

【护理评估】

1. 健康史

评估患者家族史；询问患者的饮食习惯、生活方式、婚姻状态、是否肥胖、有无高血压、高脂血症等。

2. 身体状况

（1）随着血糖的增高，仅有 1/4 或 1/5 的 2 型糖尿病老年人有典型的"三多一少"症状，即多尿、多饮、多食和体重下降。多数患者表现为一些非典型症状；如视物模糊；皮肤干燥、瘙痒，伤口不易愈合；还有牙龈炎、泌尿系感染和小便发黏等症状。老年糖尿病包括两部分人群，一部分是 60 岁以后发生的糖尿病，另一部分是 60 岁之前就患有糖尿病而后进入老年组的人群。对于老年 2 型糖尿病患者，会出现一些特有的临床表现：绝大多数老年人所患糖尿病均属于 2 型糖尿病，患病率高，起病隐匿，易漏诊，一半左右的患者无自觉症状，部分患者由于体检或并发症首次诊断，病情进展速度快，并发症多，死亡率高，其中心血管病变为老年糖尿病患者的主要死因。

（2）老年糖尿病并发症包括急性并发症和慢性并发症（见表 7-1）。

表 7-1　老年糖尿病并发症

急性并发症	慢性并发症
感染	微血管并发症：眼、肾
低血糖	大血管并发症：心、脑、周围血管
糖尿病酮症酸中毒	糖尿病足
高渗性非酮症糖尿病昏迷	糖尿病周围神经病变
糖尿病乳酸性酸中毒	

3. 辅助检查

尿糖测定，血葡萄糖测定，葡萄糖耐量试验，糖化血红蛋白（HbA1c）和糖化血浆白蛋白测定，血浆胰岛素和 C-肽测定，血脂、肾功能等的测定。

4. 心理-社会状况

评估患者对疾病的反应，如否认、焦虑、忧郁等；评估家属对患者的支持和照顾程度，如协助饮食控制、服药、胰岛素注射和自我监测；评估家庭经济状况等。

【主要护理诊断】

（1）营养失调　与物质代谢紊乱、活动减少有关。

（2）有感染的危险　与血糖增高、微循环障碍和营养不良有关。

（3）潜在并发症　酮症酸中毒、高渗性昏迷、糖尿病足、低血糖等。

（4）知识缺乏　缺乏有关糖尿病的基本知识和自我护理有关的知识。

（5）焦虑　与疾病病程长，不能根治有关。

【护理措施】

糖尿病日前的治疗原则为早期治疗、长期治疗、综合治疗、治疗措施个体化。主要治疗包括饮食治疗、运动治疗、血糖监测、药物治疗、糖尿病教育。

1. 饮食护理

控制总能量是糖尿病饮食护理的首要原则，制订合理的饮食方案，注意根据患者的年龄、身高、体重、职业及活动能力制订食谱，肥胖及消瘦者体重控制在合理范围内。通过平衡膳食，配合运动和药物治疗，将血糖控制在理想范围。

2. 运动护理

根据年龄、性别、体力、病情及有无并发症等不同条件，安排不同的体育锻炼，循序渐进，长期坚持。运动治疗能够促进血液循环，提高胰岛素的敏感性，减轻胰岛素抵抗，减轻体重，缓解轻中度高血压，改善血脂、心肺功能，促进全身的代谢。运动一般选择在餐后1h进行，避免空腹进行运动，避免过量运动，有严重糖尿病并发症者不宜剧烈活动。

3. 血糖监测

血糖监测能够反映饮食控制、运动治疗、药物治疗的效果，并能指导治疗方案的调整。可以根据治疗方法、治疗目标、患者的经济条件适当地调整血糖监测的频率。血糖不稳定时，需要测定三餐前及三餐后2h血糖，必要时加测凌晨2：00血糖。如血糖较为稳定，可选择性进行监测血糖，如第1周测定三餐前血糖，第2周测定三餐后血糖，不可因为血糖良好就停止血糖监测。

4. 药物护理

老年糖尿病患者在饮食控制、配合运动治疗3～4周后，血糖控制仍不满意时，应在医生指导下使用降糖药物。老年糖尿病患者对于药物的选择依据病情个体化治疗，增加药物剂量时应从小剂量开始，逐步增加。血糖控制范围不宜过于严格，年龄越大，血糖控制范围较为宽泛，由于老年人反应差，过于严格控制血糖会造成低血糖，且不易被发现，导致患者进入昏迷甚至威胁生命。

5. 糖尿病教育

老年糖尿病目前不能根治，但是通过合理治疗可以使血糖长期稳定，接近正常，糖尿病患者可以向正常人一样愉快生活。

健康教育的对象包括糖尿病防治专业人员的培训，医护人员的继续医学教育，患者及其家属的卫生保健教育。对患者和家属进行宣教，使其认识到疾病是终身的，治疗需要持之以恒，让患者了解糖尿病的基础知识和治疗控制要求等内容。

★ 考点：老年糖尿病患者的健康教育

（三）更年期综合征老人的护理

更年期是中年过渡到老年的一个必经生理阶段，男女都存在更年期。

女性围绝经期综合征又称更年期综合征（MPS），指妇女绝经前后出现性激素波动或减少所致的一系列以自主神经系统功能紊乱为主，伴有神经心理症状的一组综合征。绝经可分为自然绝经和人工绝经两种。自然绝经指卵巢内卵泡用尽，或剩余的卵泡对促性腺激素丧失反应，卵泡不再发育和分泌雌激素，不能刺激子宫内膜生长，导致绝经。

围绝经期综合征中最典型的症状是潮热、潮红。多发生于45～55岁，大多数妇女可出现轻重不等的症状，有人在绝经过渡期症状已开始出现，持续到绝经后2～3年，少数人可持续到绝经后5～10年症状才有所减轻或消失。人工绝经者往往在手术后2周即可出现围绝经期综合征，术后2个月达高峰，可持续2年之久。

男性更年期的年龄各不相同，目前约有30％的男性在40～70岁时会经历男性更年期的临床症状。一般情况下，男性从30岁左右开始，生殖系统功能便开始退化，雄性激素的分泌逐渐减少。当雄性激素下降到一定程度时，便会出现与女性更年期部分类似的症状。由于生理上的差异，男性更年期与女性不尽相同，他们不存在绝经等更年期开始的信号，症状也不如女性明显，其症状出现的概率也比女性低。

治疗上目前越来越多的围绝经期女性在接受激素的替代治疗，此种治疗方案给女性带来了自信，缓解了躯体及心理上的变化。在激素治疗的同时服用多种维生素及钙剂以辅助治疗。

【护理评估】

1. 健康史

女性的年龄、既往史、生育史、妇科手术史；女性有无神经系统紊乱的表现，是否出现代谢紊乱及泌尿生殖器官、系统的改变。

2. 身体状况

（1）血管舒缩综合征　常表现为潮红、潮热、出汗、心悸、眩晕等，最典型表现为患者突然感到有一阵热浪自胸背部涌向颈部、头部，然后波及全身，同时全身皮肤发红，紧接着可出现暴发性出汗，遍及全身。发作频率及持续时间有很大的差异，有时仅偶然发作，有的每天可发作数次，甚至数十次，持续时间有的很短，数秒即过，有的则持续数分钟。

（2）精神、神经症状　妇女在围绝经期综合征中表现为忧虑、记忆力减退，注意力不集中，失眠或极易烦躁，甚至喜怒无常，心理敏感性增强，感觉易敏感等。

（3）月经改变　大多数妇女月经变化从 40 岁左右开始，绝经年龄平均为 49.5 岁。少数妇女出现功能性子宫失调性出血，甚至造成严重贫血。

（4）泌尿生殖道改变　生殖器官开始萎缩，黏膜变薄，易发生老年性阴道炎及性交疼痛，尿失禁等。

（5）其他　绝经前后冠心病的发生率和死亡率，骨质疏松、肿瘤等疾病随着年龄的增加而增高。从 40 岁左右起，女性骨质开始脱钙，每年钙丧失 1%，如不补钙，可导致骨质疏松。其后果是脊柱的压缩，身材变矮，脊柱后突和行走困难，严重时产生脊柱压缩性骨折。容易发生骨折，常见于上肢桡骨远端及下肢股骨。女性骨折的发生率为男性的 6～10 倍。

3. 辅助检查

性激素水平测定、妇科检查、妇科超声检查。

4. 心理-社会状况

了解患者是否有焦虑、抑郁、烦躁、易怒等情绪，对自己疾病的认识程度。

【主要护理诊断】

（1）疼痛　与绝经后雌激素分泌不足，盆腔支持组织松弛无力及骨质疏松有关。

（2）焦虑　与内分泌紊乱、家庭和社会环境改变、个性特点、精神因素等有关。

（3）自我形象紊乱　与月经紊乱、出现精神和神经症状有关。

（4）潜在并发症　肿瘤。

【护理措施】

1. 心理护理

指导围绝经期妇女了解必要的知识，正确认识围绝经期。给予同情、安慰与鼓励，保持心理平衡，调整好自己的心态，保持乐观情绪，适应围绝经期的变化。

2. 生活护理

注意劳逸结合，工作、生活应有规律。坚持适宜的运动，适当的身体锻炼，减慢体力下降，使自己有充足的精力和体力投入到工作和生活中。

3. 用药指导

一般对于轻型的围绝经期综合征不需要药物治疗。出现明显症状，对症处理。

4. 健康教育

加强宣传教育，正确对待围绝经期；保持心情舒畅；合理饮食，进食高钙食物，预防骨质疏松；调节饮食，防止肥胖；积极进行锻炼，增加抗病能力。

★ **考点：更年期老人的健康教育**

（四）肥胖老人的护理

根据 WHO 全球疾病负担（GDB）研究的一项最新分析显示，自 1980 年以来，全世界肥胖/超重的成年人比率增长了 28％，儿童增长了 47％，但这些数据在不同国家表现各异。

肥胖（obesity）是机体脂肪细胞数量增加或体积肥大使体内脂肪堆积过多和（或）分布异常，体重超过标准体重 20％以上的病理状态。无明显病因可寻者称单纯性肥胖症。老年人的肥胖多从中年期开始，在年轻老年人阶段达到高峰，65 岁以后轻度下降。

老年肥胖症的病因未完全明了，有各种不同的病因，同一患者可有几种因素同时存在。其中最主要的原因是遗传和环境因素共同作用。

轻度肥胖者应限制食物中的糖类、脂肪和总热量，使体重逐步下降到理想的体重范围之内。重度以上肥胖者应严格控制饮食，增加活动量，可适当应用药物甚至手术进行治疗。

【护理评估】

1. 健康史

评估老年人的饮食、体重、运动情况；询问既往疾病史及家族史。

2. 身体状况

肥胖老年人因体重增加，可引起腰痛、关节痛、消化不良和气喘。同时肥胖症患者可因体型而引起自卑、焦虑、抑郁等身心问题。肥胖易导致患 2 型糖尿病、高脂血症、脂肪肝和痛风等代谢性疾病；也是高血压、冠心病、缺血性脑卒中等疾病的首要致病因素；老年肥胖症患者常易并发乳腺癌、肠癌、前列腺癌和胰腺癌；老年人胆囊炎、胆石症及睡眠呼吸暂停综合征亦常并发于肥胖症；骨关节病（含骨质疏松症）患病率随体重指数增加而上升。

3. 辅助检查

（1）化验室检查　空腹血糖及餐后 2h 血糖、糖化血红蛋白（HbA1c）、胰岛素及 C-肽、血脂、血尿酸水平。

（2）体重指数（body mass index，BMI）　这是一种近年来国际流行的标准体重测量方法，是 WHO 推荐的国际统一使用的肥胖分型标准参数。计算公式如下：BMI＝体重（kg）/［身高（m）］^{2}。BMI 男性低于 20，女性低于 19，为过轻；男性 20～25，女性 19～24，为适中；男性 25～30，女性 24～29，为过重；男性 30～35，女性 29～34，为肥胖；男性高于 35，女性高于 34，为非常肥胖。最理想的 BMI 为 22。

（3）腰围、臀围及腰臀比（waist hip rate，WHR）　中国人虽然高 BMI 者的数量不多，但实际上仍存在脂肪堆积和（或）脂肪分布异常。WHR 是区分脂肪分布类型的指标，WHR 偏高为中心型肥胖，偏低则为周围型肥胖。WHO 推荐的测量腰围和臀围方法：腰围是受试者取站立位，双足分开 25～30cm 以使体重均匀分布，在肋骨下缘和额骨上缘之间为中点水平，在平稳呼吸时测量。臀围在臀部（骨盆）最突出部测量周径。男性 WHR＞0.90 为中心型肥胖，女性 WHR＞0.85 为中心型肥胖。WHO 按腰围男性＞94cm，女性＞80cm 定为腹型肥胖（欧洲人群）。WHR 的优点是能很好地反映腹内脂肪的变化。但测量人的经验、手法等会影响测定结果。

4. 心理-社会状况

评估老年人对肥胖的认知程度，是否对心理及躯体造成影响；了解家属对于患者肥胖程度的关心与理解程度。

【主要护理诊断】

（1）营养失调　与饮食过多、活动量较少有关。

（2）活动无耐力　与肥胖有关。

（3）自我形象紊乱　与体型改变有关。

（4）知识缺乏　缺乏健康饮食知识、缺乏正确饮食指导。

（5）潜在并发症　高血压病、高脂血症、糖尿病等。

【护理措施】

老年肥胖症的治疗目标是减轻多余的体重。控制体重的策略包括改变膳食、增加体力活动、改善生活习惯和改变观念。治疗上强调以行为、饮食治疗为主的综合治疗，使患者自觉地长期坚持，且不应依赖药物，以避免发生不良反应。

1. 行为疗法

除由内科医生、心理学家、营养医师和护士组成指导小组外，还应取得家庭配合，指导患者制订计划，改变进食行为，并定期检查执行计划的效果。

2. 饮食疗法

合理的饮食是防治老年肥胖症的重要措施之一，主要措施是控制脂肪和碳水化合物的摄入，每天脂肪摄入量应控制在占总热量的10％左右。老年肥胖症患者的饮食必须注意营养平衡，饮食结构应多样化，以植物性食物为主，适当限制蛋白质，严格限制脂肪、酒类及含糖饮料，降低食盐摄入量，进高膳食纤维饮食。

3. 运动疗法

"管住嘴，迈开腿"。运动也是肥胖症患者的重要措施之一。长期坚持适量运动，可加速脂肪分解，增加胰岛素受体数目，提高对胰岛素的亲和力，改善胰岛素抵抗。个体化设计运动的种类，运动强度以运动后心率不超过（170－年龄）次/分、运动后无明显疲劳感为宜。

4. 药物减肥

适合于年龄在60～69岁、BMI＞29者，服药必须在改变生活方式的基础上进行。目前常用的适宜减肥的药物有奥利司他、二甲双胍等。

5. 中医辅助减肥

祖国医学博大精深，目前中医的针灸及拔罐减肥逐渐被推广，并被接受，此类方法在适当控制饮食的基础上可以抑制食欲、加速脂肪的代谢速度，无明显痛苦，不良反应小。

6. 健康教育

合理控制饮食，限制高脂食物的摄入，选择低盐、低脂、低热量的食物，适当多摄入纤维含量较多的蔬菜类食物；长期坚持运动；正确面对肥胖，坚定减肥信心。

★ 考点：肥胖症老人的护理措施

（五）痛风老人的护理

痛风是由单钠尿酸盐沉积所致的晶体相关性关节病，与嘌呤代谢紊乱和（或）尿酸排泄减少所致的高尿酸血症直接相关，特指急性特征性关节炎和慢性痛风石疾病，主要包括急性发作性关节炎、痛风石形成、痛风石性慢性关节炎、尿酸盐肾病和尿酸性尿路结石，重者可出现关节残疾和肾功能不全。痛风常伴发腹型肥胖、高脂血症、高血压、2型糖尿病及心血管病等表现。多见于肥胖的中老年男性和绝经期后妇女，男性占95％，5％～25％可有家族史。发病前常有漫长的高尿酸血症期，此期可长达数年至数十年。

痛风的病因如下。①肥胖：对40岁以下痛风患者的调查显示，约85％的人都有体重超重情况。一半以上的痛风患者有肥胖症，体重下降后，尿酸水平会随之下降。②摄入过多富含嘌呤类的食物：有资料显示，痛风发病前，90％以上有经常大量饮酒、吃肉、摄入动物内脏和海鲜等富含嘌呤类成分食物的习惯。③与痛风相关的疾病增多：高脂血症、高血压病、心血管疾病、糖尿病等，这些疾病和痛风一样也被称作"富贵病"，与饮食结构密切相关。这些疾病往往通过不同机制影响尿酸的代谢。④药物导致尿酸排泄异常：噻嗪类利尿药、水杨酸类解热镇痛药可影响尿酸的排泄，使血尿酸升高。

目前痛风无法根治，主要以饮食、药物等方法控制血尿酸的升高，预防尿酸盐沉积。

【护理评估】

1. 健康史

了解患者家族史、患病史，手术、外伤及运动等诱因。

2. 身体状况

痛风的临床特点是高尿酸血症、痛风性急性关节炎反复发作、痛风石沉积、特征性慢性关节炎和关节畸形，常累及肾，引起慢性间质性肾炎和肾尿酸结石形成。老年人有其特有的表现。老年患者常有痛风前驱症状，表现为游走性关节刺痛，可累及拇指、踝、手腕、膝和肘关节，伴有低热、乏力、皮肤潮红、瘙痒等。老年痛风患者较易影响手部小关节，其中老年女性更为多见。老年痛风患者在疾病早期极易发生痛风石，且可以发生在非典型部位。晚期形成痛风性尿结石，严重者出现肾功能不全、少尿、无尿等。

3. 辅助检查

血清尿酸盐测定、尿液尿酸测定、滑膜液检查，X线检查等。

4. 心理-社会状况

评估患者关节受限的程度及对生活造成的影响，了解患者及其家属的心理变化及患者的生活照料情况。

【主要护理诊断】

（1）疼痛　与尿酸盐结晶、沉积在关节引起炎症反应有关。

（2）活动受限　与关节受累、关节畸形有关。

（3）知识缺乏　缺乏与痛风有关的饮食知识和指导。

（4）有受伤的危险　与关节功能障碍有关。

【护理措施】

1. 饮食护理

饮食护理主张"三低一高"，即低嘌呤饮食、低能量摄入、低脂低盐饮食、水分摄入高。高蛋白、高脂肪膳食是痛风患者的禁忌；多喝开水，每天最少要喝上2000ml的水，可以帮助排出体内过量的尿酸；避免过度肥胖；饮食控制，尽量避免食用含嘌呤高的食物；避免吸烟、饮酒，尤其是啤酒，咖啡及茶可适量饮用。无论急性期和缓解期，均应避免含嘌呤高的食物。

2.休息与活动

休息是急性发作时必需的基本治疗。适当的运动锻炼可以增加和保持关节活动范围，增加肌力，减轻关节肿胀，增加骨密度，改善患者的心理状态。活动过程中勿穿过紧的鞋子，保护关节。运动应遵循个体化、循序渐进、活动时不增加疼痛的原则。

3.健康教育

长期低嘌呤饮食，注意老人保暖，防止感染等诱发因素，避免服用影响尿酸排泄的药物。痛风老人应遵医嘱坚持服药，控制急性发作次数，碱化尿液预防复发。

★ 考点：痛风老人的饮食护理

思考题

一、名词解释
1.甲状腺功能亢进症　2.痛风

二、填空题
1.痛风的饮食护理主张＿＿＿＿＿，即＿＿＿＿＿、＿＿＿＿＿、＿＿＿＿＿、＿＿＿＿＿。
2.血糖不稳定时，需要测定＿＿＿＿＿及＿＿＿＿＿血糖，必要时加测＿＿＿＿＿血糖。

三、简答题
1.老年糖尿病并发症包括哪些？
2.引起痛风的原因是什么？

四、病例分析

李某，男性，70岁，干部，身高173cm，体重81kg。患者诉4天前晚上饮酒后，午夜突然发生左足跖趾关节肿痛，惊醒后难以入睡，局部灼热红肿，伴活动障碍。今为明确诊断，遂来我院。体格检查：T 37.8℃，左足跖趾关节周围皮肤红肿，皮温升高，压痛伴活动障碍。辅助检查，血常规：血白细胞计数$9.9×10^9$/L，中性粒细胞百分比79%；尿常规：未见血尿、蛋白尿、细菌；左足X线检查：受累关节可见非特征性软组织肿胀，未见关节面骨质缺损。

请思考：
1.该患者最可能的医疗诊断是什么？
2.请写出主要的护理诊断及护理措施。

（柴　颖）

第七节　老年人神经系统常见疾病

【学习目标】
- ◆ **掌握**：老年人神经系统常见疾病的护理。
- ◆ **熟悉**：对老年人神经系统健康状况进行正确评估。
- ◆ **了解**：老年人神经系统老化的表现。
- ◆ **应用**：对老年人神经系统疾病进行合理的健康指导。

案例导入

案例回放：

患者：许某，男性，71岁，干部。

主诉：突发言语不清，伴右侧肢体无力8h。

现病史：患者8h前无明显诱因下出现言语不清，可以听懂他人言语，伴有口角向左歪斜，右侧口角流水，伴有右侧肢体无力，站立不稳，无头痛、头晕，无恶心、呕吐，无视物模糊、视物成双，无耳聋耳鸣，无神志不清，无四肢抽搐，大小便正常。

体格检查：T 36.4℃、P 76次/分、R 19次/分、BP 185/90mmHg，神志清，查体合作，言语不清，水平眼震(-)，双侧瞳孔＞2.5mm，对光反射灵敏，右侧鼻唇沟浅，伸舌偏右，颈无抵抗，双肺呼吸音清，未及明显干湿啰音，心率84次/分，律齐，未闻及明显病理性杂音。腹平软，无压痛、反跳痛，右侧肢体肌力Ⅳ级，左侧肢体肌力Ⅴ级，肌张力正常，腱反射（＋＋），右侧巴宾斯基征（＋）。自发病来，神志清，精神和睡眠可，无发热及盗汗。患者既往"高血压病史"10余年，有"心房颤动"史7年。

辅助检查：颅脑CT未见明显异常。血、尿、便常规未见明显异常，生化检查、甲状腺功能、肿瘤标志物未见明显异常。颅脑MRI示左侧脑桥急性脑梗死，两侧脑室旁白质、基底节区及脑干多发腔隙性脑梗死（部分陈旧性）。超声示双侧颈总动脉内膜增厚伴混合斑块形成，双下肢深动脉斑块形成。

请思考：1.该患者患有何种疾病？

2.请提出相关护理问题。

3.请对该患者实施正确的护理措施。

一、老年人神经系统老化的表现

随着身体器官的逐渐衰老，神经系统各个器官和功能也随之出现衰老的表现。思维变慢、记忆力减退、反应及应变能力减弱。

老年人脑的体积缩小，重量减轻，脑沟增大，脑膜增厚，脑的水分可减少20％。自20岁开始，人脑的细胞数每年下降0.8％，70岁以上的老年人脑神经细胞数可减少45％。动脉硬化加剧，脑血流量减少，供血不足。脂褐素在神经细胞中大量累积，占用了神经细胞一部分的空间，影响了脑组织的正常功能。大脑中的这些改变，导致老年人出现思维变慢、记忆力减退、反应及应变能力减弱，注意力不集中，睡眠不佳，性格改变，动作迟缓，运动震颤，痴呆等表现。

二、老年人神经系统常见疾病的护理

（一）脑出血老人的护理

脑出血（cerebral hemorrhage）是指非外伤性脑实质内血管破裂引起的出血，占全部脑卒中的20％～30％，急性期病死率为30％～40％。发生的原因主要与脑血管的病变有关，即与高血脂、糖尿病、高血压、血管的老化、吸烟等密切相关。脑出血患者往往由于情绪激动、费劲用力时突然发病，早期死亡率很高，幸存者中多数留有不同程度的运动障碍、认知障碍、言语障碍、吞咽障碍等后遗症。

根据出血部位的不同，临床上分为以下几种类型。

1. 基底节区出血

基底节区是最常见的脑出血部位，即豆纹动脉破裂出血的血肿位于基底节。基底节出血又可以细分为壳核出血、丘脑出血、尾状核头出血等。

（1）壳核出血　最多见，占脑出血的 $50\%\sim60\%$，主要是豆纹动脉尤其是其外侧支破裂引起，最常累及内囊而出现偏瘫、偏身感觉障碍及偏盲。

（2）丘脑出血　约占脑出血的 20%，主要是丘脑深穿支动脉或丘脑膝状体动脉破裂引起，表现为丘脑感觉障碍、丘脑语言障碍、丘脑性痴呆。

（3）尾状核头出血　较为少见，出血量常不大，多破入脑室，出现急性脑积水症状如恶心、呕吐、头痛等，一般不出现典型的肢体偏瘫症状，临床表现可与蛛网膜下腔出血类似。

2. 脑干出血

约占脑出血的 10%，绝大多数为脑桥出血，表现为突然头痛、呕吐、眩晕、复视、侧视麻痹、交叉性瘫痪、头眼转向非出血侧，呈"凝视瘫肢状"；血肿波及脑桥双侧基底和被盖部，患者很快进入昏迷状态，双侧瞳孔缩小呈针尖样、侧视麻痹、四肢瘫痪、呼吸困难、有去皮质强直发作，还可呕吐咖啡色胃内容物，出现中枢性高热等中线症状，常在 48h 内死亡。

3. 小脑出血

约占脑出血的 10%。最常见的出血动脉为小脑上动脉的分支，病变多累及小脑齿状核。发病突然，眩晕和共济失调明显，可伴有频繁呕吐及枕部疼痛等。可无偏瘫。出血量增加时，还可表现有脑桥受压体征，如外展神经麻痹、侧视麻痹、周围性面瘫、吞咽困难及肢体瘫痪和（或）锥体束征等。大量小脑出血尤其是桥部出血时，患者很快进入昏迷状态，双侧瞳孔缩小呈针尖样、呼吸节律不规则，有去皮质强直发作，最后致枕骨大孔病而死亡。

4. 脑叶出血

占脑出血的 $5\%\sim10\%$。一般以顶叶最多见，其次为枕叶及额叶。与脑深部出血相比，一般血肿体积较大。临床可表现为头痛、呕吐等，癫痫发作比其他部位出血常见，而昏迷较少见。

5. 脑室出血

占脑出血的 $3\%\sim5\%$。脑室出血量较少时，表现为突然头痛、呕吐、颈强直、凯尔尼格征阳性，一般意识清楚，有血性脑脊液，应与蛛网膜下腔出血鉴别，预后良好。

脑出血急性期的治疗：防止再次出血，降低颅内压力，控制脑水肿，防止脑病发生，维持生命，防治并发症。

【护理评估】

1. 健康史

了解患者既往疾病史，如高血压、糖尿病病史及病情控制情况；询问相关疾病的家族史；了解患者饮食及性格特点；了解药物使用情况；详细询问发病时的情况。

2. 身体状况

$50\sim70$ 岁老人好发，多伴有高血压、动脉硬化。常在清醒下、活动中起病，往往有诱因（如紧张、生气、兴奋、激动、用力等）。突然发病，逐渐加重，往往在 $1\sim2h$ 内症状、体征发展到高峰。患者多表现剧烈胀痛或撕裂样头痛，伴恶心、呕吐、头晕、眩晕、偏瘫、失语、意识障碍、大小便失禁、严重者昏迷。血压增高往往达 200/110mmHg 以上。瞳孔对光反射、角膜反射、压眶反应可正常、减弱或消失。呼吸深快，心率快。神经系统体征取决于血肿部位及大小。患者一般无明显前驱症状，少数可有头晕、头痛及肢体无力等。发病后，病情往往在数分钟至数小时内发展至高峰。

3. 辅助检查

（1）CT 检查　发病后 CT 即可显示病变处新鲜血肿，为圆形或卵圆形均匀高密度区，边界清楚。

（2）MRI 检查　MRI 对脑干出血的检查优于 CT，可区别陈旧性脑出血和脑梗死。

（3）脑脊液检查　压力一般增高，多呈洗肉水样。

（4）其他　血常规、尿常规、血糖、肝功能、肾功能、凝血系列、脑血管造影及心电图等检查。

4. 心理-社会状况

了解患者病情发生后的情绪改变；患者及家属对于疾病的了解程度及对预后的预期；患者出现行动困难后，照料的现状。

【主要护理诊断/问题】

（1）语言沟通障碍　与言语中枢受损有关。

（2）躯体移动障碍　与肢体瘫痪有关。

（3）焦虑　与担心疾病预后及缺乏必要的支持有关。

（4）有废用综合征的危险　与脑出血所致意识障碍、运动障碍和长期卧床有关。

（5）潜在并发症　脑疝、应激性溃疡、吸入性肺炎、泌尿系感染等。

【护理措施】

1. 卧床休息

急性期绝对卧床休息 2～4 周，床头抬高 15°～30°，谢绝探视，避免环境的刺激，保持呼吸道通畅，维持水、电解质的平衡，加强护理。

2. 降颅内压

必须根据颅内压增高的程度和心肾功能等全身情况来考虑选用脱水剂及剂量，一旦有效，应维持高渗透压状态。为避免颅内压反跳性增高，停用时先要逐渐减量，一般用 1 周左右，注意水、电解质平衡。

3. 降血压

根据病情及时应用适当降压药物，使过高血压逐渐下降到脑出血前原有水平或 150/90mmHg 左右，不能快速降至过低。

4. 手术治疗

少量脑出血不必手术。少数病情恶化、CT 证实血肿继续扩大者，应及时清除血肿。对发病时出血量大，小脑、丘脑出血量＞10ml 或血肿直径＞3cm 者，壳核出血量＞30ml，或颅内压明显增高，保守治疗无效的重症患者，应及时手术。

5. 并发症处理

重症脑出血常并发应激性溃疡，可采用抑制胃酸分泌药、黏膜保护药、口服止血药、内镜下止血和输血等治疗；易合并吸入性肺炎，除了用敏感的抗生素外，应按时翻身拍背、及时清除口腔及气管内分泌物，防止反流、误吸等；应注意可能出现的心功能损害、肺栓塞或肺水肿、下肢静脉血栓形成、脑心综合征等，并及时给予相应治疗。

6. 健康教育

避免情绪激动，去除不安、恐惧、愤怒等因素，保持心情舒畅。饮食清淡，多吃含纤维素高的食物，忌烟酒及辛辣等刺激性强的食物。生活要有规律，养成定时排便的习惯，切忌大便时用力过度和憋气。避免重体力劳动，适当锻炼，注意劳逸结合。康复训练过程艰苦而漫长（一般 1～3 年，长者终身伴随），需要有信心、耐心、恒心，应在康复医生指导下循序渐进，持之以恒。定期测量血压、复查病情，及时对原发病及继发病进行治疗。

★ 考点：脑出血老人急性期护理

（二）脑梗死老人的护理

脑梗死又称缺血性卒中，中医称之为卒中或中风。本病是由各种原因所致的局部脑组织区域血液供应障碍，导致脑组织缺血缺氧性病变坏死，进而产生临床上对应的神经功能缺失表现。脑梗死依据发病机制的不同分为脑血栓形成、脑栓塞和腔隙性脑梗死等主要类型。脑血栓形成是脑梗死最常见的类型，约占全部脑梗死的 60%，脑血栓形成是脑血管疾病中最常见的一种。颅内外动脉因血管壁损害、血液成分变化或血流动力学改变，在血管内膜粗糙的表面上血液凝结形成血栓，造成管腔狭窄，甚至完全闭塞，引起该血管供血的脑组织缺血、变性、坏死、功能丧失，出现相应的神经系统症状，常出现偏瘫、失语等。脑栓塞是指脑外的栓子随血液循环进入颅腔内，堵塞脑动脉，导致相应供血区脑功能障碍。腔隙性脑梗死是指大脑半球或脑干深部的小穿通动脉在长期高血压的基础上，血管壁发生病变，导致管腔闭塞，形成小的梗死灶。据统计，其发病率较高，占脑梗死的 20%～30%。

脑梗死属于急症，也是一个高致残率及高致死率的疾病。本病的治疗原则是：争取早期治疗，在发病 6h 内尽可能静脉溶栓治疗，在发病 6～8h 内有条件的医院可进行适当的急性期血管内干预；确定个体化和整体化治疗方案，依据患者自身的危险因素、病情程度等采用针对性治疗，结合神经外科、康复科等多个科室的努力实现一体化治疗，以最大程度提高治疗效果和改善预后。

1. 早期溶栓

尽早恢复梗死区血流灌注是"超早期"的主要处理原则。超早期是指发病后 6h 以内，应用此类药物首先需经 CT 证实无出血灶，并应监测出凝血时间、凝血酶原时间等。若能在起病后 3h 内用药更为理想。

2. 控制血糖

空腹血糖应＜7mmol/L，糖尿病血糖控制的靶目标为 HbA1c＜6.5%，必要时可通过控制饮食、口服降糖药物或使用胰岛素控制高血糖。

3. 调脂治疗

他汀类降脂药物的应用可起到降脂并稳固动脉斑块的作用。

4. 抗血小板聚集治疗

急性期（一般指脑梗死发病 6h 后至 2 周内，进展性卒中稍长）的抗血小板聚集推荐意见如下：①对于不符合溶栓适应证且无禁忌证的缺血性脑卒中患者应在发病后尽早给予口服阿司匹林 150～300mg/d。急性期后可改为预防剂量 50～150mg/d；②溶栓治疗者，阿司匹林等抗血小板药物应在溶栓 24h 后开始使用；③对不能耐受阿司匹林者，可考虑选用氯吡格雷等抗血小板治疗。

此外需要注意，对于非心源性栓塞性缺血性脑卒中患者，除少数情况需要抗凝治疗，大多数情况均建议给予抗血小板药物预防缺血性脑卒中复发；抗血小板药物的选择以单药治疗为主，氯吡格雷（75mg/d）、阿司匹林（50～325mg/d）都可以作为首选药物；对于有急性冠状动脉疾病（如不稳定型心绞痛，无Q波心肌梗死）或近期有支架成形术的患者，推荐联合应用氯吡格雷和阿司匹林。

5. **手术治疗**

脑血栓形成发生在小脑时，急性小脑梗死产生脑肿胀积水者，可行脑室引流术或手术切除坏死组织；对大面积梗死所致颅高压危象者，可行开颅切除坏死组织和去颅骨减压术。

【护理评估】

1. **健康史**

了解患者既往高血压、糖尿病等相关病史，询问发病方式，有无明显的前驱症状和伴发症状。了解患者的生活方式及不良生活习惯。

2. **身体状况**

脑血栓形成的患者可有某些未引起注意的前驱症状，如头痛、眩晕、肢体麻木失灵、言语障碍、精神异常等。约1/4患者在发病前有短暂性脑缺血发作（TIA）发作史。一般多在睡眠中或安静下发生，清晨或开始活动时发现，活动后可稍减轻，休息或睡眠以后再加重，2～3天后症状达顶峰。一般患者神志清楚，无头痛，无恶心、呕吐，无脑膜刺激征。少数患者由于梗死范围过大，脑水肿明显或脑干网状结构受累，可出现不同程度的意识障碍和脑水肿。病情轻重、演变过程及预后取决于病变的部位、范围、梗死发生的速度、侧支循环状态以及患者的年龄、身体状态和治疗水平。

脑栓塞患者多有风湿性心脏病、心房颤动及大动脉粥样硬化等病史。一般发病无明显诱因，也很少有前驱症状。脑栓塞是起病速度最快的一类脑卒中，症状常在数秒或数分钟内达到高峰，多为完全性卒中。偶尔在数小时内逐渐进展，症状加重，可能是脑栓塞后有逆行性的血栓形成。

腔隙性脑梗死的老年人，可以无症状或症状轻微，因其他疾病而行脑CT检查发现此病，有的已属于陈旧性病灶。这种情况以老年人多见，常伴有高血压病、动脉硬化、高脂血症、冠心病、糖尿病等慢性病。腔隙性脑梗死可以反复发作，有的患者最终发展为有症状的脑梗死，有的患者病情稳定，多年不变。故对老年人"无症状性脑卒中"应引起重视，在预防上持积极态度。

3. **辅助检查**

（1）实验室检查　血、尿常规检查，以及血糖、血脂、血液流变学、心电图等检查。

（2）颅脑CT检查　起病24～48h后逐渐显示与闭塞血管供血区一致的低密度梗死灶。

（3）颅脑MRI检查　MRI在起病数小时内即有信号改变，脑血管造影可显示血栓形成位置、程度及侧支循环。

（4）血管造影检查　了解脑部大动脉的狭窄、闭塞及其他脑血管病变情况。

4. **心理-社会状况**

患者及照顾者对疾病的认识程度，患者的心理反应，家属对患者关心程度及对治疗的支持情况。

【主要护理诊断/问题】

（1）躯体移动障碍　与肢体瘫痪有关。

（2）生活自理能力缺陷　与肢体活动能力丧失有关。

（3）语言沟通障碍　与语言中枢受损有关。

（4）有废用综合征的危险　与脑出血所致意识障碍、运动障碍或长期卧床有关。

（5）潜在并发症　脑梗死、泌尿系统感染、吸入性肺炎。

【护理措施】

1. 基础护理

监测患者生命体征，观察患者病情变化。卧床患者注意防止压疮形成及吸入性肺炎，痰多、不易咳出的患者可进行辅助排痰。

2. 饮食护理

宜清淡易消化，进低盐、低脂、高蛋白质且富含维生素和粗纤维的食物，多吃水果和蔬菜，多饮水，预防便秘。要慢吃细嚼，充分发挥牙齿的机械作用和唾液的消化作用，有利于胃肠道的消化吸收。

3. 康复护理

加强肢体功能锻炼。病情稳定后即可进行肢体功能锻炼，可辅以针灸、理疗、按摩等。及早进行语言训练，护士和家属应根据患者情况经常与患者交流，鼓励患者进行语言训练。

4. 药物护理

坚持遵医嘱用药。长期应用抗凝药物时注意监测患者的凝血功能，长期应用他汀类药物时注意监测患者肝功能情况。积极治疗原发病，如高血压、糖尿病、心房颤动等疾病，避免脑梗死再发。

5. 健康教育

（1）饮食要有节制，不宜过饱。选用低盐、低胆固醇、适量碳水化合物、丰富维生素的饮食。忌食辛辣，戒烟酒，利于降低脑梗死的发病率。

（2）吞咽困难者应取坐位或头高健侧卧位，给予流质或半流质易消化饮食，缓慢进食，防止呛咳；有意识障碍或不能进食者，应尽早给予鼻饲饮食，以保证营养的供给。加强皮肤护理，长期卧床患者，加强皮肤护理尤为重要。

（3）每2h定时翻身一次，并对受压部位做轻度按摩。床单位要保持平整、干燥、无渣屑。搬动患者时，应将患者抬离床面，不可拖拉，以免皮肤破损。

（4）指导患者保持大便通畅，养成每天排便的良好习惯。对于便秘者，可适当给予缓泻剂，避免排便时过度用力而加重心脑负担。

（5）被动或主动的进行肢体康复练习，失语者应进行语言康复训练，使其逐步恢复语言功能。

（6）注意居室定时通风，保持空气新鲜，生活要有规律，注意劳逸结合。

（7）出院后长期按医嘱用药，定期去医院复查血糖、血压、血脂等指标，以观察病情变化，随时调整治疗方案。

★ **考点：脑梗死老人的健康指导**

（三）帕金森病老人的护理

帕金森病（Parkinson's disease，PD）是一种常见的神经系统变性疾病，老年人多见，平均发病年龄为60岁左右，40岁以下起病的青年帕金森病较少见。我国65岁以上人群帕金森病的患病率大约是1.7%。大部分帕金森病患者为散发病例，仅有不到10%的患者有家族史。此病多于60岁以后发病，发病率随年龄增长而增高，男性稍多于女性。帕金森病的自然病程为8～12年，平均9年。帕金森病最主要的病理改变是中脑黑质多巴胺（dopa-mine，DA）能神经元的变性死亡，由此而引起纹状体DA含量显著性减少而致病。迄今，帕金森病的病因仍不清楚。目前的研究倾向于与年龄老化、遗传易感性和环境毒素的接触等综合因素。

帕金森病的治疗应采取综合治疗，包括药物治疗、手术治疗、康复治疗、心理治疗等，药物治疗是首选且主要的治疗手段。目前治疗方法的应用仅能改善症状，不能阻止病情的进一步发展，无法延长寿命，无法治愈。因此，治疗不能仅顾及眼前，而不考虑将来。药物治疗应从小剂量开始，缓慢递增，以较小剂量达到较满意疗效。治疗应遵循一般原则，也应考虑个体化特点，不同患者的用药选择不仅要考虑病情特点，而且要考虑患者的年龄、就业状况、经济承受能力等因素。药物治疗的目标是延缓疾病进展、控制症状，并尽可能延长症状控制的年限，同时尽量减少药物的不良反应和并发症。常用的药物有抗胆碱能类、金刚烷胺类、左旋多巴、多巴胺受体激动剂等。

【护理评估】

1. 健康史

了解患者家族中有无癫痫、智能不足及精神方面异常的患者。询问患者近期用药史。评估患者有无神经系统相关的创伤史和手术史等。

2. 身体状况

帕金森病多于60岁以后发病，隐匿起病，发病首先为一侧上肢，逐渐波及同侧下肢，再波及对侧上肢及下肢，缓慢进展。患者最突出的就是以下三大症状。①运动障碍：表现在随意运动启动困难，自发、自动运动减少，运动幅度减少，随意运动执行缓慢。有的患者书写时，字越写越小，称为"小写症"。有些患者会出现语言困难，声音变小，音域变窄。吞咽困难，进食和饮水时可出现呛咳。有的患者起身时全身不动，持续数秒至数十分钟，叫作"冻结发作"。②震颤：表现为缓慢节律性震颤，往往是从一侧手指开始，波及整个上肢、下肢、下颌、口唇和头部。典型的震颤表现为静止性震颤，部分患者没有震颤，尤其是发病年龄在70岁以上者。③强直：肌肉僵直，四肢、颈部、面部的肌肉发硬，肢体活动费力、沉重和无力感，出现面部表情僵硬和眨眼动作减少，造成"面具脸"，身体向前弯曲，走路、转颈和转身动作特别缓慢、困难。行走时出现"慌张步态"等。

3. 辅助检查

（1）CT、MRI　出现不同程度的脑萎缩。

（2）生化检测　脑脊液及尿中高香草酸（HVA）下降。

（3）基因检测　DNA印迹技术等可发现基因突变。

（4）功能显像检测　特定放射性核素，在早期即可发现患者脑中DA功能显著下降。

4. 心理-社会状况

帕金森病带来的静止性震颤、肌肉强直、行动迟缓、步态异常、书写困难等异常表现，影响老人的心理健康，了解患者及家属对疾病的认识程度及支持程度。

【主要护理诊断/问题】

（1）躯体活动障碍　与震颤、肌强直、体位不稳、运动异常有关。

（2）自我形象紊乱　与震颤、流涎、面肌强直等身体形象改变和言语障碍、生活依赖他人有关。

（3）知识缺乏　缺乏本病相关知识与药物治疗知识。

（4）营养失调　与吞咽困难、饮食减少和肌强直、震颤所致机体消耗量增加有关。

（5）言语沟通障　与咽喉部、面部肌肉强直运动减少、减慢有关。

（6）潜在并发症　外伤、压疮、感染、便秘等。

【护理措施】

1. 饮食护理

营养对于帕金森病患者的健康状况起了非常重要的作用。饮食治疗是帕金森病的辅助治疗方法之一，目的在于维持患者较佳的营养和身体状况，并通过调整饮食，使药物治疗达到更好的效果。饮食原则：食物多样，愉快进餐；多吃谷类、蔬菜和瓜果；适量吃奶类和豆类；限量进食肉类；保证充足的水分摄入。

2. 生活护理

本病早期，患者运动功能无障碍，能坚持一定的劳动，应指导患者尽量参与各种形式的活动，坚持四肢各关节的功能锻炼。鼓励患者做力所能及的事情，增强独立生活能力和自信心。卧床患者进行必要的生活护理，定时翻身，做好皮肤护理，防止坠积性肺炎和压疮。患病老人常有免疫功能低下，对环境适应能力差，宜注意居室的温度、湿度、通风及采光等。

3. 运动护理

治疗期间一定要保持身体活动。多散步，每天要有一定量的运动，如拉划船器、玩球，以运动自己的双手或双臂。踩脚踏运动器，做伸背活动，每天练习，以拉直弯曲的脊柱及放松双肩。

4. 健康教育

合理饮食。帕金森病病程长，给予患者信心，积极治疗减轻症状，预防并发症。遵医嘱进行用药，及时调整用药方案。适当的体育锻炼可以增进随意动作的能力，提高生活质量。

★ **考点：帕金森病老人的健康教育**

（四）痴呆老人的护理

痴呆是指器质性疾病引起的一组严重的认知功能障碍的临床综合征，表现为进行性思维和记忆减退、行为和人格障碍，可伴有精神及运动功能减退症状，其损害影响到患者的职业、社会功能或日常生活能力。

痴呆是一组异质性疾病，在多种因素的作用下才发病，从目前研究来看，该病的可能因素和假说多达三十余种，如家族史、头部外伤、低教育水平、甲状腺病、母亲育龄过高或过低、病毒感染等。

老年期痴呆症根据其病因主要分为阿尔茨海默病、血管性痴呆、混合性痴呆三大类。

1. 阿尔茨海默病

在1907年，一位名叫阿尔海默（Alzheimer）的医学家，首先报道了一组65岁以下的患者由于大脑变性而发生的进行性痴呆，以后为了纪念他，把这类疾病命名为阿尔茨海默病，又称为阿尔茨海默病性痴呆。截至2015年，全球约有990万例新发痴呆患者将被诊断为阿尔茨海默病，每3秒钟就有1例。到2050年，全球患有阿尔茨海默病的人数将从目前的4600万人增加至1.315亿人。

阿尔兹海默病是一种起病隐匿的进行性发展的神经系统退行性疾病。临床上以记忆障碍、失语、失用、失认、视空间技能损害、执行功能障碍以及人格和行为改变等全面性痴呆表现为特征，病因迄今未明。65岁以前发病者，称早老性痴呆；65岁以后发病者称老年性痴呆。

阿尔茨海默病是一种发生在老年期或老年前期的慢性、进行性痴呆。主要的病理变化是大脑皮质广泛的、弥漫性萎缩，即脑变性。阿尔茨海默病病程长，病情逐年加重。由于大脑皮质全面的弥漫性萎缩，高级神经系统功能的全面障碍而导致记忆力、语言交流能力、认识功能、计算力、理解力、判断力、情感、性格、意志力等智能全面低下，严重影响老年人生活质量。目前尚无确切治疗方法。因此，必须认识早期症状，尽早发现，及时治疗。

2. 血管性痴呆

血管性痴呆是指各种原因引起的脑血管供血障碍所致的痴呆。发病年龄多在50~60岁，以男性为多，半数以上患者有高血压病、高脂血症、动脉粥样硬化病史。这是由于血管性痴呆发生多在心脑血管疾病之后，而心脑血管疾病以男性患者为多。本病病情发展迅速，病史中有反复多次的脑卒中发作，多在脑卒中后不久即发生痴呆。病情呈阶梯样进展，即脑卒中每发作一次痴呆症状加重一次。

3. 混合性痴呆

同时存在有阿尔茨海默病和血管性痴呆的症状，有时鉴别很困难。据欧美各国统计：脑变性疾病引起的痴呆——阿尔茨海默病占50％以上，脑血管病引起的血管性痴呆占15％~20％。据日本的统计资料显示，阿尔茨海默病占33.7％，血管性痴呆占36.3％，混合性痴呆占19.5％，其他原因引起的痴呆占10.5％。我国27个城乡的普查资料表明，60岁以上老人中血管性痴呆的患病率为324/10万，阿尔茨海默病为238/10万；血管性痴呆的患病率城市高于农村，阿尔茨海默病农村多于城市。

【护理评估】

1. 健康史

了解患者家族史，脑血管疾病的患病史，询问用药史，以及了解患者脑部创伤史及手术史。

2. 身体状况

近记忆缺失是最早的临床表现，主要是记忆功能受损，患者记不清近期发生过的事件。但患者对此有自知之明，并力求掩饰与弥补，从而掩盖了作为症状表现的记忆减退。痴呆的另一个早期症状是学习新知识、掌握新技能的能力下降，遇到不熟悉的作业时容易感到疲乏、沮丧与激怒。其抽象思维、概括、综合分析和判断能力进行性减退。情绪方面，早期呈现情绪不稳，在疾病演进中逐渐变得淡漠及迟钝。人格障碍有时可在疾病早期出现，患者变得缺乏活力，容易疲劳，对工作失去热情，对往常爱好的活动失去兴趣，对人和事物漫不经心，不修边幅。智能全面衰退至后期出现严重痴呆时，患者连日常生活也不能自理，饮食起居需有人照顾，大小便失禁，失去语言对答能力，不认得子女和亲属，经常发生出门走失的情况。最后患者死于感染、内脏疾病或衰竭。

3. 辅助检查

血、尿及脑脊液检查；神经影像学检查；精神心理学量表检查；病理学检查。

4. 心理-社会状况

痴呆引起的记忆、情绪、智能等多种情况的改变，影响老人的心理健康，了解患者及家属对疾病的认识程度及支持程度。

【主要护理诊断/问题】

（1）生活自理缺陷　与认知功能障碍、运动能力下降有关。

（2）睡眠形态紊乱　与精神症状、生活环境变化有关。

（3）有受伤的危险　与智能障碍、躯体活动障碍、反应迟钝、感觉减退有关。

（4）社交障碍　与认知障碍、记忆减退、智力障碍有关。

【护理措施】

1. 饮食护理

完全需要喂食的老人，可将主食与菜混拌一起，易于喂食。同时每天要喂水 4～5 次，要保障老人摄入足够的营养和水分。出现不食、拒食和摄食困难等表现时，要查找分析摄食异常的原因，及时采取措施，保障老人得到良好的营养平衡，从饮食的质、量方面给以保证。防止进食中发生噎食、呛食，造成窒息的意外事件。

2. 安全护理

预防跌伤，痴呆老人因感觉、运动缺陷，常易跌倒、滑倒或摔倒，引起外伤或骨折。对有攻击行为的老人，要防止与被攻击对象的接触。对有兴奋躁动的老人，必要时采取保护性措施，适当约束。严防走失，患者外出要有人陪伴或佩戴腕带或卡片。

3. 心理护理

尊重患者，对痴呆老人发生的精神症状、性格变化以及异常行为给予理解、宽容，富于爱心，用诚恳的态度对待患者。必要时采取药物辅助治疗精神及心理症状。

4. 健康教育

家庭设施应便于患者生活、活动和富有生活情趣。生活要有规律，避免昼夜颠倒。注意居家安全及用药安全。

★ **考点：痴呆老人的护理措施**

思考题

一、名词解释

1. 痴呆　2. 脑出血

二、填空题

1. 帕金森病患者最突出的就是以下三大症状：_____、_____、_____。

2. 脑出血急性期绝对卧床休息_____，床头抬高_____，谢绝探视，避免环境的刺激，保持呼吸道通畅，维持水、电解质的平衡，加强护理。

三、简答题

1. 根据出血部位的不同，临床上将脑出血分为哪几种类型？

2. 简述脑梗死老人的健康教育。

四、病例分析

患者，女性，76 岁，家庭主妇，已婚，育有 2 子。突发言语不清，左侧肢体乏力 1 天。现病史：患者于 1 天前晨醒后出现口齿不清，左侧肢体活动障碍，上肢不能活动，下肢能平移，无四肢抽搐。查体：T 37.0℃、P 90 次/分、R 22 次/分、BP 165/105mmHg，嗜睡，两侧瞳孔对称，光反应灵敏，左上肢肌力 0 级，左下肢肌力 I 级。带有鼻饲管，便秘，尾骶部皮肤完整。

请思考：

1. 对该案例提出合理的护理诊断。

2. 根据提出的护理诊断完善相应的护理措施。

（柴　颖）

第八节　老年人感官系统常见疾病

案例导入

案例回放：

李某，女性，90 岁，农民。

主诉：双眼视物模糊 2 年，加重伴右眼视物不见 2 个月。

现病史：2 年前无明显诱因下出现双眼渐进性视物模糊，以右眼为著，伴流泪，无眼红、眼痛，无畏光，无头痛、头昏，无眼前幕遮感，2 个月前无明显诱因下出现右眼视物不见，无伴随症状。体格检查：神清，血压 178/75mmHg，心、肺、肝、脾、肾无特殊。右眼球结膜混合性充血明显，周边前房浅，房水清，虹膜纹理清，瞳孔直径 4mm，对光反应存在，晶体混浊。左眼角膜透明，周边前房浅，房水清，晶状体混浊。

辅助检查：vod CF/眼前，vos 0.2，左眼底：C/D0.3，网膜平伏。既往"高血压"病史 2 年，血压控制不佳。

请思考：1. 该患者患有何种疾病？

2. 请提出相关护理问题。

一、老年人感官系统老化的表现

感官系统涉及很多方面，主要包括视觉、听觉、味觉、嗅觉、皮肤感觉。老年人由于生理以及病理的原因导致感官系统的功能下降，由于感官系统的影响，老年人会在心理和生理上产生一系列不适，使患者语言交流能力下降，自我保护能力降低。

1. 视觉

眼睛的老花是老年人最常见的一个现象，人人都不可避免。角膜逐渐变平和瞳孔缩小，使进入眼睛的光线减少，不能看清暗处和远处物体，阅读时需要更多的亮光；晶状体变得浑浊；眼睛周围的肌肉退化，使眼睛对外界光线变化的调节时间延长；视网膜功能减退，尤其是黄斑部位，主要是因为血供的减少和积聚的放射性损害；晶状体弹性的减弱；辨色能力的改变。较容易看清红色和黄色等暖色调东西，不易辨清绿色和蓝色等冷色调物体。

2. 听觉

听力的丧失在老年人中常见。大约有 1/4 的 65～74 岁和一半的 75 岁以上老年人主诉听力减退。男性的听力丧失较女性显著。患有老年期痴呆症的患者，听力丧失的程度较其他人更为明显。随着年龄增长，外耳的鼓膜弹性减弱，中耳的听骨变得僵硬。老年人的听力损伤，主要表现为对高频率声音的敏感性降低，不能很好鉴别别人的讲话声音与背景声音。中耳的损伤同时还影响着人的平衡功能，中耳的前庭系统是我们身体的平衡器官。老年人的前庭器官发生退化，可产生眩晕，如运动太快（特别是头部运动）可发生摔倒。

3. 味觉

老年人的味觉丧失是渐渐发生的，常常觉得吃的东西没味道，抱怨现在的食物没有以前好吃。老年人的舌出现萎缩，舌上的味蕾细胞减少，从而对食物味觉的敏感性降低。

4. 嗅觉

随着年龄增长，人的嗅觉功能逐渐减退，嗅觉的敏感性变得迟钝。50 岁以后嗅觉衰退很快，到了 80 岁，嗅觉敏感度只有年轻人的一半。由于嗅觉的丧失，不能闻出食物变质的味道，以致吃下不洁食品，影响消化，甚至发生食物中毒。严重的嗅觉丧失，闻不出煤气泄漏的气味，可导致煤气中毒身亡，甚至会酿成煤气爆炸事故。

5. 皮肤感觉

随着年龄，因为神经系统的退化，皮肤感受器的减少，致使对痛、温、触觉的阈值升高。对于这种皮肤对感觉的迟钝，尤其是对热的感觉不灵敏可引起烫伤。

★ 考点：老年人感官系统的老化改变

二、老年人感官系统常见疾病的护理

（一）白内障老人的护理

随着我国人口的老龄化，白内障的患病率以及绝对人数都在不断上升。有数据表明，我国目前每年新增白内障患者近 100 万，有近 40 万人最终失明，每年实施白内障手术约 60 万例。据估算，到 2020 年，我国积存的白内障致盲将不会最终被消除，而是会反向攀升到 500 多万人。

老年性白内障即年龄相关性白内障，是指中老年开始发生的晶状体混浊，随着年龄增加，患病率明显增高。由于其主要发生于老年人，以往习惯称之为老年性白内障。本病的发生与环境、营养、代谢和遗传等多种因素有关。

老年性白内障分为皮质性、核性和后囊膜下三类，皮质性白内障又分为初发期、膨胀期、成熟期、过熟期。

本病目前尚无特效药，主要以手术治疗为主。

【护理评估】

1. 健康史

了解患者既往疾病史，如平时用眼情况，高血压、糖尿病病史及病情控制情况；询问相关疾病的家族史；了解患者性格特点；了解药物使用情况；详细询问发病时的情况。

2. 身体状况

①老花眼较之前减轻：老年白内障初发时，晶状体凸度增加，屈光近点发生改变，是白内障的早期症状之一；②视物模糊：视物逐渐模糊，有时会觉得光线周围出现光圈以及物体的颜色不够明亮；③眼前暗影：白内障初期，晶状体的部分混浊位于瞳孔区，在眼前可以出现位置固定、形状不变的点状或片状阴影；④色觉异常；⑤昼盲或夜盲。

3. 辅助检查

眼压测定、视力检查、视野检查、眼底检查等。

4. 心理-社会状况

了解老年人因视力障碍影响自理能力及外出活动能力的状态，了解患者家属对疾病的了解程度及支持程度。

【主要护理诊断/问题】

（1）有外伤的危险　与双眼视力下降有关。

（2）感知改变　与视力减弱有关。

（3）恐惧　与不了解手术相关知识有关。

（4）疼痛　与手术创伤有关。

（5）知识缺乏　缺乏白内障自我保健的相关知识。

【护理措施】

1. 术前护理

经常与患者和家属沟通，解释老年人白内障的病因和病理变化过程；手术治疗的意义、手术方法、过程、预后、并发症。向患者和家属说明安全防范措施，以防意外伤害发生。按时服用降压药物及降糖药物，术前 3 天内滴用抗生素滴眼液，控制眼局部病灶感染。术前进行局部皮肤清洁处理，结膜囊、泪道用生理盐水冲洗干净，注意泪道是否通畅，有无溢脓。

2. 术后护理

术后宜适当卧床休息 1～2h，无须绝对卧床，切忌大声呼唤、用手抓眼，摆动头部、咳嗽。术后当天给予半流质、易消化的高营养食物，禁食刺激性食物。多进食新鲜水果、蔬菜，保持大便通畅，防止术后因便秘引起眼部充血、出血。按医嘱使用滴眼液，注意休息，避免用眼过度。术后注意监测生命体征，有无头痛、眼痛，监测视力、眼压的变化。

3. 防止并发症

如高眼压、角膜水肿、感染等。

4. 健康教育

术后要保证 1 个月内每周复查 1 次，以后保证每个月复查 1 次，连续复查 3 个月，如果复查效果不好应该继续复查并及时找出原因。术后半年内避免重体力活动，最好从事轻度活动，半年后如眼睛恢复正常可以从事正常体力活动。出院后依然要重视饮食方面的指导，多食粗纤维食物，多吃新鲜水果和蔬菜，仍然要忌辛辣、刺激性食物，多饮水。平时注意劳逸结合，避免长时间用眼，保持心情愉快。

★ 考点：白内障老人术后护理

（二）耳聋老人的护理

临床上将老年开始出现的、双耳对称的、渐进性的神经性耳聋称为老年性耳聋。人体随着年龄增长会出现一系列衰老现象，老年性耳聋是因为听觉系统衰老而引发的听觉功能障碍。根据听力学的研究，男性约从 45 岁以后开始出现听力衰退，女性稍晚，随着人类寿命的延长，老龄人口的增多，老年性耳聋的发病率也有所增加。通常情况下 65～75 岁的老年人中，发病率可高达 60% 左右。

【护理评估】

1. 健康史

了解患者既往疾病史，如平时用耳情况及病情控制情况；询问相关疾病的家族史；了解患者性格特点；了解药物使用情况；详细询问发病时的情况。

2. 身体状况

老年性耳聋大多是双侧感音神经性耳聋，双侧耳聋程度基本一致，呈缓慢进行性加重。听力下降多以高频听力下降为主，逐渐对所有声音敏感性都降低。有些老人则表现为言语分辨率降低。部分老人可出现重振现象，即小声讲话时听不清，大声讲话时又嫌吵。多数老人伴有一定程度的耳鸣，多为高调性，开始时仅在夜深人静时出现，以后会逐渐加重，持续终日。

3. 辅助检查

耳镜检查、听力测定、影像学检查。

4. 心理-社会状况

听力下降影响老年人的社交活动，使老年人不愿与人交往，产生孤独感，损害老年人的身心健康。

【主要护理诊断/问题】
（1）感知改变　与听力受损有关。
（2）焦虑　由听力障碍所致。
（3）语言沟通障碍　与听力下降、丧失有关。
（4）社交孤立　与听力下降、丧失有关。

【护理措施】

1. 一般护理

坚持体育锻炼，改善全身的血液循环，减缓耳聋的进展。

2. 饮食护理

低盐低脂饮食，宜多吃蔬菜、水果、豆类等清淡食品，以防高血压、动脉硬化、糖尿病等全身疾病的发生，影响听觉功能。

3. 环境护理

避免或减少噪声刺激，防止噪声对听觉的损害。

4. 药物护理

临床应用链霉素、新霉素、庆大霉素、卡那霉素、多黏菌素等耳毒性药物时，应严格掌握其适应证。

5. 健康教育

向患者讲解老年性耳聋的发病原因及治疗中应注意的问题，告知患者要心情愉快，控制自己急躁、易怒、易激动的情绪，保持安静。治疗期间应注意休息，避免噪声，少接听手机。必要时可选择助听器改善听力。

★ 考点：老年性耳聋的健康教育

思考题

一、名词解释
老年性白内障

二、填空题
1. 白内障术后要保证_____月内每周复查_____次，以后保证每个月复查_____次，连续复查_____个月。

2.感官系统涉及很多方面，主要包括_____、_____、_____、_____、_____等。

三、简答题

1.老年性耳聋的健康教育包括哪些方面？

2.白内障的术后护理包括哪些方面？

四、病例分析

患者，男，72岁，近期感觉视物模糊，在强光下看事物更不好，看到的东西发生重叠，夜间车灯照射下产生眩光，眼前出现大小黑点或条索状影子，到当地医院检查视力两眼均为0.1，诊断为白内障。

请思考：

1.请对该患者提出适合的护理诊断。

2.患者术前的护理应该包括哪些方面？

（柴　颖）

第八章

老年人的临终护理

○ ○
○ ○
○ ○

【学习目标】

◆ **掌握：**临终老年人的心理特征以及心理护理；临终前常见的症状及护理。
◆ **熟悉：**临终关怀的概念；临终关怀的意义；临终关怀的主要内容。
◆ **了解：**临终关怀的发展。
◆ **应用：**能正确为患者及家属实施临终关怀。

案例导入

案例回放：

78 岁的张奶奶，乳腺癌晚期，已经全身多处转移，长期的抗癌治疗使张奶奶饱受煎熬。患病初期，家人要求竭尽全力治疗，盼望奇迹的出现，但每次化疗后张奶奶都无比痛苦，且病情并没有好转，最终老人转入临终关怀机构。

请思考：1.什么是临终关怀?

2.护士应如何为张奶奶及家人实施临终关怀?

第一节　概述

死亡是人生最后必将经历的一个过程，如何帮助临终患者安详、舒适、有尊严地度过人生的最后阶段，同时为家属提供心理、社会及精神上的支持，使他们以健康的方式应对和适应临终及死亡，是医护人员共同关注和解决的问题。

一、临终关怀的概念

临终关怀（hospice care）主要是运用医学、护理学、社会心理学等多学科理论与实践知识为临终患者及其家属提供生理、心理、社会等全方位的照料，使其无痛苦、安宁、舒适、有尊严地走完生命的最后旅程，同时使临终患者家属的身心得到保护和慰藉。

目前世界上对临终阶段的时间界定尚无统一的标准，各个国家都有自己的观点。

美国：将临终阶段界定为患者已无治疗意义，估计存活时间在 6 个月以内。

日本：患者只有 2～6 个月的存活时间界定为临终阶段。

中国：一般指患者经过积极治疗后仍无生存希望，死亡将在 2～3 个月内不可避免地发生即属于临终阶段。

★ 考点：临终关怀的概念

二、临终关怀的发展和意义

（一）临终关怀的发展

1. 国外临终关怀的发展

现代临终关怀始于英国。1967 年，英国桑德斯博士（D. C. Saunders）创办了世界著名的临终关怀机构——圣·克里斯多福临终关怀病院，被誉为"点燃了临终关怀运动的灯塔"。圣·克里斯多福临终关怀病院在研究、训练及奉献上的成功，极大地推动了世界各国临终关怀服务的发展。自 20 世纪 70 年代起，美国、加拿大、德国、日本、澳大利亚等 60 多个国家都相继开展了临终关怀工作。美国在 1974 年建立了第一家临终关怀医院。如今正在运行和计划之中的临终关怀计划超过 3100 个。

2. 国内临终关怀的发展

我国于 1988 年 8 月在天津建立了第一个临终关怀研究中心，同年 10 月，上海南汇县创建了我国第一所临终关怀医院；1993 年中国心理卫生协会临终关怀专业委员会成立并建立临终关怀基金；2006 年成立中国生命关怀协会。自 2005 年，中国老龄事业发展基金会在全国建立了 350 余家"爱心护理工程建设基地"；在临床实践方面，全国各地都纷纷因地制宜地创办了临终关怀服务机构，以及在医院附设的临终关怀病房等，开展高龄老人的长期照料康复医疗和临终关怀服务。

（二）临终关怀的意义

死亡是生命运动发展过程的必然归宿，随着社会的发展和人们对生存质量和临终尊严的关注，越来越多的人愿意接受临终关怀这种特殊的全面性照护。目前家庭规模的缩小、功能的弱化，使老年人的照护尤其是临终关怀问题更加突现。因此，发展老年临终关怀事业，具有重要的意义。

1. 提高老年临终者的生存质量，维护生命尊严

由于传统思想文化的束缚，许多家属都希望在现代医疗技术、麻醉以及药物的控制下使老人的病情得到缓解，生命得到延续。这往往使老年人在治疗时内心充满了恐惧、痛苦和无奈。随着人类社会文明的进步，人们对生命生存及死亡的质量均提出了更高的要求，而临终关怀能够为患者及家属提供身心护理，最大限度地减轻患者躯体上以及心理上的痛苦，使患者安详、平静地离开人世，从而提高生存质量。因此，老年人对临终关怀的需求更为普遍、更为迫切。

2. 安抚家属子女，解决老年人家庭照料困难的问题

医护人员在对临终患者进行全面照料时，也为临终患者家属提供心理、社会支持，使其获得接受亲人死亡事实的力量，坦然地面对亲人的死亡。同时，年轻人生活节奏变快，生活压力增加，无暇照顾老人，临终关怀将家庭照料转移到社会。空巢老人社会化的照料，尤其是对临终老人的照顾，不仅是老年人自身的需要，同时也是他们家属和子女的需要。对于一些家庭，特别是一些低收入的家庭来说，临终关怀可以让老人走得安详，让患者家属摆脱沉重的医疗负担的同时，也减轻了心理负担，使他们更好地投身到自己的事业中去，且不至于

受到社会上的指责。因此临终关怀是解决临终老人家庭照料困难的一个重要途径。

3. 建立科学的死亡观，真正体现人道主义精神

临终关怀是一项为让患者能有尊严、舒适地达到彼岸而开展的社会公共事业，它是社会精神文化中价值观、风俗习惯、伦理道德、信仰等的集中体现，它反映了人类文明的时代水平，是社会文明的标志。无论是临终者、家属及医务人员都要转变对死亡的传统观念，勇于面对现实，接受死亡。同时，接受临终患者过度治疗无效的客观事实，通过临终关怀来替代卫生资源的无谓消耗，合理分配利用有限的卫生资源，以保证卫生服务的公平性和可及性。它实质上体现了对患者及大多数人真正的人道主义精神。

4. 减少过度医疗支出，优化医疗资源的利用

处于临终阶段的老年人，过度治疗不仅对其生命没有价值，相反会延长痛苦。接受临终关怀服务可减少大量的巨额医疗费用，如果将这些高额费用转移到其他有希望救助的患者身上，它将发挥更大的价值，同时减少家庭财力的支出。

★ 考点：临终关怀的意义

三、临终关怀的主要内容

临终关怀作为提高生命质量的新型服务，主要内容包括以下四个方面。

1. 满足临终患者及家属的需求

了解和协助患者解决各种心理、生理及社会方面的需要；满足家人照顾患者的需要并给予帮助和指导，协助家属实施殡葬服务等。

2. 临终患者的全面照护

促进患者舒适，减轻疼痛，提供医疗护理、生活护理、心理护理。

3. 临终患者家属的照护

与家属建立信任关系，鼓励家属表达情感，提供抒发哀伤情绪的机会，提供有关患者病情照顾的信息和建议，提供支持与关怀。

4. 死亡教育

引导患者科学、人道地认识死亡，对待死亡，树立正确的生死观，消除对死亡的恐惧心理。

> **知识链接**
>
> #### 死亡教育
>
> 死亡教育不仅让人们懂得如何活得健康、活得有价值、活得无痛苦，而且还要死得有尊严。它既强化人们的权利意识，又有利于促进医学科学的发展。通过死亡教育，使人们认识到死亡是不可抗拒的自然规律。目前，我国已进入老年型社会，人口老龄化问题已经引起社会的广泛关注。工作的丧失、生理功能的减退和社会关系的变化均使得老年人承受着沉重的心理负担，很多老年人感受不到生活的意义。死亡教育让他们学会调适不健康、趋向死亡的心理，重新认识生命的意义，可从容地面对死亡。死亡教育也是破除迷信和提高素养的教育，是社会精神文明发展的需要，也是人生观教育的组成部分。面对生死问题逐渐增多的社会，死亡教育对死亡及濒死的正确了解和调试以及充分认识生命的本质是非常必要的。

5. 探讨临终关怀模式

由于东西方文化及宗教文化背景的不同，导致患者对死亡的态度有很大的差异，探讨适合我国国情的临终关怀模式和特点是我国临终关怀事业的重要内容之一。

★ 考点：临终关怀的主要内容

第二节　老年人的临终护理

正确评估临终老年人的身心变化是提供全面护理的前提。

一、临终老年人的心理特征及心理护理

（一）临终老年人的心理特征

1. 恐惧猜疑

许多老年人住院接受各项医疗详细检查和治疗时，心理上首先产生一种可怕的预感和猜测。主要表现为疑虑重重，反复追问检查结果及预后，心烦意乱，唉声叹气，悲观想象，情感脆弱。

2. 否认侥幸

患者知道自己病情后不承认自己患了绝症或病情恶化。表现为焦虑、矛盾、急躁、失眠、多虑，怀着侥幸心理四处求医，希望出现奇迹以挽救生命，尽可能地否认自己患有重病。

3. 愤怒发泄

患者已知预后不佳，生命即将逝去而发生恼怒情绪。"为什么会是我，这不公平"。患者常常会将内心不平的情绪发泄到医护人员或其家属身上。

4. 积极应对

患者不再怨天尤人，承认已存在的事实。为了延长生命，有些患者认为做善事和许愿能扭转死亡的命运。此时患者能积极配合治疗，尽量地用合作和友好地态度来推迟死亡的到来。

5. 忧郁伤心

当病情日益恶化，患者认识到自己的病情已经治愈无望，接受即将面临死亡的事实。会表现出悲伤、绝望，甚至有自杀的想法。这时患者急于交代后事，然后沉默不语，但渴望亲人能日夜陪伴。

6. 平静接受

患者由于身体极度衰弱，会伴有情感减退，沉默寡言，喜欢独处，表情淡漠，常处于嗜睡状态，平静地等待死亡的到来。

（二）临终老年人的心理护理

1. 恐惧猜疑期

（1）护士应做好辅助检查功能的解释，消除患者的疑虑。

（2）耐心倾听老人的主诉，使用鼓励的语言给予安慰。

2. 否认侥幸期

（1）护士应具备真诚忠实的态度，既不要揭穿老人的防卫，但也不要对他撒谎。适当维护老人的知情权，以便及时选择恰当的治疗方案。

（2）家属和亲人的陪伴是老年人的精神支柱，经常陪伴在患者身边，通过表情、眼神和手势等非语言交流，让患者感到他并没有被抛弃，时刻感受到家属及医务人员的关心。

（3）适时、有度地与老年人及家属共同探讨生与死的意义，帮助患者正确认识死亡，从死亡的恐惧中解脱出来，使其逐步面对死亡。

3. 愤怒发泄期

（1）当患者表现愤怒、发泄不快时，应充分理解患者的痛苦。在患者情绪稍微稳定后主动关心患者，尽可能地创造条件达到患者的最大满足。

（2）密切关注患者的情绪，防止意外事件的发生。必要时遵医嘱给予小剂量的镇静药物。

（3）做好患者家属的思想工作，共同给予患者关心、宽容和理解。

4. 积极应对期

（1）这个时期的患者对治疗的态度是积极的。因此，医护人员应认真观察病情，做好基础护理，鼓励引导患者正确治疗、保健，以减轻痛苦，控制症状，并加强安全防护。

（2）护理人员及家属应尽可能地满足临终患者提出的要求，让他们充实地度过生命的最后历程。

5. 忧郁伤心期

（1）医护人员应主动分析患者悲伤的原因，给予针对性的护理。同时帮助患者剖析死亡，使患者能正视死亡，鼓励其消除焦虑，使患者建立起新的心理支柱。

（2）安排患者与亲朋好友相聚，并尽量让家属陪伴在其身边，注意安全，预防患者的自杀倾向。

6. 平静接受期

（1）继续关心和支持患者，并加强生活护理。

（2）尊重患者，允许其安静地接受死亡。不要强迫与其交谈，但要保持适度的陪伴和支持，帮助患者实现未完成的愿望。

★ 考点：临终老年人的心理特征及心理护理

二、老年人临终前常见的症状

临终护理是临终关怀的重要组成部分，老年人在临终前的症状各不相同，有的突然死亡，有的逐渐衰竭以致死亡。因此，护理人员除了做好心理护理以及常规基础护理之外，应针对患者出现的不同症状，给予及时的处理。调查显示，临终前最常出现的症状有以下四种。

（一）疼痛

疼痛给临终老年患者带来极大的痛苦和绝望，特别是癌症晚期的患者。因此，帮助老年人减轻疼痛，使其无痛苦地度过人生的最后阶段，是临终护理的重要内容之一。

1. 评估疼痛

严密观察和评估疼痛的时间、性质、部位、程度以及诱发因素，疼痛分级。

2. 非药物疗法缓解疼痛

如心理治疗、针灸疗法、音乐疗法、按摩和放松疗法，冷敷或热敷，转移其注意力。

3. 药物治疗

根据对疼痛的评估以及 WHO 的从弱到强三个阶梯原则遵医嘱使用镇痛药。对于轻度疼痛的老人选用第 1 阶梯非阿片类镇痛药，如阿司匹林或对乙酰氨基酚。中度疼痛选用第 2 阶梯弱阿片类镇痛药，如可卡因与非阿片类镇痛药合用增加疗效。重度疼痛选用第 3 阶梯强阿片类镇痛药，如吗啡、哌替啶或辅助性用药氯丙嗪。

4. 温馨护理

疼痛是一种主观感受，控制疼痛最大的障碍是患者的恐惧心理。因此，护理人员可以通过与患者沟通，同情、安慰、鼓励患者、分散其注意力，消除其恐惧感，帮助其树立信心去控制自身的疼痛。

5. 配合医生给予姑息性治疗

如造瘘术、梗死短路解除术等，减少疾病带来的焦虑、痛楚。

（二）呼吸困难

痰液堵塞、呼吸困难是临终患者的严重症状。应予以半坐卧位或头高卧位、雾化吸入、叩背协助排痰或体位排痰、给氧、给予祛痰药物等，都有助于缓解呼吸困难症状。

（三）谵妄

谵妄是一种急性发作的脑病综合征，是意识障碍的一种。有的患者在死前出现谵妄等神志变化，此时需要考虑癌症脑转移、代谢性脑病变、电解质紊乱或败血症等因素。老年人谵妄主要表现除了意识障碍、还伴有注意力、睡眠-觉醒周期、精神运动与行为障碍等，通常下午或晚上更为严重，因此医护人员应密切观察病情，找出原因，然后对症处理。

（四）大出血

严重急性的呕血、便血、阴道出血等，如一次性出血量在 800ml 以上，可出现休克，是造成临终患者直接死亡的主要原因，需迅速予以控制。因此，应备好镇静剂、止血药及吗啡，密切观察病情变化，加强巡视，必要时遵医嘱给予镇静、止血、镇痛处理。同时还应做好心理护理，消除患者及家属精神紧张和情绪波动。

★ **考点：老年人临终前的常见症状及护理**

三、临终关怀与姑息治疗

姑息治疗（palliative care）是指对那些对治愈性治疗不反应的患者完全的主动的治疗和护理。同样是一种强调症状（尤其是疼痛）的控制，心理障碍、社会及精神问题的处理，为癌症患者及家属提供全面、协调和富于同情心的照护，以缓解他们生理、心理、精神和社会方面的困扰，提高生活质量为主要目的的一种护理方式。但是姑息治疗虽然始于临终关怀，却并不等同于临终关怀，临终关怀只是姑息治疗的一部分。姑息治疗贯穿了癌症患者的全过程，由诊断初期开始的姑息治疗、患者临终阶段的姑息治疗（临终关怀）及患者死后对丧亲者的照护等三部分形成连续的统一体。因此，姑息治疗不能取代临终关怀。

思考题

一、名词解释

1.临终关怀　2.姑息治疗

二、填空题

1._____创办了世界著名的临终关怀机构——_____，被誉为_____。

2.临终老年人的心理特征包括_____、_____、_____、_____、_____、_____。

三、简答题

1.简述临终关怀的主要内容。

2.简述临终关怀的意义。

四、病例分析

刘奶奶，62岁，被诊断为左肺小叶小细胞肺癌，住院化疗5个疗程，有胸腔积液，化疗效果一般，后出现精神差，睡眠差，胸痛，白细胞低等情况。患者疼痛频繁难忍，情绪紧张，并不停询问"我会不会死，我是不是要死了？"。

请思考：

1.刘奶奶是否属于临终护理对象？

2.刘奶奶的主要护理诊断有哪些？

3.如何对刘奶奶进行心理护理？

（曹　韵）

项目一

老年人健康评估方法

○○○
○○○
○○○

【实验时间】

2 学时。

【实验目标】

① 学会运用健康评估表格对老年人进行观察、询问及体格检查，获取全面、客观的评估资料。

② 学会正确评估老年人的日常生活能力和生活质量。

③ 学会利用获取的信息准确判断老年人的健康状况与功能状态。

④ 学会辨别老年人的生理、心理特征及非典型性表现。

⑤ 学会正确运用语言和非语言与老年患者进行良好沟通。

案例分析

案例：陈大妈，86 岁，患糖尿病 17 年，高血压 20 余年，合并风湿性关节炎，以膝关节最为明显。主诉冬春天常有头晕、关节疼痛、血压偏高、行动不便等情况出现，平日能严格控制饮食，每天晚饭后 1h 会在家里慢慢走动一下，能按时按量服药，但不定期进行血糖、血压监测。今日突感胸口发闷并伴有头晕、耳鸣等症状，血压 184/102mmHg，血糖 11.1mmol/L，体温 36.2℃，脉搏 70 次/分，呼吸 16 次/分，血肝功能、肾功能正常。身体评估：双下肢膝关节红肿，触摸膝关节温度高，全身皮肤完整。

分析：

一、案例特征

陈大妈，86 岁，患糖尿病 17 年，高血压 20 余年，合并风湿性关节炎，以膝关节最为明显。今日突感胸口发闷并伴有头晕、耳鸣等症状，血压 184/102mmHg，血糖 11.1mmol/L，体温 36.2℃，脉搏 70 次/分，呼吸 16 次/分，血肝功能、肾功能正常。身体评估：双下肢膝关节红肿，触摸膝关节温度高，全身皮肤完整。

二、健康问题

① 血压增高。

② 关节肿痛。

三、护理任务

① 生命体征监测。

② 制订一份护理计划或健康教育计划。

【实验评估】

（1）知识准备　预习"老年人的健康评估"课程内容，了解老年人健康评估的内容和方法。

（2）护士评估　衣着整洁、举止端庄、态度和蔼、能尊重别人、理解同情护理对象。

（3）用物评估　体温计、血压计、计时表等。

（4）环境评估　环境安静、光线充足、温度适宜，定期消毒。

（5）护理对象评估　评估老人的神志、合作能力、疾病程度、皮肤情况、药物使用情况、药物过敏史等。

【实施步骤】

一、老年人躯体健康评估

（一）操作程序

（1）核对、解释。

（2）评估　评估患者身体状况、神志、行动能力、语言能力。

（3）准备　①护士准备：洗手；②用物准备：体温计、血压计、计时表，必要时准备轮椅等。

（4）利用老年人躯体健康一般状态评估表对患者进行评估。

老年人躯体健康一般状态评估表

1.一般状况	姓名　　　性别　　　年龄　　　伴侣(有、无、逝世)　　　文化程度
	身高　　　cm　　　体重　　　kg
	家庭联系电话：　　　　　　　　　　入院时间：　　　年　月　日
2.生活自理能力评估	1.饮食：早餐　　　两,中餐　　　两,晚餐　　　两。进食：自理、半自理、护理
	2.大便：　　次/日,粪质(正常、稀、便秘、失禁);大便(能自理、护理)
	3.小便：　　次/日,夜尿　　　次;小便(自理、失禁、尿潴留、插尿管)
	4.穿衣:自理、护理
	5.修饰:自理、护理
	6.沐浴：　　次/周,自理、护理
	7.压疮:无,有(位置_____,分度_____)　翻身(自理、护理)
3.活动运动评估	1.可以活动　2.完全不能活动(原因:瘫痪、骨折、恶病质、其他_____)
	3.活动情况:①床上活动;②室内活动;③轮椅活动;④园内活动;⑤到处活动
	4.活动方式:①被动运动;②散步;③跳舞;④打太极拳;⑤练健身操;⑥下棋;⑦打球;⑧器械运动;⑨其他运动:_____
	5.活动时间　　　分钟/次;　　　次/周
4.睡眠评估	睡眠　　　小时/日,睡眠质量(卧床____小时睡着,睡眠中醒来____次;早上____点起床;多梦;午觉睡眠____小时,白天其他时间也睡一会儿;用药物辅助睡眠)
5.健康意识	1.吸烟:无、有　　　支/日　2.饮酒:无、有　　　两/日 3.看电视健康栏目:经常、偶尔,基本不看;看健康杂志:经常、偶尔,基本不看

6.疾病评估	身体基本健康 曾经有的医疗诊断: 1.循环系统疾病:高血压病、冠心病、心瓣膜病、心律失常、心力衰竭 2.呼吸系统疾病:上呼吸道感染、慢性支气管炎、肺气肿、肺结核、肺部感染、支气管哮喘、呼吸衰竭 3.消化系统疾病:慢性胃炎、消化性溃疡、肝硬化、肝炎、胰腺炎、胆囊炎、胆结石、胃癌、肝癌 4.糖尿病、甲状腺功能亢进症、脑卒中、慢性肾炎、尿路感染、慢性肾衰竭 5.骨折、风湿性疾病、痛风症、关节痛、老年性痴呆、白内障、耳聋 6.其他(1)＿＿＿＿＿＿＿＿;(2)＿＿＿＿＿＿＿＿
7.家族疾病	无 有(高血压、糖尿病、冠心病、精神病、传染病、肿瘤、其他)
8.心理状态观察	平和 欣快、易激动、焦虑 恐惧、孤独、沮丧、抱怨、悲哀、痴呆
9.社交能力	1.单独居住,多人居住 2.与同住朋友关系:很好,一般,有点矛盾。有朋友＿＿个 3.希望与更多人交往,不愿与人交往
10.住院顾虑	1.无 2.有(经济原因,自理能力,家庭关系问题,想家,其他＿＿＿＿) 3.目前每月住院费用＿＿＿元(自己出＿＿元,家庭支持＿＿元,社会支持＿＿元)
11.营养观察	良好、中等、肥胖、消瘦、恶病质
12.五官功能	正常;视力下降、失明(左、右);失聪(左、右);失语 义齿:有、无,＿＿颗义齿,全部义齿
13.用药	无;有(药名:1.＿＿＿ 2.＿＿＿ 3.＿＿＿) 自己服药;护士喂药
14.其他	

(二)注意事项

① 做好环境准备,安排安静而舒适的环境,注意保护老人的隐私。

② 安排好充分的时间,应给老人充分的时间来回答问题。如果老人比较疲劳,评估可分数次完成。交谈不宜在老人就餐或其他不方便的时间内进行,以免引起对方烦躁不安。

③ 进行评估的时候,仔细观察老人的外貌、意识状态、体位、步态,以便选择最佳方式进行评估。

④ 评估时要注意和老人的沟通技巧,语言要通俗易懂,问题要简单明了,避免使用对方听不懂的医学术语,最好使用被评估者所惯用的语言。

⑤ 有关老人心理、社会方面的评估资料,护理人员应坦诚而客观地接受其提供的信息,对老人不恰当的观点不宜直接批评,但可婉转地引导其接受正确的观点。尊重老人的隐私权,对其不愿谈及的内容,不要继续追问。

二、老年人生活质量的评估

操作程序

(1)核对、解释。

(2)评估 评估患者身体状况、神志、行动能力、语言能力。

（3）准备 ①护士准备：洗手；②用物准备：体温计、血压计、计时表，必要时准备轮椅等。

（4）利用老年人生活质量评估表（如基本日常生活活动功能评估量表、Lawton 功能性日常生活量表）对患者进行评估。

基本日常生活活动功能评估量表

生活能力	项目	分值
进食	进食自理，无需帮助	2
	需帮助备餐，能自己进食	1
	不能自己进食，需要帮助或静脉给养	0
更衣	完全独立完成	2
	仅需要帮助系鞋带	1
	取衣、穿衣需要协助	0
沐浴	独立完成	2
	仅需要部分帮助（如背部）	1
	需要帮助（不能自行沐浴）	0
移动	自如（可以使用手杖等辅助器具）	2
	需要帮助	1
	不能起床	0
如厕	无需帮助，或能借助辅助器具进出厕所	2
	需帮助进出厕所、便后清洁或整理衣裤	1
	不能自行进出厕所完成排泄过程	0
控制大小便	能完全控制	2
	偶尔大小便失控	1
	排尿、排便需别人帮助，需用导尿管或大小便失禁	0

Lawton 功能性日常生活量表

生活能力	项目	分值
你自己能做饭吗？	无需帮助	2
	需要一些帮助	1
	完全不能自己做饭	0
你自己能做家务或勤杂工做吗？	无需帮助	2
	需要一些帮助	1
	完全不能自己做家务	0
你能自己服药吗？	无需帮助（能准时服药，剂量准确）	2
	需要一些帮助[别人帮助备药，和（或）提醒服药]	1
	没有帮助完全不能自己服药	0
你能去超过步行距离的地方吗？	无需帮助	2
	需要一些帮助	1
	除非做特别安排，否则完全不能旅行	0

生活能力	项目	分值
你能去购物吗？	无需帮助	2
	需要一些帮助	1
	完全不能自己去购物	0
你能自己理财吗？	无需帮助	2
	需要一些帮助	1
	完全不能自己理财	0
你能打电话吗？	无需帮助	2
	需要一些帮助	1
	完全不能自己打电话	0

【健康指导】

根据所学相关知识，对老人进行相应的饮食、保健、休息、活动及疾病知识的健康宣教，要求宣教内容要有针对性，语言简练，通俗易懂。

【考核标准与评价】

实践结束时，老师对学生在实践过程中的态度以及掌握评估的内容、方法和技巧、制订的个案护理计划进行总结和评价。也可请被评估对象参与评价。肯定成绩，找出不足，予以指导。

【作业】

① 制订一份护理计划或健康教育计划。

② 整理评估过程中出现的问题，并提出解决方案。

③ 简述评估的常用方法和注意事项。

（卢旻川）

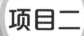

老年人的沟通方法（老年抑郁症）

项目二

【实验时间】

2 学时。

【实验目标】

学会与老年人进行有效沟通的方法及技巧。

案例分析

案例：患者程某，女，72 岁，平日性格开朗，但近年来自觉记忆力下降明显，情绪容易激动，日常生活多依赖丈夫照顾。近日得知妹妹生重病后，开始失眠，渐渐担心害怕，不敢独处，烦躁起急，坐立不安，心悸胸闷，悲观绝望，厌食消瘦，反应迟钝，不愿与人交往，口干渴难忍半年余，曾怀疑干燥综合征，经治疗一直不见好转。既往高血压病史 20 年，无家族精神疾病病史。患者在家属陪同下前往医院就诊，医生诊断为：老年抑郁症。

分析：

一、案例特征

患者程某，女性，72 岁，近年来自觉记忆力下降明显，情绪容易激动。近日来由于亲人病重，出现失眠、不敢独处、烦躁起急、坐立不安、心悸胸闷、悲观绝望、厌食消瘦、反应迟钝的情况，不愿与人交往。

二、健康问题

① 失眠。

② 厌食。

③ 悲观绝望。

三、护理任务

① 有效促进睡眠。

② 合理饮食。

③ 缓解焦躁、悲观情绪。

【实验评估】

（1）知识准备　预习"老年人的心理健康及精神护理"课程内容，了解老年人沟通的相关知识。

（2）护士评估　衣着整洁、举止端庄、态度和蔼、能尊重别人、理解同情护理对象。

（3）用物评估　纸、笔等。

（4）环境评估　环境安静、光线充足、温度适宜，便于交谈的环境。

（5）护理对象评估　评估老人的神志、合作能力、疾病程度等。

【实施步骤】

一、操作程序

① 进行自我介绍，待取得老人信任后再展开其他的话题。

② 为老人采取舒适的沟通姿势，进一步了解老人基本信息及心理-社会状态。

③ 可弯下腰或坐下来与老人近距离交谈，注意保持面对面，目光相对交谈，视线不要游走不定，左顾右盼，同时避免直视老人。注意与老年人目光接触的时间不少于全部谈话的30％，也不能超过全部谈话的60％。说话吐字清楚，语速相对慢些。若对方听力下降，要稍大声，或靠近耳边说。

④ 有心理障碍或自闭倾向的老人，要了解其心结，花更多时间，用加倍耐心去体贴老人的心，直到其主打开口说话。对有语音障碍的老人，必要时想方设法共同商定替代手段，如利用手势、文字或图画、符号等替代日常言语。

⑤ 当老年人情绪失控和不稳定时，可适当地触摸老人如手背等，但是不要摸老人的头部，以免造成老人的反感，尽量地让老人安定下来；握住老人的手，扶住其手臂、肩膀，点头微笑等；同时护士也要适当地接受老年人用抚摸头发、手臂来表达谢意。

⑥ 可以问问老人平日的睡眠、饮食、社交情况，如老人有失眠状况，可告知老人相应促进睡眠的方式，如尽量减少白天的睡眠时间、睡觉前泡热水脚等；饮食上可多食清淡食物，加强营养等；鼓励老人多与其他人进行沟通交流。

⑦ 最后，应礼貌地结束与老人的沟通，如可使用"谢谢您的配合""希望您身体健康"等话语结束沟通。

二、注意事项

① 在沟通时保持尊重、友善和诚恳的态度。要有耐心，保证有充足的时间，避免做仓促的解释。

② 与老人沟通时，应调整好对话音量，可以不断重复自己所说的话，因为老人记忆力下降，可能会很快忘记讲过的话。

③ 护士在与老人进行沟通交流时，应注意保持老人舒适的体位，不能让老人出现紧张和不舒适的症状。

④ 与听力下降的老人沟通时，注意要面对老人，肢体动作应缓慢、明显，这样利于有效表达。

⑤ 对老人进行照顾时，站在老人的床旁，倾听老人的说话，以亲切、关怀的语气，让老人感到舒适和温暖；当老人无法口头表达清楚时，也可以让老人使用他们的肢体语言来表达，同时护士也应给予相应的反馈。

【健康指导】

根据所学相关知识，对老人进行相应的饮食、保健、休息、活动及疾病知识的健康宣教，要求宣教内容要有针对性，语言简练，通俗易懂。

【考核标准与评价】

实践结束时，老师对学生在实践过程中的态度以及掌握评估的内容、方法和技巧、制订的个案护理计划进行总结和评价。也可请被评估对象参与评价。肯定成绩，找出不足，予以指导。

【作业】
① 与老年人在沟通时应注意哪些情况？
② 怎样做到与老人有效沟通？

（肖　婷）

老年人日常生活护理技术
（压疮的预防及护理）

【实验时间】

2 学时。

【实验目标】

① 学会按无菌操作要求对不同时期的压疮进行针对性的护理，并能识别压疮的危险因素，预防其他部位发生压疮。

② 学会对长期卧床老人进行全背部按摩。

③ 学会协助卧床老人进行床上排便。

④ 学会指导老人及家属预防压疮的重要性，并教会老人及家属家居预防的常用措施。

案例分析

案例：患者张某，女性，76 岁，身高 1.66cm，体重 50kg，因脑卒导致右半身瘫痪近 5 个月，期间下床活动很少。昨日患者自觉骶尾部疼痛，家人发现局部已有很多大小不等的水疱。今日早 8：00 入院，经检查诊断为"压疮Ⅱ期"，你应如何按护理程序为患者做好压疮的预防和护理？

分析：

一、案例特征

患者张某，女性，76 岁，1.66cm，体重 50kg，右半身瘫痪，导致长期卧床，年龄大，且体质消瘦，导致骶尾部发生压疮。

二、健康问题

皮肤完整性受损。

三、护理任务

① 便盆的使用。

② 全背部按摩。

③ 对症护理。

④ 体位安置。

【实验评估】

（1）知识准备　预习"压疮的护理"课程内容，了解压疮患者的相关护理。

（2）护士评估　衣着整洁、举止端庄、态度和蔼、能尊重别人、理解同情护理对象。

（3）用物评估　翻身记录卡、50％乙醇、盛有 45℃ 温水的面盆、便盆、大浴巾、小毛巾、压疮护理用物（无菌盘：治疗碗、无菌钳、无菌棉球、无菌敷料、生理盐水；消毒水、透明贴、溃疡贴、减压贴、溃疡糊）等。

（4）环境评估　环境安静、光线充足、温度适宜，定期消毒。

（5）护理对象评估　评估老人的神志、合作能力、疾病程度、肌肉强度、关节活动度，受压皮肤情况，对压疮的认识和合作程度等。

【实施步骤】

一、压疮的预防技术

（一）操作程序（流程图）

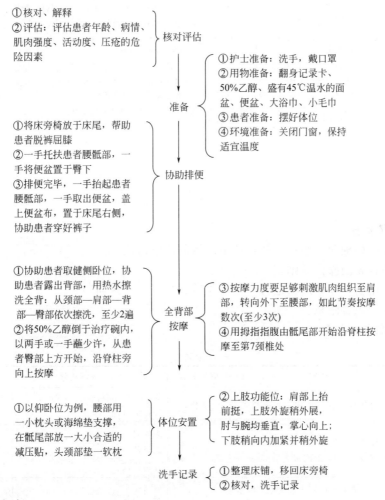

（二）注意事项

① 翻身时无推、托等动作。

② 取放便盆时，避免便盆与皮肤产生摩擦。

③ 按摩手法正确，动作轻柔，已发生压疮的部位避免按摩。

④ 暴露患者身体适度，保护患者隐私。

二、压疮的护理技术

（一）操作程序（流程图）

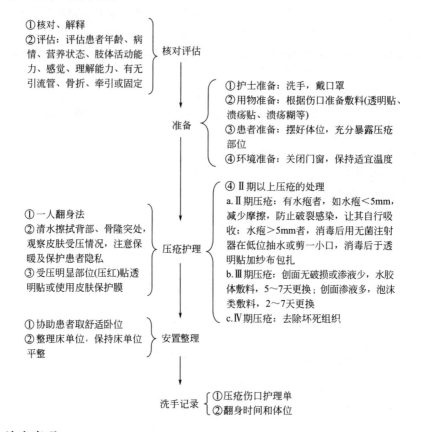

①核对、解释
②评估：评估患者年龄、病情、营养状态、肢体活动能力、感觉、理解能力、有无引流管、骨折、牵引或固定 } 核对评估

①护士准备：洗手，戴口罩
②用物准备：根据伤口准备敷料(透明贴、溃疡贴、溃疡糊等)
③患者准备：摆好体位，充分暴露压疮部位
④环境准备：关闭门窗，保持适宜温度 } 准备

①一人翻身法
②清水擦拭背部、骨隆突处，观察皮肤受压情况，注意保暖及保护患者隐私
③受压明显部位(压红)贴透明贴或使用皮肤保护膜 } 压疮护理

④Ⅱ期以上压疮的处理
a.Ⅱ期压疮：有水疱者，如水疱<5mm，减少摩擦，防止破裂感染，让其自行吸收；水疱>5mm者，消毒后用无菌注射器在低位抽水或剪一小口，消毒后于透明贴加纱布包扎
b.Ⅲ期压疮：创面无破损或渗液少，水胶体敷料，5～7天更换；创面渗液多，泡沫类敷料，2～7天更换
c.Ⅳ期压疮：去除坏死组织

①协助患者取舒适卧位
②整理床单位，保持床单位平整 } 安置整理

洗手记录 { ①压疮伤口护理单
②翻身时间和体位

（二）注意事项

① 做好压疮处理前的心理准备，评估患者的压疮部位。
② 严格执行无菌操作原则。
③ 准备好用物，检查用物是否合格（包装、外观、有效期）。
④ 注意保护患者隐私。

【考核标准与评价】

压疮预防技术

标准分类	内容	应得分数	扣分		得分
准备质量标准（15分）	1.着装整洁(衣、帽、鞋)，仪表端庄	2分	衣、帽、鞋不整洁 操作戴首饰	1分 1分	
	2.评估：查对床号、姓名、肌肉强度、活动度、压疮的危险因素	6分	未查对 未评估 评估错误	1分 2分 3分	
	3.向患者解释说明压疮的危险因素及预防方法等	2分	解释不合理	2分	
	4.备物：①洗手，戴口罩；②备齐用物，放置合理，查对认真，用物包括：翻身记录卡、50％乙醇、盛有45℃温水的面盆、便盆、大浴巾、小毛巾	5分	未洗手 未戴口罩 缺或多一项用物	1分 1分 3分	

标准分类	内容	应得分数	扣分		得分
操作质量标准（70分）	1.将床旁椅放于床尾,帮助患者脱裤屈膝	4分	位置错误 动作不准确	2分 2分	
	2.一手托扶患者腰骶部,一手将便盆置于臀下	4分	未托扶腰骶部	4分	
	3.排便完毕,一手抬起患者腰骶部,一手取出便盆,盖上便盆布,置于床尾右侧,协助患者穿好裤子	6分	未托扶腰骶部 便盆取出错误	3分 3分	
	4.协助患者取健侧卧位,协助患者露出背部,用热水擦洗全背;从颈部—肩部—背部—臀部依次擦洗,至少2遍	12分	卧位不标准 擦洗顺序错误	4分 8分	
	5.将50%乙醇倒于治疗碗内,以两手或一手蘸少许,从患者臀部上方开始,沿脊柱旁向上按摩	12分	按摩手法错误 按摩顺序错误	6分 6分	
	6.按摩力度要足够刺激肌肉组织至肩部,转向外下至腰部,如此节奏按摩数次(至少3次)	6分	按摩力度错误 按摩次数错误	3分 3分	
	7.用拇指指腹由骶尾部开始沿脊柱按摩至第7颈椎处	8分	未用拇指指腹 按摩部位及顺序错误	4分 4分	
	8.以仰卧位为例,腰部用一小枕头或海绵垫支撑,在骶尾部放一大小合适的减压贴,头颈部垫一软枕	6分	腰部摆放错误 头颈部错误	3分 3分	
	9.上肢功能位:肩部上抬前挺,上肢外旋稍外展,肘与腕均垂直,掌心向上;下肢稍向内加紧并稍外旋	4分	上肢摆放错误 下肢摆放错误	2分 2分	
	10.整理床铺,移回床旁椅	4分	未整理床铺 未移回床旁椅	2分 2分	
	11.洗手,记录	4分	未洗手 未记录	2分 2分	
终末质量标准（15分）	1.操作规范,注意无菌操作	3分	操作不熟练 动作粗暴	2分 1分	
	2.动作轻、稳、操作过程考虑患者安全	4分	态度不认真 不关心患者	2分 2分	
	3.操作过程与患者有效沟通	3分	无有效沟通	3分	
	4.时间:15min(从准备用物开始至整理用物完毕止)	5分	超过1min扣1分	5分	

总分:

压疮的护理技术

标准分类	内容	应得分数	扣分		得分
准备质量标准 (15分)	1. 着装整洁(衣、帽、鞋),仪表端庄	2分	衣、帽、鞋不整洁 操作戴首饰	1分 1分	
	2. 评估:患者病情、营养状态、肢体活动能力、感觉、理解能力、有无引流管、骨折、牵引或固定	6分	未查对 未评估 评估错误	1分 2分 3分	
	3. 向患者解释说明压疮的护理方法等	2分	解释不合理	2分	
	4. 备物:①洗手,戴口罩;②备齐用物,放置合理,查对认真,用物包括:根据伤口准备敷料(透明贴、溃疡贴、溃疡糊等)	5分	未洗手 未戴口罩 缺或多一项用物	1分 1分 3分	
操作质量标准 (70分)	1. 一人翻身法	6分	方法错误	6分	
	2. 清水擦拭背部、骨隆突处,观察皮肤受压情况,注意保暖及保护患者隐私	6分	未擦洗	6分	
	3. 受压明显部位(压红)贴透明贴或使用皮肤保护膜	8分	未执行	8分	
	4. Ⅱ期压疮:有水疱者,如水疱＜5mm,减少摩擦,防止破裂感染,让其自行吸收;水疱＞5mm者,消毒后用无菌注射器在低位抽水或剪一小口,消毒后于透明贴加纱布包扎	12分	操作错误 未注意无菌观念	8分 4分	
	5. Ⅲ期压疮:创面无破损或渗液少,水胶体敷料,5～7天更换;创面渗液多,泡沫类敷料,2～7天更换	12分	操作错误	12分	
	6. Ⅳ期压疮:去除坏死组织	12分	操作错误	12分	
	7. 协助患者取舒适卧位	4分	未执行	4分	
	8. 整理床单位,保持床单位平整	6分	未整理 整理不平整	3分 3分	
	9. 洗手,记录	4分	未洗手 未记录	2分 2分	
终末质量标准 (15分)	1. 操作规范,注意无菌操作	3分	操作不熟练 动作粗暴	2分 1分	
	2. 动作轻、稳,操作过程考虑患者安全	4分	态度不认真 不关心患者	2分 2分	
	3. 操作过程与患者有效沟通	3分	无有效沟通	3分	
	4. 时间:15min(从准备用物开始至整理完用物完毕止)	5分	超过1min扣1分	5分	

总分:

【健康指导】

根据所学相关知识，对老人进行相应压疮的预防和护理知识的健康宣教，要求宣教内容要有针对性，语言简练，通俗易懂。

【作业】

① 何种患者禁止进行皮肤按摩？

② 糖尿病合并压疮患者如何进行处理？

（孙丹丹）

项目四

养老机构老年人健康教育
（观察与会谈的方式）

○○○

【实验时间】

2 学时。

【实验目标】

① 学会运用沟通技巧，通过观察和交谈法对老年人进行合理、有效的健康评估及健康教育。

② 学会对老年人制订针对性的保健措施。

案例分析

案例： 陈某，女性，70 岁，老伴早逝，子女在外地工作，不能随时进行照护，老人只好进入当地养老院生活。在养老院中，护理人员发现老人不太适应养老院的生活，时常拿着子女照片观看，时常一个人发呆，很少与其他人进行交流。

分析：

一、案例特征

患者陈某，女性，70 岁，老伴早逝，子女在外地工作。老人不适应养老院生活，时常拿着子女照片观看，时常一个人发呆，很少与其他人进行交流。

二、健康问题

① 老人对陌生环境的不适应。

② 老人的心理状况发生变化。

三、护理任务

① 让老人逐渐适应养老院生活。

② 改善老人心理状况。

【实验评估】

（1）知识准备　预习"老年人的健康保健与养老照顾"课程内容，了解养老机构老年人的健康教育相关知识。

（2）护士评估　衣着整洁、举止端庄、态度和蔼、能尊重别人、理解同情护理对象。

（3）用物评估　纸、笔等。

（4）环境评估　环境安静、光线充足、温度适宜，便于沟通的环境。

（5）护理对象评估　选择神志清楚、能进行有效沟通且依从性好的老年人进行评估。

【实施步骤】

一、确定实验内容

通过观察与会谈，了解养老机构中老年人病情的发生、发展以及变化过程，判断目前患者存在哪些现存和潜在的健康问题，并且能针对护理问题给予正确的健康指导，能对患病的老年人进行生活护理、功能锻炼等。

二、确定实施的方式

可以将学生分为四个大组，每组大概15人左右，又将每个大组中的3名学生分为一个小组由一名专业教师带队至养老机构，对入住的老年人进行患病情况和心理情况的评估，并且对患病的老年人进行疾病的知识宣传、康复指导以及健康教育，每名学生需完成一份"评估调查表"。各个小组成员积极完成相应的任务，最后由老师进行指导与点评。

三、实施中可采用的相关会谈方式

（一）操作程序（流程图）

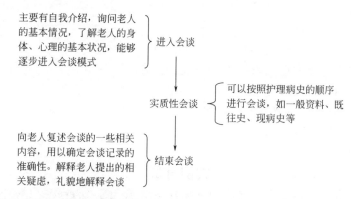

（二）收集老人相关健康评估资料

同项目一。

（三）实施中的注意事项

① 与老人会谈时，应随时注意观察老人的表情，观察其是否有隐瞒症状的情况。

② 会谈时应注意目光需要与老人平视，不能出现不尊重甚至歧视的情况。

③ 因为老人听力及视力有所下降，理解能力也不如年轻人。因此，与老人会谈时注意自己说话的音量大小，语言尽量通俗易懂，同时也需要注意倾听老人所叙说的情况，以免出现错误。

【健康指导】

根据所学相关知识，对老人进行相应的饮食、保健、休息、活动及疾病知识的健康宣教，要求宣教内容要有针对性，语言简练，通俗易懂。对患有慢性疾病的老年人进行服药、功能锻炼指导和生活护理。

【考核标准与评价】

实践结束时，老师对学生在实践过程中的态度以及掌握评估的内容、方法和技巧、制订的个案护理计划进行总结和评价。也可请被评估对象参与评价。肯定成绩，找出不足，予以指导。

【作业】

① 在与老年人进行会谈时应注意哪些问题？

② 怎样正确地为养老机构老年人进行健康教育？

（肖　婷）

老年人的叩背排痰方法（以COPD为例）

【实验时间】

2学时。

【实验目标】

① 学会咳嗽、咳痰患者的护理措施。

② 学会叩背排痰法，会指导患者有效咳嗽。

③ 学会与患者进行良好沟通。

案例分析

案例：患者庄某，男性，85岁，因"慢性咳嗽15年，加重2天"就诊。患者15年来一直反复咳嗽、咳痰，晨起咳痰较多，以白黏痰为主，近2年偶有劳累后胸闷憋气，感冒后加重，无发热、胸痛。2天前无明显诱因出现气短、咳嗽、咳痰，以白黏痰为主，伴胸闷憋气，夜间喘憋不能平卧，伴有发热。体温38.2℃。呼吸频率28次/分，口唇轻度发绀。双肺呼吸音轻度减弱，双肺可闻及干鸣音，无明显湿啰音。高血压病1级4年。

分析：

一、案例特征

患者庄某，男性，85岁，因"慢性咳嗽15年，加重2天"就诊。高血压病1级4年。2天前无明显诱因出现气短、咳嗽、咳痰，以白黏痰为主，伴胸闷憋气。体温38.2℃，呼吸频率28次/分，口唇轻度发绀。双肺呼吸音轻度减弱，双肺可闻及干鸣音，无明显湿啰音。患者为COPD患者。

二、健康问题

① 咳嗽、咳黏痰。

② 体温增高。

三、护理任务

① 降体温

② 排痰。

【实验评估】

（1）知识准备 预习"COPD患者的护理"课程内容，了解COPD患者的相关护理。

（2）护士评估　衣着整洁、举止端庄、态度和蔼、能尊重别人、理解同情护理对象。

（3）用物评估　枕头1个，靠背架1个，小饭桌1张（以上摆体位用），手消毒液1瓶，痰盂1个，听诊器1个，水杯2个（1个盛冷开水漱口用，1个接漱口水），纱布数块，薄毛巾1块，医嘱单，护理记录单。

（4）环境评估　环境安静、光线充足、温度适宜，定期消毒。

（5）护理对象评估　患者病情、意识状态及咳痰能力、影响咳痰的因素、合作能力、患者进餐时间是否适宜进行排痰操作；患者肺部呼吸音情况，痰液的颜色、性质、量、气味。

【实施步骤】

（一）操作程序（流程图）

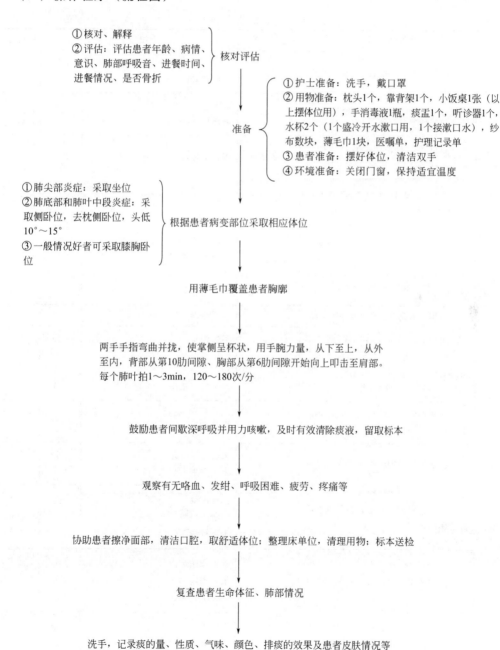

（二）注意事项

① 有肺水肿、咯血、未经引流的气胸、低血压、肋骨骨折及病理性骨折史者禁用叩背排痰。

② 保护胸廓部位宜用单层薄布，避免直接叩击。

③ 叩击力度适中，以患者不感疼痛为佳。

④ 叩击时避开乳房、心脏、骨突部位及衣服拉链、纽扣。

⑤ 叩击应在餐后 2h 至餐前 30min 完成；如出现发绀、呼吸困难等症状，应立即停止操作，采取相应措施。

【考核标准与评价】

叩背排痰法

标准分类	内容	应得分数	扣分		得分
准备质量标准（15分）	1.着装整洁（衣、帽、鞋），仪表端庄	2分	衣、帽、鞋不整洁 操作戴首饰	1分 1分	
	2.评估：查对床号、姓名，患者病情，听诊肺部呼吸音	3分	未查对 未评估	1分 2分	
	3.向患者解释说明叩背排痰的目的，取得患者配合	2分	解释不合理	2分	
	4.备物：①洗手，戴口罩；②备齐用物，放置合理，查对认真，用物包括：枕头1个，靠背架1个，小饭桌1张（以上摆体位用），手消毒液1瓶，痰盂1个，听诊器1个，水杯2个（1个盛冷开水漱口用，1个接漱口水），纱布数块，薄毛巾1块，医嘱单，护理记录单	8分	未洗手 未戴口罩 缺或多一项用物	1分 1分 1分	
操作质量标准（70分）	1.根据患者病变部位采取相应体位	8分	体位错误	8分	
	2.用薄毛巾覆盖患者胸廓，两手手指弯曲并拢，使掌侧呈杯状，用手腕力量，从下至上，从外至内；每个肺叶拍1～3min，120～180次/分	20分	手法错误 顺序错误 频率错误 持续时间错误	5分 5分 5分 5分	
	3.观察患者有无咯血、发绀、呼吸困难、疲劳、疼痛等	5分	未观察	5分	
	4.鼓励患者间歇深呼吸并用力咳嗽	8分	未鼓励深呼吸 未鼓励用力咳嗽	4分 4分	
	5.协助患者擦净面部，清洁口腔，取舒适体位	12分	未擦面部 未清洁口腔 未取舒适体位	4分 4分 4分	
	6.整理床单位，清理用物；标本送检	9分	未整理床单位 未整理用物 标本未送检	3分 3分 3分	
	7.洗手，记录痰的量、性质、气味、颜色、排痰的效果及患者皮肤情况等	8分	未洗手 未记录或记录不全	4分 4分	

标准分类	内容	应得分数	扣分		得分
终末质量标准 (15分)	1.操作规范	3分	操作不熟练 动作粗暴	2分 1分	
	2.动作轻、稳,操作过程考虑患者安全	4分	态度不认真 不关心患者	2分 2分	
	3.操作过程与患者有效沟通	3分	无有效沟通	3分	
	4.时间:10min(从准备用物开始至整理完用物完毕止)	5分	超过1min扣1分	5分	
总分:					

【健康指导】

根据所学相关知识,对老人进行相应的饮食、保健、休息、活动及疾病知识的健康宣教,要求宣教内容要有针对性,语言简练,通俗易懂。

【作业】

① 叩背排痰法的适应证是什么?

② 若患者需卧位排痰,叩右侧背部时,取何种体位?

(程 梅)

老年人的用药指导
（以高血压为例）

○○
○○
○○

【实验时间】

2 学时。

【实验目标】

① 学会指导老年人用药。

② 学会与患者进行良好、有效的沟通。

案例分析

案例： 患者李某，男性，58 岁。既往有高血压病史 7 年，最高血压 155/95mmHg，曾先后服过贝那普利（洛汀新）等药物治疗，血压控制一直不佳。2 个月前，每天加用氨氯地平 5 mg 治疗，血压有波动，同时伴有颜面潮红和双下肢水肿而停用，故来诊。既往吸烟史 10 年。血压：150/95mmHg，各瓣膜听诊区未闻及杂音，心率 76 次/分，肝、脾未触及，双肾区无叩击痛，双下肢无水肿。

分析：

一、案例特征

患者李某，男性，58 岁，既往有高血压病史 7 年，曾服用过多种降压药物，有一定高血压病保健知识，但血压控制不佳。2 个月前，加用新降压药物，血压有波动，伴有颜面潮红、下肢水肿。

二、健康问题

① 血压过高。

② 服药知识缺乏。

三、护理任务

① 降血压。

② 用药指导。

【实验评估】

(1) 知识准备　预习"老年人的安全用药与护理"课程内容，熟悉老年人安全用药的护理。

(2) 护士评估　衣着整洁、举止端庄、态度和蔼、能尊重别人、理解同情护理对象。

（3）用物评估　医嘱单，护理记录单。

（4）环境评估　环境安静、光线充足、温度适宜，定期消毒。

（5）护理对象评估　患者病情、意识状态、受教育水平。

【实施步骤】

（一）操作程序（流程图）

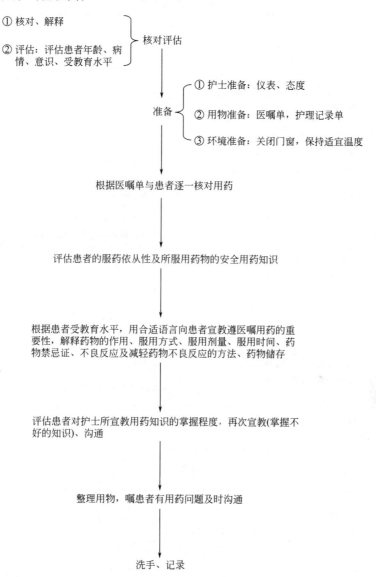

（二）注意事项

① 深入浅出地向患者或其家属介绍药物的常识，增加患者信心，提高患者的依从性，最大限度地提高药物的治疗作用。

② 老年人常用药物用药时间：抗酸药如复方氢氧化铝等最好在饭后30min服；健胃药在进食前10min服，能更好地促进胃液分泌、增强食欲；降血脂药在睡前服；降胆固醇药宜在饭后服；补钙药睡前服；利尿药早晨服；降压药睡前不宜服；泼尼松类药在每天早上一次性给药疗效最佳。

③ 老年人常用药物服用方法：助消化药、维生素类、止咳糖浆类等不宜用热水服，如维

生素 C 片不稳定，遇热后易被还原、破坏、失去药效；止咳糖浆类用热水冲服会降低糖浆黏稠度，影响保护膜的疗效。缓释片如硝苯地平缓释片需要整片吞服，不能嚼碎，以免影响药物缓释作用。有些药物给药方式特殊，如硝酸甘油舌下含化、外用鼻喷剂在按压的同时吸气等。

【考核标准与评价】

老年人的用药指导

标准分类	内容	应得分数	扣分		得分
准备质量标准（15分）	1.着装整洁（衣、帽、鞋），仪表端庄	2分	衣、帽、鞋不整洁 操作戴首饰	1分 1分	
	2.评估：查对床号、姓名，患者病情，评估受教育程度	3分	未查对 未评估	1分 2分	
	3.向患者解释说明，取得患者配合	2分	解释不合理	2分	
	4.备物：备齐用物，放置合理，查对认真，用物包括：医嘱单、护理记录单	8分	缺或多一项用物	8分	
操作质量标准（70分）	1.根据医嘱单与患者逐一核对用药	10分	未核对	10分	
	2.评估患者的服药依从性及所服用药物的安全用药知识。	10分	未评估患者服药依从性 未评估患者安全用药知识	5分 5分	
	3.根据患者受教育水平，用合适语言向患者宣教遵医嘱用药的重要性，解释药物的作用、服用方式、服用剂量、服用时间、药物禁忌证、不良反应及减轻药物不良反应的方法、药物储存	30分	语言不合适、沟通不良 未解释遵医嘱用药重要性 未解释安全用药及药物储存	10分 10分 10分	
	4.评估患者对护士所宣教用药知识的掌握程度，再次宣教（掌握不好的知识）、沟通	10分	未评估 未再次宣教、沟通	5分 5分	
	5.整理用物，嘱患者有用药问题及时沟通。	10分	未整理用物 未嘱患者	5分 5分	
终末质量标准（15分）	1.操作规范	3分	操作不熟练 动作粗暴	2分 1分	
	2.态度和蔼	2分	态度不认真 不关心患者	1分 1分	
	3.操作过程与患者有效沟通	2分	无有效沟通	2分	
	4.洗手，记录	3分	操作不规范 未记录	2分 1分	
	5.时间：10min（从准备用物开始至整理完用物完毕止）	5分	超过1min扣1分	5分	

总分：

【健康指导】

根据所学相关知识，对老人进行相应的安全用药知识的健康宣教，要求宣教内容要有针对性，语言简练，通俗易懂。

【作业】

① 老年人常用药物的用药时间是什么？

② 老年人常用药物的服用方法是什么？

（程　梅）

项目七

快速血糖测定技术及胰岛素注射笔使用技术

【实验时间】

2 学时。

【实验目标】

① 学会按无菌操作要求快速准确地测量血糖和正确更换胰岛素注射笔芯并按无菌操作要求准确注射，并能对胰岛素注射后的不良反应进行辨别。

② 学会结合患者症状、体征及测量值作出初步诊断。

③ 学会与患者进行良好沟通。

④ 学会正确选择和更换胰岛素注射部位。

案例分析

案例：患者李某，男性，56 岁，患糖尿病 7 年，主诉冬天常有手脚发凉，平日能严格控制饮食，每天晚饭后 1h 进行户外散步活动，不定期进行血糖监测，具有一定糖尿病保健知识。口服药物治疗效果欠佳，空腹血糖控制在 11.1mmol/L，餐后血糖控制在 14.6 mmol/L，糖化血红蛋白 10%，血肝功能、肾功能正常。身体评估：双下肢皮肤发凉，温度觉降低，无疼痛及位置觉的改变，全身皮肤完整。治疗加用胰岛素皮下注射，注意监测血糖的变化。

分析：

一、案例特征

患者李某，男性，56 岁，糖尿病史 7 年，具有一定糖尿病保健知识。空腹血糖控制在 11.1mmol/L，餐后血糖控制在 14.6 mmol/L，糖化血红蛋白 10%，血肝功能、肾功能正常。身体评估：双下肢皮肤发凉，温度觉降低，无疼痛及位置觉的改变，全身皮肤完整。

二、健康问题

① 皮肤感知改变。

② 血糖增高。

三、护理任务

① 血糖监测。

② 胰岛素皮下注射。

③ 足部护理。

【实验评估】

（1）知识准备　预习"老年糖尿病患者的护理"课程内容，了解血糖正常范围及糖尿病患者的相关护理。

（2）护士评估　衣着整洁、举止端庄、态度和蔼、能尊重别人、理解同情护理对象。

（3）用物评估　血糖仪、诺和笔、棉签、碘伏等。

（4）环境评估　环境安静、光线充足、温度适宜，定期消毒。

（5）护理对象评估　评估老人的神志、合作能力、疾病程度、皮肤情况、药物使用情况、药物过敏史等。

【实施步骤】

一、快速血糖测定技术

（一）操作程序（流程图）

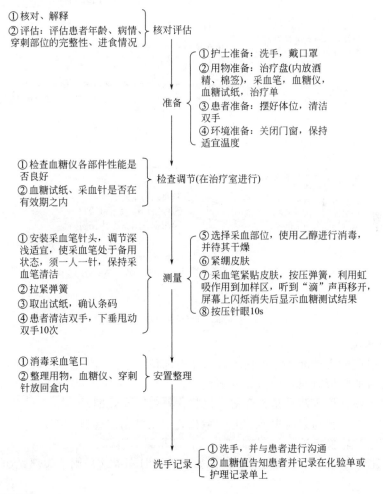

（二）注意事项

① 更换一筒新试纸时要确定血糖仪上的条码与试纸条码一致。取出试纸后立即盖好试纸桶盖。

② 务必于患者手指乙醇干透后采血。采血时勿用力挤血，调整采血笔刻度，以稍稍挤

压即出血为合适。

③ 滴血量控制在试纸区域完全变红为宜。

④ 避免试纸污染，不要与乙醇等挥发性物质一起存放。

⑤ 测定血糖过程中，避免局部环境受到血液的污染。

二、胰岛素注射笔使用技术

（一）操作程序（流程图）

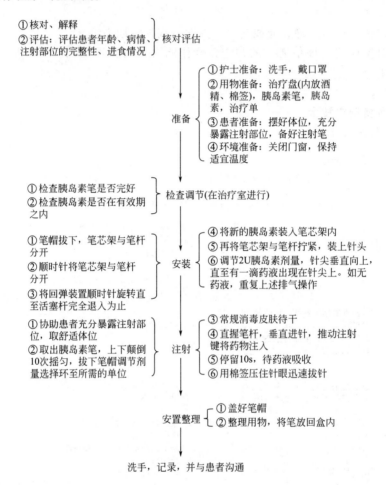

（二）注意事项

① 做好注射前的心理准备，评估患者的注射部位。

② 确定患者的吃饭时间，饭前 30min 注射。

③ 准备好用物，检查药品是否合格（包装、外观、有效期）。

④ 放在冰箱中的胰岛素应提前 30min 取出，以防注射时感到疼痛。

⑤ 注射部位和轮换方法。注射部位为：上臂外侧、腹部、大腿外侧、臀部。轮换方法是：左右轮换且针尖与针尖距离为 2.5cm。如果吃饭时间提前，则选腹部；如果吃饭时间推迟，择选臀部。

⑥ 杜绝重复使用，避免组织微创伤，避免感染。

⑦ 充分摇匀药液，注射时充分暴露注射部位以防成局部的污染。

⑧ 观察患者用药后反应，遵医嘱按时监测血糖。

⑨ 严密观察患者有无低血糖反应，如乏力、出冷汗、头晕等。

【考核标准与评价】

快速血糖测定技术

标准分类	内容	应得分数	扣分		得分
准备质量标准（15分）	1.着装整洁(衣、帽、鞋),仪表端庄	2分	衣、帽、鞋不整洁 操作戴首饰	1分 1分	
	2.评估:查对床号、姓名,患者病情,穿刺部位的完整性(口述:询问患者进食时间情况)	3分	未查对 未评估 未口述	1分 1分 1分	
	3.向患者解释说明快速血糖测定的目的、配合方法等	2分	解释不合理	2分	
	4.备物:①洗手,戴口罩;②备齐用物,放置合理,查对认真,用物包括:治疗盘(内放酒精、棉签),采血笔,血糖仪,治疗单	8分	未洗手 未戴口罩 缺或多一项用物	1分 1分 1分	
操作质量标准（70分）	1.拔下采血笔,安上采血针头,摘下保护帽,套好采血笔帽	12分	顺序错误 少做或不正确	4分 8分	
	2.拉紧弹簧	4分	未拉紧	4分	
	3.打开血糖仪,插好血糖试纸	6分	血糖仪未打开 试纸插入不正确	3分 3分	
	4.患者清洁双手,下垂甩动双手10次	8分	未清洁 未甩动	4分 4分	
	5.选择针刺手指,消毒皮肤	6分	选择错误 未消毒	3分 3分	
	6.紧绷皮肤	3分	操作错误	3分	
	7.采血笔紧贴皮肤,按压弹簧	8分	未贴紧皮肤 按压弹簧不成功	4分 4分	
	8.挤血手法正确,吸血方法正确	6分	挤血错误 吸血错误	3分 3分	
	9.按压针眼10s	3分	未按压或时间不足	3分	
	10.消毒采血笔口	4分	未消毒	4分	
	11.整理用物,血糖仪、穿刺针放回盒内	6分	未整理 血糖仪、穿刺针未放回	3分 3分	
	12.洗手,记录	4分	未洗手 未记录	2分 2分	
终末质量标准（15分）	1.操作规范,注意无菌操作	3分	操作不熟练 动作粗暴	2分 1分	
	2.动作轻、稳,操作过程考虑患者安全	4分	态度不认真 不关心患者	2分 2分	
	3.操作过程与患者有效沟通	3分	无有效沟通	3分	
	4.时间:15min(从准备用物开始至整理完用物完毕止)	5分	超过1min扣1分	5分	

总分:

标准分类	内容	应得分数	扣分		得分
准备质量标准（15分）	1.着装整洁（衣、帽、鞋），仪表端庄	2分	衣、帽、鞋不整洁 操作戴首饰	1分 1分	
	2.评估：患者病情，注射部位的完整性，患者进食情况，与患者沟通，语言得当	3分	未查对 未评估 未沟通	1分 1分 1分	
	3.向患者解释说明使用胰岛素的目的、配合方法等	2分	解释不合理	2分	
	4.备物：①洗手，戴口罩；②备齐用物，放置合理，查对认真，用物包括：治疗盘（内放酒精、棉签），胰岛素笔，胰岛素，治疗单	8分	未洗手 未戴口罩 缺或多一项用物	1分 1分 1分	
操作质量标准（70分）	安装： 1.笔帽拔下，笔芯架与笔杆分开	12分	未拔下笔帽 未分开	6分 6分	
	2.将回弹装置完全退入活塞杆内	4分	未退入	4分	
	3.核对胰岛素，安装正确	6分	未核对 安装不正确	3分 3分	
	4.针头安装正确，注意无菌操作规范	8分	安装错误 未注意无菌观念	4分 4分	
	5.排气方法正确	6分	操作错误	6分	
	注射： 6.充分暴露注射部位	3分	未充分暴露	3分	
	7.上下颠倒胰岛素笔10次	8分	未颠倒 颠倒次数不正确	4分 4分	
	8.调节剂量方法正确，胰岛素剂量准确	6分	调节不正确 剂量不准确	3分 3分	
	9.常规消毒皮肤方法正确	3分	消毒不正确	3分	
	10.垂直握笔注射，注射完毕，拔针前停留10s，按压针眼部位，快速拔针	6分	未垂直 未停留 未按压	2分 2分 2分	
	11.整理用物，胰岛素笔放回盒内	4分	未整理 未放回	2分 2分	
	12.洗手，记录	4分	未洗手 未记录	2分 2分	
终末质量标准（15分）	1.操作规范，注意无菌操作	3分	操作不熟练 动作粗暴	2分 1分	
	2.动作轻、稳，操作过程考虑患者安全	4分	态度不认真 不关心患者	2分 2分	
	3.操作过程与患者有效沟通	3分	无有效沟通	3分	
	4.时间：15min（从准备用物开始至整理完用物完毕止）	5分	超过1min扣1分	5分	

总分：

【健康指导】

根据所学相关知识，对老人进行相应的饮食、保健、休息、活动及疾病知识的健康宣教，要求宣教内容要有针对性，语言简练，通俗易懂。

【作业】

① 注意哪些问题才能保证测量的血糖值比较真实可靠？

② 长期注射胰岛素的患者如何选择和更换注射部位？

③ 如何操作才能在胰岛素笔注射的时候尽可能减轻患者的疼痛？

（柴　颖）

附 录

常用量表

附表 1　基本日常生活活动功能评估量表

生活能力	项目	分值
进食	进食自理,无需帮助	2
	需帮助备餐,能自己进食	1
	不能自己进食,需要帮助或静脉给养	0
更衣	完全独立完成	2
	仅需要帮助系鞋带	1
	取衣、穿衣需要协助	0
沐浴	独立完成	2
	仅需要部分帮助(如背部)	1
	需要帮助(不能自行沐浴)	0
移动	自如(可以使用手杖等辅助器具)	2
	需要帮助	1
	不能起床	0
如厕	无需帮助,或能借助辅助器具进出厕所	2
	需帮助进出厕所、便后清洁或整理衣裤	1
	不能自行进出厕所完成排泄过程	0
控制大小便	能完全控制	2
	偶尔大小便失控	1
	排尿、排便需别人帮助,需用导尿管或大小便失禁	0

附表 2　Lawton 功能性日常生活量表

生活能力	项目	分值
你自己能做饭吗?	无需帮助	2
	需要一些帮助	1
	完全不能自己做饭	0

生活能力	项目	分值
你自己能做家务 或勤杂工做吗?	无需帮助	2
	需要一些帮助	1
	完全不能自己做家务	0
你能自己服药吗?	无需帮助(能准时服药,剂量准确)	2
	需要一些帮助[别人帮助备药,和(或)提醒服药]	1
	没有帮助完全不能自己服药	0
你能去超过步行 距离的地方吗?	无需帮助	2
	需要一些帮助	1
	除非做特别安排,否则完全不能旅行	0
你能去购物吗?	无需帮助	2
	需要一些帮助	1
	完全不能自己去购物	0
你能自己理财吗?	无需帮助	2
	需要一些帮助	1
	完全不能自己理财	0
你能打电话吗?	无需帮助	2
	需要一些帮助	1
	完全不能自己打电话	0

附表3　简易智力状态检查（MMSE）

评价项目		得分
1.时间定向	今年是哪一年?	1/0
	现在是什么季节?	1/0
	现在是几月?	1/0
	今天是几号?	1/0
	今天是星期几?	1/0
2.地点定向	咱们现在是在哪个城市?	1/0
	咱们现在是在哪个区?	1/0
	咱们现在是在什么街?	1/0
	现在是在哪个医院?	1/0
	这里是第几层楼?	1/0
3.识记	告诉你三种东西,我说完后,请你重复一遍 ①树木;②国旗;③汽车	3/0
4.注意力与计算力	请您计算100-7是多少? 然后将得出的数目再减去7,连续5次	5/0
5.回忆	现在请说出刚才让你记住的东西 ①树木;②国旗;③汽车	3/0
6.命名	(检查者出示手表)这个东西叫什么? (检查者出示钢笔)这个东西叫什么?	2/0

评价项目		得分
7. 语言表达	请你跟我说"四十四只石狮子"	1/0
8. 阅读理解	我给您一张纸,请按我说的去做,现在开始: "用右手拿着这张纸,用两只手把它对折起来,放在您的左腿上"	3/0
9. 执行能力	请您念这句话,并按上面的意思去做: "闭上您的眼睛"	1/0
10. 思维能力	请您说出一句完整的有意义的句子(必须有主语、谓语)	1/0
11. 构图能力	(出示图案)请您照着这个样子画下来	1/0

注: 1. MMSE 评定总分范围为 0～30 分,每次回答或操作正确得 1 分;错误或不知道得 0 分;拒绝回答或不理解按 0 分计算。全部答对为 30 分。

2. 本检查要求在 10min 内完成。

3. 划分痴呆标准:根据被测者受教育情况划分,文盲≤17 分,小学程度≤20 分,中学程度(包括中专)≤22 分,大学程度(包括大专)≤23 分。

附表 4 简易操作智力状态问卷(SPMSQ)

问题	注意事项
1. 今天是几号?	年、月、日都对才算正确
2. 今天是星期几?	星期对才算正确
3. 这是什么地方?	对所在地有任何的描述都算正确;说"我的家"或正确说出城镇、医院、机构的名称都可接受
4. 您的电话号码是多少?	经确认号码后证实无误即算正确;或在会谈时,能在二次间隔较长时间内重复相同的号码即算正确
您住在什么地方?	如没有电话才问此问题
5. 您几岁了?	年龄与出生年、月、日符合才算正确
6. 您的出生年月日?	年、月、日都对才算正确
7. 现任的总理是谁?	姓氏正确即可
8. 前任的总理是谁?	姓氏正确即可
9. 您妈妈叫什么名字?	不需要特别证实,只需说出一个与他不同的女性姓名即可
10. 从 20 减 3 开始算, 一直减 3 减下去	期间如有出现任何错误或无法继续进行即算错误

注: 1. 须结合被测试者的教育背景作出判断。

2. 错 0～2 题为心智功能完整;错 3～4 题为轻度心智功能障碍;错 5～7 为中度心智功能障碍;错 8～10 题为重度心智功能障碍。

附表 5 汉密尔顿焦虑量表(HAMA)

项目	主要表现
1. 焦虑	担心、担忧,感到有最坏的事将要发生,容易激惹
2. 紧张	紧张感、易疲劳、不能放松、情绪反应、易哭、颤抖、感到不安
3. 害怕	害怕黑暗、陌生人、一人独处、动物、乘车或旅行及人多的场合
4. 失眠	难以入睡、易醒、睡得不深、多梦、夜惊、醒后感疲倦
5. 认知功能	注意障碍、注意力不能集中、记忆力差
6. 抑郁	丧失兴趣、抑郁、对以往爱好缺乏快感
7. 躯体性焦虑(肌肉系统)	肌肉酸痛、活动不灵活、肌肉和肢体抽动、牙齿打颤
8. 躯体性焦虑(感觉系统)	视物模糊、发冷发热、软弱无力感、浑身刺痛
9. 心血管系统症状	心动过速、心悸、胸痛、血管跳动感、昏倒感、心搏脱漏

项目	主要表现
10.呼吸系统症状	胸闷、窒息感、叹息、呼吸困难
11.胃肠道症状	吞咽困难、嗳气、消化不良(进食后腹痛、腹胀、恶心、胃部饱感)、肠动感、肠鸣、腹泻、体重减轻、便秘
12.生殖泌尿系统症状	尿频、尿急、停经、性冷淡、早泄、阳痿
13.自主神经系统症状	口干、潮红、苍白、易出汗、紧张性头痛、毛发竖起
14.会谈时行为表现	①一般表现:紧张、不能松弛、忐忑不安、咬手指、紧紧握拳、面肌抽搐、手发抖、皱眉、表情僵硬、肌张力增高、叹气样呼吸、面色苍白 ②生理表现:吞咽、打呃、安静时心率快、呼吸快(20次/分以上)、腱反射亢进、震颤、瞳孔放大、眼睑跳动、易出汗、眼球突出

注:1.评定方法:应由经过训练的两名评定员进行联合检查,检查结束后,两评定员各自独立评分。

2.评定标准:HAMA的评分为0～4分,5级:(0)无症状;(1)轻度;(2)中等,有肯定的症状,但不影响生活与活动;(3)重度,症状重,需加处理,或已影响生活和活动;(4)极重,症状级重,严重影响其生活。

3.本量表除第14项需结合观察外,所有项目都根据患者的头口叙述进行评分;同时特别强调受检者的主观体检,这也是HAMA编制者的医疗观点。因为患者仅仅在有病的主观感觉时,才来就诊,并接受治疗。做一次评定,需10～15min。

4.分界值:总分超过29分,可能为严重焦虑;超过21分,肯定有明显焦虑;超过14分,肯定有焦虑;超过7分,可能有焦虑;如小于7分,便没有焦虑症状。

5.因子分析:精神性焦虑,第1～6项以及第14相分数之和,除以7;躯体性焦虑,第7～13项分数之和,除以7,因子分提示患者焦虑症状的特点。

附表6 汉密尔顿抑郁量表 (HRSD)

项目	主要表现
1.抑郁情绪	①只在问时才诉述;②在访谈中自发地表达;③不用言语也可以从表情、姿势、声音或欲哭中流露出这种表情;④患者的自发言语和非言语表达,几乎完全表现为这种情绪
2.有罪感	①责备自己,感到自己已连累他人;②认为自己犯了罪,或反复思考以往的过失和错误;③认为目前的疾病,是对自己错误的惩罚,或有罪恶妄想;④有罪恶妄想伴有指责或威胁性幻觉
3.自杀	①觉得活着没有意义;②希望自己已经死去,或常想到与死有关的事;③消极观念;④有严重自杀行为
4.入睡困难	①主诉有入睡困难,上床半小时后仍不能入睡;②主诉每晚均有入睡困难
5.睡眠不深	①睡眠浅,多噩梦;②半夜(晚12点以前)曾醒来(不包括上厕所)
6.早醒	①有早醒,比平时早醒1h,但能重新入睡;②早醒后无法重新入睡
7.工作和兴趣	①提问时才诉述;②自发地直接或间接表达对活动、工作或学习失去兴趣,如感到无精打采,犹豫不决,不能坚持或需强迫自己去工作或活动;③活动时间减少或成效下降,住院患者每天参加病房劳动或娱乐不满3h;④因目前的疾病而停止工作,住院者不参加任何活动或没有他人帮助便不能完成日常事务(注意不能凡住院就打4分)
8.阻滞(指思维和言语缓慢,注意力难以集中,主动性减退)	①精神检查中发现轻度阻滞;②精神检查中发现明显阻滞;③精神检查进行困难;④完全不能回答问题(木僵)
9.激越	①检查中有些心神不定;②明显心神不定或小动作多;③不能静坐,检查中曾起立;④搓手、咬指甲、扯头发、咬嘴唇
10.精神性焦虑	①问及时才诉述;②自发地表达;③表情和言谈流露出忧虑;④明显惊恐
11.躯体性焦虑	①轻度;②中度,有肯定的上述症状;③重度,上述症状严重影响生活或需要处理;④严重影响生活和活动
12.胃肠道症状	①食欲减退,但不用他人鼓励便自行进食;②进食需他人催促或请求和需要应用泻药或助消化药

项目	主要表现
13.全身症状	①四肢、背部或颈部沉重感,背痛、头痛肌肉疼痛,全身乏力或疲倦;②症状明显
14.性症状(性欲减退、月经紊乱等)	①轻度;②重度;③不能肯定,或该项对被评者不适合(不计入总分)
15.疑病	①对身体过分关注;②反复考虑健康问题;③有疑病妄想;④伴幻觉的疑病妄想
16.体重减轻	①患者诉述可能有体重减轻;②1周内体重减轻
17.自知力	①知道自己有病,但归咎于伙食太差、环境问题、工作过忙、病毒感染或需要休息;②完全否认有病
18.昼夜变化	①轻度变化:晨1分、晚1分;②重度变化:晨2分、晚2分
19.人格解体	①问及时才诉述;②自然诉述;③有虚无妄想;④伴幻觉的虚无妄想
20.偏执症状	①有猜疑;②有牵连观念;③有关系妄想或被害妄想;④伴有幻觉的关系妄想或被害妄想
21.强迫症状	①问及时才诉述;②自发诉述
22.能力减退感	①仅于提问时才引出主观体验;②患者主动表示有能力减退感;③需鼓励、指导和安慰才能完成病室日常事务或个人卫生;④穿衣、梳洗、进食、铺床或个人卫生均需他人协助
23.绝望感	①有时怀疑"情况是否回好转",但解释后能接受;②持续感到"没有希望",但解释后能接受;③对未来感到灰心悲观和失望,解释后不能解除;④自动地反复诉述"我的病好不了啦"诸如此类的情况
24.自卑感	①仅在询问时诉述有自卑感(我不如他人);②自动地诉述有自卑感;③患者主动诉述:"我一无是处"或"低人一等",与评2分者只是程度上的差别;④自卑感达妄想的程度,如"我是废物"或类似情况

注：1.序号与分数是相对应的,如个体没有序号中描述的表现,则评为0分。现采用0～4分的5级记分法：0分为无；1分为轻度；2分为中度；3分重度；4分为极重度。

2.分界值：按照Davis JM的划分,总分超过35分,可能为严重抑郁；超过20分,可能是轻或中等度的抑郁；如小于8分,则没有抑郁症状。

能力测试题

第一章 绪论

单项选择题

1. 老年护理作为一门学科最早出现于哪国（　　）
   A. 日本
   B. 英国
   C. 美国
   D. 加拿大
   E. 中国

2. 老年护理作为一门独立的专业需要被确定下来是在哪一年（　　）
   A. 1900 　　　　　　B. 1961
   C. 1966 　　　　　　D. 1976
   E. 1978

3. 关于平均期望寿命，下列哪种说法不正确（　　）
   A. 它代表一个国家或地区人口的平均存活年龄
   B. 可以概括地反映该国家或地区人群寿命的长短
   C. 表示生命的长度
   D. 是以死亡作为终点
   E. 可以体现生命的质量

4. 2011年世界人口平均寿命是（　　）
   A. 65岁 　　　　　　B. 69岁
   C. 70岁 　　　　　　D. 74岁
   E. 75岁

5. 2011年我国人口平均寿命是（　　）
   A. 65岁 　　　　　　B. 69岁
   C. 70岁 　　　　　　D. 74岁
   E. 75岁

6. 2010年联合国开发署公布的中国健康期望寿命为（　　）
   A. 60岁 　　　　　　B. 62岁
   C. 66岁 　　　　　　D. 68岁
   E. 70岁

7. 现代科学家们用各种方法来推测人的最高寿命是（　　）
   A. 100～135岁 　　　B. 110～145岁
   C. 110～155岁 　　　D. 110～165岁
   E. 110～175岁

8. 关于健康期望寿命，下列哪种说法不正确（　　）
   A. 是指去除残疾和残障后所得到的人类生存曲线
   B. 个人在良好状态下的平均生存年数
   C. 是卫生领域评价居民健康状况的指标之一
   D. 体现了生命的长度
   E. 终点是日常生活自理能力的丧失

9. 不属于我国老龄化特征的是（　　）
   A. 老年人口数量不大
   B. 区域发展平衡
   C. 女性老年人口数量多于男性
   D. 人口高龄化显著
   E. 老龄化超前于现代化

10. 世界卫生组织对老龄化社会的划分标准发达国家65岁人占总人口的（　　）
    A. ≥5% 　　　　　　B. ≥6%
    C. ≥7% 　　　　　　D. ≥8%
    E. ≥10%

11. 世界卫生组织对老龄化社会的划分标准发展中国家60岁人占总人口的（　　）
    A. ≥5% 　　　　　　B. ≥6%
    C. ≥7% 　　　　　　D. ≥8%
    E. ≥10%

12. 关于世界人口老龄化发展的现状及趋势的叙述，不正确的是（　　）
    A. 世界人口老龄化的速度加快
    B. 发展中国家老年人口增长速度快
    C. 人口平均预期寿命不断延长
    D. 男性老年人增长速度快
    E. 高龄老年人增长速度快

13. 老年护理的目标是（　　）
    A. 增强自我照顾能力
    B. 延缓恶化及衰退
    C. 提高生活质量
    D. 做好临终关怀
    E. 以上都正确

14. 老年护理原则是（　　）
   A. 满足需求　　　B. 个体化护理
   C. 早期防护　　　D. 持之以恒
   E. 以上都正确
15. 下列哪项不属于老化的特征（　　）
   A. 内在性　　　　B. 渐进性
   C. 普遍性　　　　D. 规律性
   E. 危害性
16. 生物学论述衰老的主要理论是（　　）
   A. 分子串联理论
   B. 基因学说论
   C. 神经内分泌理论
   D. 自我概念理论
   E. 长寿与衰老理论
17. 老化的社会学理论不包括（　　）
   A. 隐退理论　　　　B. 活跃理论
   C. 次文化理论　　　D. 持续理论
   E. 人格发展理论

第二章　老年人的健康评估

一、单项选择题

1. 老年期呼吸系统护理评估，不正确的是（　　）
   A. 运动后易呼吸急促和疲劳，体力明显不如青壮年
   B. 体检可见胸廓呈桶状
   C. 合并感染时肺部可听到干、湿性啰音
   D. 易患呼吸道感染，反复发作，持续时间长
   E. 肺部叩诊呈过清音，听诊肺呼吸音增强
2. 以下活动属于高级日常生活活动功能的是（　　）
   A. 穿衣　　　　　B. 购物
   C. 上老年大学　　D. 付电话费
   E. 打扫卫生
3. 常见于老年妇女在咳嗽、打喷嚏、大笑等短暂腹压升高时所致尿液不自主流出的现象是（　　）
   A. 真性尿失禁　　　B. 假性尿失禁
   C. 压力性尿失禁　　D. 完全性尿失禁
   E. 充盈性尿失禁
4. 老年孤独抑郁患者使用心理学检查的方法是（　　）
   A. 汉密尔顿抑郁量表
   B. 焦虑自评量表
   C. 住院患者观察量

D. 简易智力状况检查
   E. 简明精神病评定量表
5. 护士在与患者沟通时重要的技巧是（　　）
   A. 倾听　　　　　B. 接受
   C. 肯定　　　　　D. 澄清
   E. 重构

二、判断题

1. 老年人患肺炎时常伴有发热表现。（　　）
2. 评估时要注意和老年人的沟通技巧，语言要通俗易懂。（　　）
3. 老年人因驼背或脊柱侧弯引起心脏下移，可使心尖搏动出现在锁骨中线旁。（　　）
4. 老年人对光线感觉的耐受性降低，无法忍受强光，对光线明暗的适应度降低。（　　）
5. 高级日常生活活动功能是评估包括购物、家庭清洁、使用电话、做饭、洗衣、旅游等活动。（　　）
6. 汉密尔顿焦虑量表是一个广泛用于评定焦虑严重程度的他评量表。（　　）
7. 角色功能是指从事正常角色活动的能力，包括正式的工作、社会活动、家务活动等。（　　）
8. 对老年人不恰当的观点应直接批评，使其接受正确的观点。（　　）
9. 老年人正常呼吸频率为10～25次/分。（　　）
10. 尿失禁可以通过骨盆肌肉训练、定时排尿、控制液体摄入量、生理反射及药物治疗等加以控制。（　　）

三、多项选择题

刘老太，女，83岁，独居，在买菜的途中跌倒在地，当即不能站立。老人诉左髋部疼痛异常，送往医院。有高血压史20余年，一直服用两种降压药，具体不详。有慢性青光眼病史，视力较差。双膝骨性关节炎10余年。前一次跌倒是在2个月前的如厕后，当时可站立和行走，无其他不适。体格检查：体温37.1℃，脉搏80次/分，呼吸20次/分，血压140/85mmHg，全身体检未见明显异常。X线摄片检查显示患者股骨颈头下型骨折，完全移位。

1. 案例中刘老太发生跌倒的危险因素可能有（　　）
   A. 患有双膝骨性关节炎，由于骨关节损害可降低身体的稳定，增加了跌倒发生的可能性
   B. 患有慢性青光眼病史，其视力较差，也增加了跌倒发生的可能性
   C. 使用降压药，增加了跌到发生的可能性

D. 房间里家具摆放不当

E. 过强或过暗的灯光

2. 刘老太出院以前，护士应该从哪几个方面指导患者和家属预防再跌倒（　　）

A. 对行动不便者，行走时要有人搀扶

B. 地面应保持整洁、干燥，移开暂时不需要的器械

C. 清理环境中容易导致跌倒的障碍物

D. 尽量不使用辅助器具

E. 指导患者穿防滑鞋，选择合身的衣裤

第三章　老年人的心理健康及精神护理

一、单项选择题

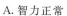

1. 老年人的心理健康的标准不包含（　　）

A. 智力正常

B. 适应环境

C. 情绪高涨

D. 意志坚定

E. 关系融洽

2. 目前我国老年人或多或少都有孤独症的倾向，比例有（　　）

A. 40％　　　　　　　B. 50％

C. 60％　　　　　　　D. 70％

E. 80％

3. 下列对于老年人心理活动的特征描述哪项是错误的（　　）

A. 记忆的特征　　　　B. 智力的特征

C. 角色的特征　　　　D. 思维的特征

E. 感知觉的特征

4. 老年人心理活动变化的影响因素不包括（　　）

A. 社会角色的改变

B. 对大多数药物的作用减弱

C. 家庭人际关系和经济状况的改变

D. 各种生理功能减退

E. 体力或脑力过劳

5. 老年期焦虑不会出现下列哪种表现（　　）

A. 幻觉

B. 害怕，期待着危险或灾难的降临

C. 精神紧张，整日提心吊胆

D. 容易激惹，对外界缺乏兴趣

E. 会出现内脏器官和自主神经系统的改变

6. 有关离退休综合征出现的原因，下列哪项是错误的（　　）

A. 离退休前后生活反差过大

B. 离退休前缺乏心理准备

C. 适应能力差

D. 价值感丧失

E. 老年人体弱多病，行动不便

7. 老年性痴呆多见于（　　）

A. 60 岁以上老年人

B. 65 岁以上老年人

C. 70 岁以上老年人

D. 75 岁以上老年人

E. 80 岁以上老年人

8. 人格健全的表现，下列哪项是正确的（　　）

A. 以积极进取的人生观为人格的核心，积极的情绪多于消极的情绪

B. 适应环境

C. 关系融洽

D. 情绪稳定

E. 情绪高涨

9. 情绪健康的重要标志是（　　）

A. 行为正常

B. 言语正常

C. 智力正常

D. 愉快而稳定的情绪

E. 适应环境

10. 老年期焦虑症出现的原因，下列哪项是错误的（　　）

A. 身体疾病和各种药物出现的不良反应

B. 重视药物治疗

C. 年龄的增加使得老年人机体会出现各种各样疾病

D. 行动不便，力不从心，对于许多事情想做却由于体力、精力的下降而做不了

E. 老伴过世

11. 老年人心理健康的促进不包含下列哪项（　　）

A. 帮助老年人树立正确的生死观

B. 指导老人树立正确的健康观

C. 情绪稳定

D. 妥善处理家庭关系

E. 指导老年人做好离退休的心理调节

12. 关于老年期抑郁症发生的原因，下列哪项是错误的是（　　）

A. 遗传因素

B. 药动学改变

C. 中枢神经系统会发生各种生物化学变化

D. 下丘脑-垂体-肾上腺皮质轴功能失调

E. 心理-社会因素

13. 老年期抑郁症的护理措施不包含以下哪项（　　）

    A. 心理护理

    B. 安全护理

    C. 用药护理

    D. 日常生活护理

    E. 对症护理

14. 下列哪项不是老年人出现孤独症的原因（　　）

    A. 活节奏减慢，活动范围变小，与人的交往也相对减少

    B. 子女、周围邻居忙忙碌碌，而自己却无所事事

    C. 体弱多病，行动不便，降低了与亲朋来往的频率

    D. 思维不能集中

    E. 与子女、小辈在兴趣、爱好方面大不相同，相互间共同语言很少

15. 下列关于老年期孤独症的表现描述错误的是（　　）

    A. 老年人产生伤感、抑郁的情绪

    B. 吃不好、睡不香，精神疲惫、乏力

    C. 思维不能集中

    D. 记忆力减退

    E. 出现妄想

二、判断题

1. 老年人的记忆特征包含意义记忆较好，机械记忆不如年轻人。（　　）

2. 思维是人脑对客观事物简介、概括的反应。（　　）

3. 据全国性的心理数据统计，目前我国有孤独症倾向的老年人所占比例只有2%。（　　）

4. 一般来说，老年性痴呆多见于75岁以上的老年人，血管性痴呆以80岁以下的老年人为多见。（　　）

5. 老年期抑郁症是指一种以持续的心境状态低落为特征的神经症，泛指存在于老年期（≥75岁）这一特定人群的抑郁症。（　　）

6. 焦虑是老年期一种很普遍的现象，是指当个体感受到威胁时的一种不快的、痛苦的情绪状态。（　　）

7. 老年人心理健康的标准包含智力正常、情绪高涨、思维奔逸、适应环境、关系融洽、人格健全、行为正常七个方面。（　　）

8. 空巢综合征是老年人在子女成家立业独立生活之后，由于适应不良出现的一种综合征，是老年人常见的一种心理危机。（　　）

9. 老年期痴呆症通常以混合性痴呆最为常见。（　　）

10. 离退休综合征是指职工在离退休后所出现的适应性障碍。（　　）

第四章　老年人的日常生活护理

单项选择题

1. 老年人适宜的居室温度是（　　）

    A. 18～20℃

    B. 18～22℃

    C. 22～24℃

    D. 22～26℃

    E. 20～26℃

2. 老年人适宜的居室湿度为（　　）

    A. 30%～40%　　　　B. 50%～60%

    C. 60%～70%　　　　D. ＞60%

    E. 50%～70%

3. 老年人居室布置不符合安全要求的是（　　）

    A. 房间宜用暖色调，多放一些装饰物

    B. 家具应沉稳，沿墙摆放

    C. 床旁配备床头柜、床头灯、呼叫器

    D. 夜间增设照明装置

    E. 台阶处设醒目标记

4. 老年人浴室不符合安全要求的是（　　）

    A. 地面防滑处理

    B. 浴盆内放橡胶垫

    C. 浴盆旁装扶手

    D. 浴盆高度45cm左右

    E. 浴室门锁里面锁

5. 以下哪项不是老年人居住环境的布置应遵循的原则（　　）

    A. 视线通　　　　　　B. 光线通

    C. 路线通　　　　　　D. 房间通

    E. 地面平

6. 老年人的皮肤清洁护理不恰当的是（　　）

    A. 避免空腹或饱餐后洗澡

    B. 老人能自行洗澡者，洗澡时勿反锁浴室门

    C. 建议浴室温度调节在20～22℃

    D. 洗澡水温控制在40℃左右

    E. 洗澡时宜用中性香皂或硼酸浴皂

7.建议健康老年人每天饮水量为（　　）

A. 1000～1500ml　　B. 1500～2000ml

C. 2000～2500ml　　D. 2500～3000ml

E. 3000ml 以上

8.老年人服装选择，首先必须考虑（　　）

A. 实用性　　　　　B. 经济性

C. 干净　　　　　　D. 款式不可过于花哨

E. 社会性

9.老年人皮肤瘙痒最常见的原因是（　　）

A. 皮肤干燥　　　　B. 皮肤感染

C. 慢性肾衰竭　　　D. 高血压

E. 药物过敏

10.在观察老年人的运动强度时，最简单方便的监测指标是（　　）

A. 血压　　　　　　B. 呼吸

C. 心率　　　　　　D. 肾上腺素

E. 心排血量

第五章　老年人的健康保健与养老照顾

一、单项选择题

1.美国将老年健康保险写进了社会保障法中是（　　）

A. 1960 年

B. 1965 年

C. 1970 年

D. 1975 年

E. 1980 年

2.老年保健的起源地是（　　）

A. 中国　　　　　　B. 美国

C. 日本　　　　　　D. 英国

E. 法国

3.下列哪项不属于机构养老的优点（　　）

A. 机构养老环境较好、无障碍设施完善，使得老年人的生活更加的安全、便利

B. 推动社区发展

C. 能够在一定层面减轻子女的照顾负担

D. 机构养老的照顾服务专业化

E. 能减轻年轻人照顾老人的压力

4.对联合国保健原则的叙述下列哪项错误（　　）

A. 独立性原则　　　B. 参与性原则

C. 保健与照顾原则　D. 自我实现原则

E. 用药原则

5.一般来说，高龄老人是指（　　）

A. 年龄 70 岁以上　B. 年龄 75 岁以上

C. 年龄 80 岁以上　D. 年龄 85 岁以上

E. 年龄 90 岁以上

6.下列哪项不属于自我保健的措施（　　）

A. 自我诊断　　　　B. 自我观察

C. 自我预防　　　　D. 自我治疗

E. 自我护理

7.下列不符合对自我保健意义的描述（　　）

A. 有利于老年人健康长寿

B. 加强老年人家属的安全用药知识教育

C. 是一种最充分的保健

D. 自我保健是实现"人人享有卫生保健"目标的关键

E. 有利于延长老年人生活自理的时间，提高生活质量

8.下列哪项不属于老年保健的重点人群（　　）

A. 患病、高龄老年人　B. 丧偶老年人

C. 体质差老年人　　D. 独居老年人

E. 老年精神障碍者

9.关于老年保健的原则，下列哪项叙述错误（　　）

A. 全面性原则　　　B. 重视药物原则

C. 区域化原则　　　D. 费用分担原则

E. 功能分化原则

10.我国老年服务体系是以下列哪项为依托（　　）

A. 社区服务　　　　B. 家庭养老

C. 老年护理院　　　D. 养老院

E. 老年专科医院

11.我国老年保健护理体系的发展过程不包含下列哪个过程（　　）

A. 医院的老年人护理

B. 老年护理医院的设立

C. 老年病专科医院的设立

D. 街道的护理中心

E. 家庭

12.全国老龄工作委员会哪年成立（　　）

A. 1995 年　　　　B. 1996 年

C. 1997 年　　　　D. 1998 年

E. 1999 年

13.下列哪项不属于居家养老的优点（　　）

A. 居家养老符合中国的国情

B. 适应我国老年人的生活习惯和心理特征

C. 居家养老有利于推动社区的发展

D. 能减轻年轻人照顾老人的压力

E. 居家养老相对于一些社会机构养老需要的费用较低，大部分家庭能够承担相应

费用

14.日本老年人保健制度的建立大概是（　　　）

A.20世纪50年代

B.20世纪60年代

C.20世纪70年代

D.20世纪80年代

E.20世纪90年代

二、判断题

1.美国在1966年老年人就开始享有老年健康保险。（　　　）

2.日本老年人保健制度的建立大概为20世纪80年代。（　　　）

3.英国是老年保健的起源地。（　　　）

4.我国老年保健的发展可分为四个时期：初步建立期、逐渐形成期、快速发展期、结束期。（　　　）

5.在1983年，我国创立了第一所老年大学，老年大学为老年人提供了一个继续学习的环境和机会，也为老年人的社会交往创造了有利的条件。（　　　）

6.老年人的自我保健是指老年人利用自己所掌握的健康相关知识，进行自我观察、诊断、预防、治疗和护理的行为活动。（　　　）

7.中国传统养老模式以社区养老为主，即养老的物质需要和生活照料由社区提供。（　　　）

8.根据我国的国情、老年保健的目标、针对老年人的特点和权益，可将其归纳为六个"有所"。（　　　）

9.目前，我国老年服务体系是以家庭养老为基础、社区服务为依托、社会养老为补充的模式进行。（　　　）

10.我国老年保健护理体系的发展过程有以下4个主要过程：医院的老年人护理，老年病专科医院的设立，老年护理医院的设立，街道的护理中心。（　　　）

第六章　老年人的安全用药与护理

一、单项选择题

1.《中华人民共和国药典》规定老年人用药量为成人量的（　　　）

A.3/4　　　　　B.1/4

C.2/4　　　　　D.1/3

E.2/3

2.老年人使用下列哪种药物不易引起直立性低血压（　　　）

A.降压药　　　　B.三环抗抑郁药

C.利尿药　　　　D.氨基糖苷类抗生素

E.血管扩张药

3.有关提高患者服药依从性的行为治疗措施，错误的是（　　　）

A.行为监测　　　　B.刺激

C.控制　　　　　　D.弱化行为

E.强化行为

4.有关老年药效学改变的特点，错误的是（　　　）

A.对大多数药物的敏感性增高

B.对大多数药物的作用减弱

C.药物耐受性下降

D.药物不良反应发生率增加

E.用药依从性降低

5.老年人在用药期间，一旦出现新的症状，最简单、有效的干预措施是（　　　）

A.增加药物剂量　　B.减少药物剂量

C.暂停用药　　　　D.密切观察新症状

E.调整用药时间

6.有关老年人最佳用药时间，错误的是（　　　）

A.格列本脲、格列喹酮在饭前半小时用药

B.二甲双胍应在饭后用药

C.阿卡波糖与食物同服

D.治疗变异型心绞痛主张饭后用长效钙通道阻滞剂

E.治疗杓型高血压病应在早晨服用长效降压药

7.有关加强老年人用药的健康指导，错误的是（　　　）

A.加强老年人用药的解释工作

B.鼓励老年人首选非药物性措施

C.指导老年人不随意购买及服用药物

D.告诉老年人一旦发现忘记服药，应及时补服

E.加强老年人家属的安全用药知识教育

8.老年人用药的受益原则是指（　　　）

A.有用药的适应证

B.无药物的不良反应

C.药物的疗效好

D.除有明确的适应证外还要求用药的受益/风险比值>1

E.只要求用药的受益/风险比值>1

9.下列哪一项不是老年人的用药原则（　　　）

A.加强药物护理　　B.5种药物原则

C.小剂量原则　　　D.择时原则

E. 受益原则

10. 下列哪一项不是执行 5 种药物原则时要注意的事项（　　）

A. 抓主要矛盾，选主要药物治疗

B. 重视药物治疗

C. 选用具有兼顾治疗作用的药物

D. 了解药物的局限性

E. 减少和控制服用补药

11. 老年人常见药物不良反应不包括（　　）

A. 精神症状

B. 直位性低血压

C. 眩晕、头痛、恶心和共济失调

D. 尿潴留

E. 药物在胃中的吸收减少影响药效

12. 关于老年人药物不良反应发生率高的原因，下列哪项是错误的（　　）

A. 同时接受多种药物治疗

B. 保健药、抗衰老药和维生素不会引起不良反应

C. 滥用非处方药

D. 药动学改变

E. 药效改变

13. 关于老年人药动学改变的特点，下列哪项是错误的（　　）

A. 药代动力学过程减慢

B. 绝大多数药物的被动转运吸收减少、主动转运吸收不变

C. 药物代谢能力减弱

D. 药物排泄功能降低

E. 药物消除半衰期延长，血药浓度增高

14. 为提高老年人的用药依从性，行为的干预措施应除外（　　）

A. 要求老年人记服药日记、病情自我观察记录等

B. 当老年人服药依从性好时及时给予肯定，依从性差时即当即给予批评

C. 将老年人的服药行为与日常生活习惯联系起来

D. 弱化行为

E. 设置闹钟提醒服药时间

15. 下列关于老年人影响药物吸收的因素说法错误的是（　　）

A. 胃液酸碱度

B. 药物与血浆蛋白的结合能力改变

C. 胃排空速度减慢

D. 肠肌张力增加和活动减少

E. 胃肠道和肝血流减少

二、判断题

1. 老年人药物排泄功能增加，血药浓度降低。（　　）

2. 老年人口服给药的效果会受到胃肠道环境、功能及胃动力的影响。（　　）

3. 联合用药时若两种药物出现蛋白结合竞争现象，只要其剂量均为正确剂量，毒性反应便不会加大。（　　）

4. 老年人中枢神经系统对某些药物的敏感性增高，可导致神经系统的毒性反应。（　　）

5. 降压药、三环类抗抑郁药、利尿药、血管扩张药特别容易引起直立性低血压。（　　）

6.《中华人民共和国药典》规定老年人用药量为成人量的 $1/4$。（　　）

7. 进行择时治疗时，主要根据疾病的发作、药代动力学和药效学的昼夜节律变化来确定最佳用药时间。（　　）

8. 失眠、便秘和疼痛等，应尽早采用药物治疗。（　　）

9. 健康老年人不需要服用滋补药、保健药、抗衰老药和维生素，但是不健康的时候应当尽量多用补药补身体。（　　）

10. 对老年人进行健康指导的同时，还要重视对其家属进行有关安全用药知识的教育。（　　）

第七章　老年人的常见疾病与护理

一、单项选择题

1. 老年医院获得性肺炎最常见的致病菌是（　　）

A. 革兰阴性杆菌

B. 流感嗜血杆菌

C. 金黄色葡萄球菌

D. 克雷伯杆菌

E. 白色念珠菌

2. 老年肺炎临床表现的主要特点是（　　）

A. 起病急骤

B. 全身症状较肺部更明显

C. 并发症较少

D. 病程短

E. 常为单一致病菌感染

3. 老年肺炎患者用药原则正确的是（　　）

A. 药量由少到多

B. 单一用药

C. 宜吸入给药

D. 抗菌药物的使用遵循普遍化原则

E. 及早、足量、联合用药

4. 老年肺炎患者应注意维持室内环境，室温宜控制在（ ）

    A. 小于16℃   B. 16～18℃

    C. 20～22℃   D. 18～25℃

    E. 大于25℃

5. 老年肺炎并发休克者宜采取的体位（ ）

    A. 中凹卧位   B. 半坐卧位

    C. 头低足高位   D. 头高足低位

    E. 侧卧位

6. 下列选项中不符合老年肺炎患者饮食要求的是（ ）

    A. 饮食宜清淡易消化

    B. 富含蛋白质

    C. 含足够维生素及水分

    D. 少量多餐

    E. 低热量饮食

7. 慢性支气管炎最常见的首要并发症是（ ）

    A. 肺源性心脏病   B. 支气管哮喘

    C. 呼吸道感染   D. 阻塞性肺气肿

    E. 肺癌

8. 老年COPD的危险因素包括哪些（ ）

    A. 吸烟   B. 感染

    C. 过敏   D. 污染

    E. 以上都是

9. 以下关于老年慢性阻塞性肺疾病的临床表现，错误的是（ ）

    A. 呼吸困难明显

    B. 机体反应差，典型症状弱化或缺如

    C. 反复感染

    D. 并发症少

    E. 可表现为厌食、胸闷、少尿等

10. 老年慢性阻塞性肺疾病的常见并发症，下列选项错误的是（ ）

    A. 肺源性心脏病   B. 呼吸性酸中毒

    C. 休克   D. 电解质紊乱

    E. 肺癌

11. 老年慢性阻塞性肺疾病主要护理诊断包括（ ）

    A. 气体交换受损

    B. 清理呼吸道无效

    C. 焦虑

    D. 潜在并发症：肺源性心脏病、休克、呼

吸性酸中毒、肺性脑病、DIC

    E. 以上都是

12. 以下对老年慢性阻塞性肺疾病患者的护理措施哪项不妥（ ）

    A. 鼓励老人摄入足够的水分

    B. 可通过胸部叩击、雾化吸入、体位引流等方法促进排痰

    C. 病重或体弱的老人应禁用体位引流

    D. 适量食用新鲜蔬菜水果

    E. 对晚期严重的慢性阻塞性肺疾病老人应给予持续高流量吸氧

13. 下列关于老年人消化系统老化表现错误的是（ ）

    A. 易发生口腔黏膜慢性炎症和溃疡

    B. 老年人唾液分泌增多易发生呛咳

    C. 龋齿、牙周炎发病率增加

    D. 老年人反流性食管炎、食管癌的发病率增高

    E. 胃黏液分泌减少

14. 老年人消化系统主要变化包括（ ）

    A. 胃肠蠕动减慢，胃排空延迟

    B. 胸式呼吸减弱，腹式呼吸增强

    C. 膀胱容量减少

    D. 甲状腺功能降低

    E. 儿茶酚胺含量减少

15. 患者男性，65岁，主诉餐后胸骨后疼痛伴烧心1个月余，首先考虑下列哪种疾病（ ）

    A. 肠易激综合征   B. 胃溃疡

    C. 胃食管反流病   D. 心绞痛

    E. 十二指肠溃疡

16. 胃食管反流病治疗措施不包括（ ）

    A. 应用促动力药

    B. 抗酸治疗

    C. 避免饮用咖啡和浓茶

    D. 高脂饮食

    E. 饮食注意少食多餐

17. 以下治疗反流性食管炎效果最好的药物是（ ）

    A. 奥美拉唑   B. 肾上腺皮质激素

    C. 苯海拉明   D. 异丙嗪

    E. 氨茶碱

18. 以下何种疾病常合并胃食管反流病（ ）

    A. 慢性胃炎   B. 消化性溃疡

    C. 功能性消化不良 D. 食管裂孔疝

    E. 胆囊炎

19. 以下何种药物不会引起食管下括约肌压力

降低（　　）

    A. β-肾上腺素能药物

    B. 抗胆碱能药

    C. 前列腺素 E

    D. 地西泮

    E. 以上都不选

20. Barrett 食管是何部位的鳞状上皮被柱状上皮所取代（　　）

    A. 距食管与胃交界的齿状线 2cm 以上

    B. 距食管与胃交界的齿状线 5cm 以上

    C. 距食管与胃交界的齿状线 10cm 以下

    D. 距食管与胃交界的齿状线 15cm 以下

    E. 以上都不选

21. 老年胃食管反流病主要护理诊断包括（　　）

    A. 慢性疼痛

    B. 营养失调

    C. 有孤独的危险

    D. 潜在并发症有食管出血、穿孔

    E. 以上都选

22. 按照内镜下反流性食管炎洛杉矶分类法 D 级为食管黏膜破损病变有融合，且大于食管周径的（　　）

    A. 55%   B. 65%

    C. 75%   D. 85%

    E. 95%

23. 老年人因膈肌、韧带松弛，食管裂孔疝的发生率较高，所以 GERD 的发生率较高。欧洲和北美患病率为（　　）

    A. 小于 15%   B. 15%～20%

    C. 25%～35%   D. 35%～45%

    E. 大于 50%

24. 70 岁老年人心排血量仅为 20 岁青年人的（　　）

    A. 20%   B. 40%

    C. 60%   D. 80%

    E. 大于 80%

25. 关于老年高血压的表现下列哪项正确（　　）

    A. ISH 多见   B. 血压波动性大

    C. 症状少   D. 并发症多

    E. 以上都选

26. 老年高血压是指老年人在未使用抗高血压药物的情况下，血压持续或非同日 3 次以上（　　）

    A. 收缩压（SBP）≥140mmHg(18.7kPa)

    B. 舒张压（DBP）≥90mmHg(12.0kPa)

    C. 收缩压（SBP）＞140mmHg(18.7kPa)和舒张压（DBP）＞90mmHg(12.0kPa)

    D. 收缩压（SBP）＞140mmHg(18.7kPa)或舒张压（DBP）＞90mmHg(12.0kPa)

    E. 收缩压（SBP）≥140mmHg(18.7kPa)和（或）舒张压（DBP）≥90mmHg(12.0kPa)

27. 老年人的收缩压、舒张压、脉压的波动均明显增大。尤其是收缩压，1 天内波动可达（　　）

    A. 10mmHg   B. 20mmHg

    C. 30mmHg   D. 40mmHg

    E. 50mmHg

28. 一般老年人高血压的降压目标与年轻人相同，但老年 ISH 患者，由于老化引起收缩压升高，中国高血压防治指南建议收缩压和舒张压目标应达到（　　）

    A. 收缩压 120mmHg；舒张压 60～65mmHg 以上

    B. 收缩压 125mmHg；舒张压 65～70mmHg

    C. 收缩压 130mmHg；舒张压 70～75mmHg

    D. 收缩压 140mmHg；舒张压 60～65mmHg

    E. 收缩压 150mmHg；舒张压 60～65mmHg 以上

29. 老年高血压治疗原则不合理的是（　　）

    A. 治疗前检查是否有直立性低血压

    B. 对症选药

    C. 药物剂量应足量

    D. 尽量选用长效剂型

    E. 随时监测血压

30. 老年冠心病患者的临床特点是（　　）

    A. 病史长、病变累及多支冠脉血管

    B. 常伴有糖尿病、高血压、阻塞性肺气肿等慢性疾病

    C. 往往存在心脏瓣膜退行性变、心功能减退等器官功能退行性病变

    D. 发生急性冠状动脉综合征的危险性相对较大

    E. 以上都选

31. 老年人心绞痛的常见诱因不包括（　　）

    A. 饱餐   B. 受寒

    C. 酷热   D. 情绪激动

E. 上呼吸道感染

32. 导致老年人心绞痛的疾病因素是（　　）

A. 饱餐　　　　　　　B. 高血压

C. 受寒　　　　　　　D. 情绪激动

E. 体力活动

33. 心绞痛发作时，立即休息，停止原来活动，协助老人取舒适体位。有条件者及时给予间歇氧气吸入，氧流量为（　　）

A. 1～2L/min　　　　B. 2～4L/min

C. 4～6L/min　　　　D. 6～8L/min

E. 8～10L/min

34. 下列治疗心绞痛的药物中，哪个是老年心绞痛患者的必备药（　　）

A. 硝酸酯类　　　　　B. β受体阻滞剂

C. 钙通道阻滞剂　　　D. 血小板抑制剂

E. 他汀类降脂药

35. 老年急性心肌梗死的原因不包括（　　）

A. 冠状动脉粥样硬化

B. 冠状动脉内斑块破裂出血

C. 血栓形成

D. 冠状动脉严重而持久地痉挛

E. 血糖升高

36. 老年人患骨质疏松症，是骨中缺少（　　）

A. 蛋白质　　　　　　B. 铁

C. 维生素 C　　　　　D. 钙

E. 锌

37. 骨量丢失超过多少时在 X 线片上显示骨质疏松（　　）

A. 5%～10%　　　　　B. 10%～15%

C. 15%～20%　　　　　D. 25%～30%

E. 30%以上

38. X 线检查显示骨质疏松，其表现为（　　）

A. 皮质变薄

B. 骨密度减低

C. 骨小梁减少变细，透明度加大

D. 晚期骨变形及骨折

E. 以上全选

39. 下列食物中含钙高的有（　　）

A. 肝　　　　　　　　B. 禽

C. 虾米　　　　　　　D. 鱼肝油

E. 蛋

40. 对有骨折的卧床老人，隔多长时间翻身一次（　　）

A. 2h　　　　　　　　B. 4h

C. 6h　　　　　　　　D. 8h

E. 10h

41. 针对老年骨质疏松症的患者，用药护理不正确的是（　　）

A. 服用维生素 D 的过程中要严密监测血清钙和肌酐的变化

B. 使用降钙素时要监测低血钙和甲状腺功能亢进的表现

C. 使用雌激素的老年女性患者应注意阴道出血情况

D. 葡萄糖酸钙、碳酸钙等，可与绿叶蔬菜一起服用

E. 服用钙制剂时要注意增加饮水量，勤排尿

42. 退行性骨关节病好发部位不包括（　　）

A. 脊椎　　　　　　　B. 髋

C. 肩　　　　　　　　D. 指间关节

E. 颈部

43. 关于退行性骨关节病的症状描述不恰当的是（　　）

A. 关节疼痛，最初程度较轻

B. 关节僵硬，与类风湿关节炎相似，时间较长

C. 关节内卡压现象

D. 关节肿胀、畸形

E. 功能受限

44. 退行性骨关节病 X 线检查表现为（　　）

A. 受累关节间隙狭窄

B. 软骨下骨质硬化、囊性变

C. 关节内游离骨片、关节边缘骨赘形成

D. 严重者关节面变形、萎缩、半脱位

E. 以上都选

45. 下列药物中，哪种药物不良反应大，且易损害关节软骨，应尽量避免食用（　　）

A. 双氯芬酸　　　　　B. 吡罗昔康

C. 舒林酸硫化物　　　D. 吲哚美辛

E. 以上都不选

46. 骨老化的表现不包括（　　）

A. 骨质萎缩

B. 骨韧性降低，脆性增加

C. 骨密度增加

D. 骨小梁减少变细

E. 骨质疏松

47. 老年人关节老化表现，以下错误的是（　　）

A. 关节软骨面变薄

B. 软骨粗糙

C. 滑膜钙化、纤维化，失去弹性

D. 关节滑液减少而黏稠

E. 关节滑液增多，并发滑膜炎症时，滑液中有大量的炎症细胞

48.下列不属于老年人前列腺增生的主要临床表现的是 （　　）

A. 尿频　　　　　B. 进行性排尿困难

C. 尿潴留　　　　D. 膀胱刺激征

E. 血压增高

49.尿失禁的类型不包括 （　　）

A. 压力性尿失禁　　B. 急迫性尿失禁

C. 反射性尿失禁　　D. 慢性尿失禁

E. 充溢性尿失禁

50.老年人肾实质、重量随年龄增长逐渐减少，其重量至 80 岁约减轻 （　　）

A. 10%　　　　　B. 20%

C. 40%　　　　　D. 30%

E. 50%

51.老年男性，肥胖体型，"三多"症状不明显。空腹血糖 7.1mmol/L，餐后 2h 血糖 13.2mmol/L，尿糖（－）。诊断首先治疗考虑 （　　）

A. IFG　　　　　B. IGT

C. 1 型糖尿病　　D. 2 型糖尿病

E. 代谢综合征

52.糖尿病是一组原因不明的内分泌代谢病，共同主要标志是 （　　）

A. 多尿、多饮、多食

B. 消瘦

C. 乏力

D. 高血糖

E. 尿糖阳性

53.糖尿病治疗中最常见并且严重的不良反应是 （　　）

A. 视物模糊　　　B. 低血糖

C. 糖尿病肾病　　D. 酮症酸中毒

E. 糖尿病足

54.所有痛风患者，均应调整饮食，原则"三低一高"以下哪项不是"三高一低"的内容 （　　）

A. 低嘌呤饮食　　B. 低热量摄入

C. 低脂低盐饮食　D. 水分摄入高

E. 高脂饮食

55.帕金森病患者最突出的三大症状是 （　　）

A. 运动障碍、震颤、强直

B. 小写症、震颤、强直

C. 面具脸、慌张步态、小写症

D. 小写症、面具脸、慌张步态

E. 运动障碍、震颤、慌张步态

56.脑血栓形成的"超早期"治疗时间一般是指在发病后的 （　　）以内

A. 1h　　　　　B. 3h

C. 6h　　　　　D. 12h

E. 24h

57.脑出血急性期绝对卧床休息多少周，床头抬高多少 （　　）

A. 2～4 周、15°～30°

B. 4～5 周、15°～30°

C. 4～8 周、15°～45°

D. 2～4 周、15°～45°

E. 2～4 周、30°～45°

二、判断题

1.老年人的咽黏膜、淋巴组织、腭扁桃体明显萎缩，导致老年人容易患呼吸道感染。（　　）

2.老年社区获得性肺炎以流感嗜血杆菌为最常见致病菌。（　　）

3.老年肺炎经常由单一病原体感染，其复合感染率高达 40%。（　　）

4.老人肺炎患者因疾病病程长、恢复慢，易出现烦躁或抑郁等负性情绪反应。（　　）

5.老年人往往存在肝肾功能不全，使用经肝肾排泄的抗菌药物时应慎重或酌情减量。（　　）

6.吸氧对慢性阻塞性肺疾病患者是改善症状的重要措施，对晚期严重的慢性阻塞性肺疾病老人应予控制性氧疗，可采用鼻导管持续高流量吸氧，每天湿化吸氧 10h 或以上。（　　）

7.老年人唾液腺萎缩，唾液分泌减少（成年人每天分泌 1.0～1.5L），每天分泌量仅为青年人的 1/3。（　　）

8.高脂饮食、吸烟、浓茶，与胃食管反流病的发生关系不大。（　　）

9.Barrett 食管是距食管与胃交界的齿状线 15cm 以上部位的鳞状上皮被柱状上皮所取代。（　　）

10.治疗胃食管反流病最常用的药物主要有促动力药、抑制胃酸分泌药、黏膜保护剂等。（　　）

11.阿司匹林、非甾体抗炎药等易损伤黏膜，因此老年人禁用。（　　）

12.胃食管反流病的潜在并发症包括食管出血、食管穿孔等。（　　）

13.老年人动脉血管正常老化导致动脉硬化，可引起血压升高，且以舒张压升高为主。（　　）

14.假性高血压是指用袖带测得的血压值高于经动脉穿刺直接测得的血压值的现象。（　　）

15.老年高血压的表现与中青年有所不同，主要表现为症状少并发症多、血压波动不明显。（　　）

16.高血压治疗具有长期性，社区是其防治工作的重要领域，医护人员应通过健康教育、生活指导等工作，降低引起高血压患者靶器官损害及心血管不良事件发生的各种危险因素。（　　）

17.受寒、酷热、体力活动和情绪激动是老年人心绞痛发生的影响因素，饱餐不是老年人心绞痛的影响因素。（　　）

18.血糖控制不良、高血压、肺部感染等是老年心绞痛的常见诱因。（　　）

19.退行性骨关节病变好发于脊椎、髋、膝等负重关节以及肩、指间关节等，髋关节受累高龄女性多于男性，手骨性关节炎以男性多见。（　　）

20.骨性关节炎患者最初表现为关节酸痛，程度较轻，多于活动或劳累后出现，休息后可减轻或缓解。（　　）

21.对症状较轻、关节畸形不明显的早期骨性关节炎老年患者，多行人工关节置换术治疗。（　　）

22.骨性关节炎老年患者应注意保护关节，日常生活中注意保暖防潮，防止关节受凉受寒。尽量用大关节而少用小关节。（　　）

23.如关节出现经常肿胀，不能长距离行走或长时间活动，X线片显示髋股关节面退变，则必须进行手术治疗。（　　）

24.老年人关节发生退变，肢体活动受限，有跌倒的危险，因此家人应注意对老年人采取保护措施，限制户外活动，尽量卧床休息。（　　）

25.按时服用降压药物及降糖药物，术前1周内滴用抗生素滴眼液，控制眼局部病灶感染。（　　）

26.白内障术后要保证1个月内每周复查2次，以后保证每个月复查2次，连续复查3个月，如果复查效果不好应该继续复查并及时找出原因。（　　）

27.下尿路感染是指膀胱以下的炎症，如膀胱炎、尿道炎。（　　）

28.进行性排尿困难是前列腺增生最重要的症状，发展缓慢。（　　）

29.良性前列腺增生术后半年内避免剧烈活动，指导患者术后多饮水，定期检查尿常规、复查尿流率及残余尿量。（　　）

30.甲状腺功能亢进症老年人在药物治疗阶段，患者可随意停药，不需要遵医嘱用药。（　　）

31.糖尿病目前的治疗原则为早期治疗、长期治疗、综合治疗、治疗措施个体化。（　　）

32.糖尿病老人运动一般选择在餐后半小时进行，避免空腹进行运动，避免过量运动，有严重糖尿病并发症者不宜剧烈活动。（　　）

33.老年糖尿病患者在饮食控制、配合运动治疗1周后，血糖控制仍不满意时，应在医生指导下使用降糖药物。（　　）

34.人工绝经者往往在手术后2周即可出现围绝经期综合征，术后2个月达高峰，可持续2年之久。（　　）

第八章　老年人的临终护理

一、单项选择题

1.现代的临终关怀始于20世纪60年代，其创始人是（　　）

A.桑巴斯

B.桑德斯

C.路易斯

D.黄天中

E.崔以泰

2.世界上第一个现代临终关怀机构是（　　）

A.西欧修道院

B.加拿大姑息护理协会

C.英国圣·克里斯多福临终关怀病院

D.美国新港临终关怀病院

E.天津医学院临终关怀研究中心

3.中国第一个临终关怀研究中心成立于（　　）

A.上海　　　　　B.广州

C.天津　　　　　D.北京

E.四川

4.以下对临终关怀的意义描述错误的一项是（　　）

A.提高老年临终者的生存质量，维护生命尊严

B.不惜一切代价延长老人的生命

C.安抚家属子女，解决老年人家庭照料困难的问题

D.建立科学的死亡观，真正体现人道主义精神

E.减少过度医疗支出，优化医疗资源的

利用

5．护理临终患者时，不正确的措施方法是（　　）

A．严密观察生命体征

B．采取有效方法缓解疼痛

C．减少巡视，降低外界干扰

D．保持环境安静，光照适宜

E．满足患者的心理需要

6．以下哪项不属于临终关怀的主要内容（　　）

A．满足临终患者及家属的需求

B．临终患者的全面照护

C．临终患者家属的照护

D．死亡教育

E．减轻医护人员的负担

7．不属于临终老人常见症状的是（　　）

A．谵妄　　　　B．呼吸困难

C．大出血　　　D．疼痛

E．大小便失禁

8．下列哪项不符合积极应对期临终患者表现的（　　）

A．患者很和善、很合作

B．患者的愤怒逐渐消退

C．患者认为做善事可以死里逃生

D．患者开始接受自己患了不治之症的事实

E．患者有侥幸心理，希望是误诊

9．对维持临终老人呼吸道畅通的护理措施错误的是（　　）

A．给予高流量吸氧

B．遵医嘱给予止咳平喘药物

C．维持空气新鲜流通

D．听到痰鸣音给予电动吸痰

E．静脉输液滴速以25～30滴/分为宜

10．患者，女，68岁，肝癌晚期全身转移，极度衰竭，对其护理应考虑（　　）

A．让患者有尊严地度过余生

B．提供根治疗法

C．放弃特殊治疗

D．延长生命过程

E．实施安乐死

11．陈女士，64岁，乳癌晚期，感到不久于人世，十分悲哀，向亲友交代后事，此时王女士的心理反应为（　　）

A．否认侥幸　　　　B．愤怒发泄

C．积极应对　　　　D．忧郁伤心

E．平静接受

12．患者刘某，男性，52岁，肺癌广泛转移，病情日趋恶化，患者常向家属发脾气，对医务人员工作不满，此时的心理反应属于（　　）

A．否认侥幸　　　　B．愤怒发泄

C．积极应对　　　　D．忧郁伤心

E．平静接受

13．患者张某，男性，55岁，被诊断为尿毒症。当患者知道自己病重时，认为"不可能是我！一定是搞错了！"，此时患者处于（　　）

A．否认侥幸　　　　B．愤怒发泄

C．积极应对　　　　D．忧郁伤心

E．平静接受

14．自杀想法容易产生在临终阶段的哪一个心理阶段（　　）

A．否认侥幸　　　　B．愤怒发泄

C．积极应对　　　　D．忧郁伤心

E．平静接受

15．赵女士，59岁，肺癌骨转移第3次入院，疗效不佳，呼吸困难显著，疼痛剧烈，患者感到痛苦、悲哀，并试图自杀。对此期的护理中，不妥的是（　　）

A．允许家属陪伴

B．尽量不让患者流露出失落、悲伤的情绪

C．多给患者同情和照顾

D．加强安全保护

E．尽可能满足患者的需要

二、判断题

1．临终关怀的理念是延长患者生命。（　　）

2．临终关怀是解决临终老人家庭照料困难的一个重要途径。（　　）

3．死亡教育引导患者科学、人道地认识死亡，树立正确的生死观，消除对死亡的恐惧心理。（　　）

4．当临终患者发泄愤怒的时候我们应及时制止。（　　）

5．临终护理不包括对家属的安抚和关怀。（　　）

6．患者否认侥幸心理期的主要表现为沉默寡言，表情淡漠，喜欢独处。（　　）

7．临终关怀就是姑息治疗。（　　）

8．死亡教育不属于临终关怀的内容。（　　）

9．临终关怀的意义仅仅在于提高老年临终者的生存质量，维护生命尊严。（　　）

10．天津医学院临终关怀研究中心是世界上第一个现代临终关怀机构。（　　）

参考文献

［1］陈长香.老年护理学.第2版.北京：清华大学出版社，2013.

［2］化前珍.老年护理学.第3版.北京：人民卫生出版社，2012.

［3］卜顺子，尚少梅.老年实用护理技能手册.北京：北京大学医学出版社，2011.

［4］杨宝峰.药理学.北京：人民卫生出版社，2015.

［5］张建.老年医学.北京：人民卫生出版社，2009.

［6］姬栋岩，梁菁.老年护理学.北京：科学技术文献出版社，2015.

［7］邓科穗，钟清玲.老年护理学.北京：中国医药科技出版社，2016.

［8］徐桂华.老年护理学.北京：人民卫生出版社，2016.

［9］胡秀英.老年护理手册.第2版.北京：科学出版社，2015.

［10］曹美玲.老年护理学.南京：江苏科学技术出版社，2012.

［11］尤黎明，吴瑛.内科护理学.第5版.北京：人民卫生出版社，2013.

［12］白桂春，邸淑珍.老年护理学.第2版.南京：江苏凤凰科技出版社，2014.

［13］周春美，张连辉.基础护理学.第3版.北京：人民卫生出版社，2013.

［14］张静芬.老年护理学.北京：科学出版社，2014.

［15］张洪泉.老年药理学与药物治疗学.北京：人民卫生出版社，2010.

［16］居朝霞，刘霞英，陆忠华.呼吸训练在慢性阻塞性肺疾病患者康复中的应用.中国老年学杂志，2010，30（1）：284-285.

［17］Hill NS. Pulmonary rehabilitation. Proc Am Thorac Soc，2006，3（1）：66-74.

［18］Janet R. Weber, Jane H. Kelley. Health assessment in nursing. Fifth edition. Philadelphia：Lippincott Williams & Wilkins，2014.